Tu-Anh Tran

Mécanismes de persistance du VIH

Tu-Anh Tran

Mécanismes de persistance du VIH

Les lymphocytes T régulateurs : un réservoir privilégié du VIH sous traitement antirétroviral prolongé et efficace

Presses Académiques Francophones

Impressum / Mentions légales

Bibliografische Information der Deutschen Nationalbibliothek: Die Deutsche Nationalbibliothek verzeichnet diese Publikation in der Deutschen Nationalbibliografie; detaillierte bibliografische Daten sind im Internet über http://dnb.d-nb.de abrufbar.
Alle in diesem Buch genannten Marken und Produktnamen unterliegen warenzeichen-, marken- oder patentrechtlichem Schutz bzw. sind Warenzeichen oder eingetragene Warenzeichen der jeweiligen Inhaber. Die Wiedergabe von Marken, Produktnamen, Gebrauchsnamen, Handelsnamen, Warenbezeichnungen u.s.w. in diesem Werk berechtigt auch ohne besondere Kennzeichnung nicht zu der Annahme, dass solche Namen im Sinne der Warenzeichen- und Markenschutzgesetzgebung als frei zu betrachten wären und daher von jedermann benutzt werden dürften.

Information bibliographique publiée par la Deutsche Nationalbibliothek: La Deutsche Nationalbibliothek inscrit cette publication à la Deutsche Nationalbibliografie; des données bibliographiques détaillées sont disponibles sur internet à l'adresse http://dnb.d-nb.de.
Toutes marques et noms de produits mentionnés dans ce livre demeurent sous la protection des marques, des marques déposées et des brevets, et sont des marques ou des marques déposées de leurs détenteurs respectifs. L'utilisation des marques, noms de produits, noms communs, noms commerciaux, descriptions de produits, etc, même sans qu'ils soient mentionnés de façon particulière dans ce livre ne signifie en aucune façon que ces noms peuvent être utilisés sans restriction à l'égard de la législation pour la protection des marques et des marques déposées et pourraient donc être utilisés par quiconque.

Coverbild / Photo de couverture: www.ingimage.com

Verlag / Editeur:
Presses Académiques Francophones
ist ein Imprint der / est une marque déposée de
AV Akademikerverlag GmbH & Co. KG
Heinrich-Böcking-Str. 6-8, 66121 Saarbrücken, Deutschland / Allemagne
Email: info@presses-academiques.com

Herstellung: siehe letzte Seite /
Impression: voir la dernière page
ISBN: 978-3-8381-7295-8

UFR Sciences du vivant

Bâtiment Lamarck

Rue Hélène Brillon

75205 PARIS CEDEX 13

INSERM U 802

Faculté de Médecine Paris Sud

63 rue Gabriel Péri

94276 Le Kremlin Bicêtre

Thèse de Doctorat de l'Université Paris 7 – Denis Diderot

Ecole Doctorale B2M – Biochimie et Biologie Moléculaire

Spécialité : Immunologie

Présentée par Mr TRAN Tu-Anh

Pour obtenir le titre de

Docteur de l'Université Paris 7

Mécanismes de persistance du VIH
chez les patients sous traitement antirétroviral
prolongé et efficace

Soutenue le 26 Septembre 2008

Devant le jury composé de :

Mme le Pr Mireille VIGUIER	Présidente
Mr le Dr Roger LE GRAND	Rapporteur
Mr Le Dr Jean-Pierre VENDRELL	Rapporteur
Mr le Pr Jean-François DELFRAISSY	Examinateur
Mr le Dr Yassine TAOUFIK	Directeur de thèse

Résumé

L'objet de notre travail a consisté à étudier les mécanismes de persistance du VIH chez les patients sous traitement antirétroviral efficace et prolongé. Chez ces patients, il persiste un pool de lymphocytes T CD4 quiescents infectés de manière latente par du virus intégré et compétent pour la réplication. Ce réservoir lymphocytaire latent est impliqué dans la reprise quasi-systématique de la réplication virale après arrêt thérapeutique. Nous avons détecté chez des patients sous traitement antirétroviral efficace depuis plus de 7 ans, la présence de cellules T régulatrices (Tregs) $CD4^+CD25^{hi}FoxP3^+$ quiescentes (HLADR$^-$, CD69$^-$) au sein de ce réservoir. La fréquence d'infection de ces cellules est jusqu'à 8 fois supérieure à celle observée au niveau des lymphocytes T CD4 quiescents « conventionnels » CD25$^-$. La demi-vie de décroissance du réservoir Treg est équivalente à celle du réservoir non-Treg et se situe aux alentours de 24 mois. L'analyse phylogénique des souches virales infectant ces cellules, montre une diversité suggérant un phénomène d'archivage et une formation de ce réservoir tout au long de l'infection. L'anergie partielle de ces cellules et leurs propriétés inhibitrices vis à vis de la cytotoxicité T CD8 pourraient expliquer l'augmentation de la représentation des cellules Tregs au sein du réservoir latent. Du fait de ces propriétés particulières des Tregs, la purge de ce réservoir pourrait être plus problématique que celle du réservoir composé de lymphocytes T CD4 "conventionnels". Nous avons montré in vitro l'intérêt de certaines approches susceptibles de contourner les obstacles liés à ce réservoir spécifique, en particulier l'utilisation des inhibiteurs de l'Histone Désacétylase qui entraînent une activation de l'expression virale sans

2

activation cellulaire significative, rendant ces cellules accessibles à la destruction par l'action cytotoxique des lymphocytes T CD8.

La persistance du VIH pourrait être aussi renforcée par l'existence d'une réplication virale résiduelle en dessous des seuils de détection des tests actuels. Nous avons étudié l'intérêt des ADN viraux épisomaux double LTR en tant que marqueurs d'une réplication résiduelle. Nous avons analysé chez des patients sous traitement antirétroviral efficace et prolongé les séquences des ADN viraux épisomaux au niveau de la boucle V3, comparativement aux séquences des virus plasmatiques d'avant la mise sous traitement antirétroviral. L'analyse des séquences d'ADN épisomal a montré une faible hétérogénéité, excluant l'existence d'un phénomène d'accumulation des souches virales dans le temps ou "archivage", qui pourrait être autorisé par une stabilité importante des ADN épisomaux. Par ailleurs, les séquences d'ADN viral épisomal étaient clairement distinctes des séquences d'ARN viral plasmatique d'avant mise sous traitement efficace. Nos résultats apparaissent compatibles avec une stabilité limitée des ADN viraux épisomaux et suggèrent leur utilisation en tant que marqueur de réplication résiduelle.

3

Summary

The aim of our work was to study the mechanisms for HIV persistence in patients on long-term and effective HAART. During long-term HAART, HIV persists latently in a small pool of resting long-lived CD4 T cells. This invariably leads to rebound viral replication when HAART is discontinued and represents a major barrier to curing the infection. Here we examined the place of quiescent $CD25^{hi}$ $FoxP3^+$ regulatory CD4 T cells (Tregs) in this latent reservoir. Even after 8 years of effective HAART, we found latently infected Tregs with integrated replication-competent virus. Phylogenetic analysis of HIV DNA suggested that the Treg reservoir was formed throughout the course of infection. Regardless of the time on HAART, latently infected cells appear more abundant in the Treg subset than in non-Tregs. This may be related to Treg features such as hyporesponsiveness and inhibition of cytotoxic T lymphocyte-related functions upon activation. The estimated half-life of the Treg and non-Treg reservoirs was similar, at 20 and 23 months respectively. Since Tregs show hyporesponsiveness and inhibition of cytotoxic T lymphocyte-related functions upon activation, therapeutics targeting cell quiescence may not be appropriate for purging the Treg reservoir. We have demonstrated in vitro the effectiveness of the Histone deacetylase inhibitors in inducing viral expression in quiescent Tregs without full cell activation, making them accessible to CTL.

HIV persistence could be reinforced by residual viral replication despite effective HAART.

We assessed the use of double LTR episomal HIV DNA as a marker of residual HIV replication. We compared the sequences of the hypervariable gp120 V3 loop in plasma HIV RNA at the outset of first-line HAART with those of peripheral blood mononuclear cell (PBMC) episomal HIV DNA during long-term effective HAART. Phylogenetic analysis showed no similarities between the sequences. Moreover, the sequences of double-LTR HIV DNA isolated during effective HAART showed limited heterogeneity, arguing against a long-term archiving process, which requires high stability. These viral forms therefore should remain under consideration as potential markers of residual virus replication during HAART.

Mots clefs   **Key-words**

Activation cellulaire   Cell activation
Infection par le VIH   HIV-infection
Interaction virus-cellule hôte   Interaction Host-Virus
Latence   Latency
Lymphocyte T régulateur   Regulatory T lymphocyte
Lymphocytes T cytotoxiques   Cytotoxic T Lymphocytes
Réservoir viral   Viral reservoir
Réplication virale résiduelle   Residual viral replication
Traitement antirétroviral   Antiretroviral therapy
Inhibiteur d'Histone déacétylase   Histone deacetylase
Inhibitor

Abréviations

ADCC (antibody-dependent cell-mediated cytotoxicity) : cytotoxicité à médiation cellulaire dépendante des anticorps

ATP : Adénosine Tri Phosphate

ATU : Autorisations Temporaires d'Utilisation

AZT : azidothymidine (zidovudine)

BK : Bacille de Koch (bacille tuberculeux)

CCR5 (chemokine (C-C motif) receptor 5) : récepteur 5 à chimiokine de motif C-C

CD : cellule dendritique

CFD : cellule folliculaire dendritique

CMV : cytomégalovirus

CTL : cellule tueuse lytique

CTLA-4 (cytotoxic T-lymphocyte-associated protein 4) : Protéine associée au lymphocyte T cytotoxique de type 4

CXCR4: (chemokine CXC motif receptor 4) : récepteur 4 à chimiokine de motif CXC

DC-SIGN : dendritic cell-specific intercellular adhesion molecule-3 (ICAM-3) grabbing nonintegrin

GALT (gut-associated lymphoid tissue) : tissu lymphoïde associé aux intestins

GITR (glucocorticoid-induced tumor necrosis factor receptor) : récepteur de TNF induit par les gluco-corticoïdes

HAART (Highly Active Antiretroviral Therapy) : Traitement antirétroviral hautement actif

HAT : histone acétyltransférase

HDAC : Histone déacétylase

HDACi : inhibiteur d'Histone déacétylase

ICAM (intercellular adhesion molecule) : molécule d'adhésion intercellulaire

IFN-γ : Interféron-γ

INNTI : Inhibiteur non nucléosidique de la transcriptase inverse

INTI : Inhibiteur nucléosidique de la transcriptase inverse

IP : Inhibiteur de Protéase

IPEX : immune dysrégulation, polyendocrinopathie, entéropathie liée à l'X

IT : Interférence transcriptionnelle

ITI : inhibiteur de la transcriptase inverse

LCR : liquide céphalo-rachidien

LTR (Long Terminal Repeat) : séquence terminale longue répétée

NFAT (Nuclear factor of activated T-cells) : facteur nucléaire des lymphocytes T activés

NF-κB (Nuclear factor κB) : facteur nucléaire κB

NK (Natural killer): cellule tueuse naturelle

nTreg (Naturally Occuring Treg) : lymphocyte T régulateur naturel

NSI (« non syncithium inducing ») : virus n'induisant pas de formation de syncithium

PBMC : cellules mononucléées du sang périphérique

PCR : réaction de polymérase en chaîne

PHA : phytohémagglutinine

PKC : protéine kinase C

PMA : phorbol 12-myristate 13-acetate

RT-PCT : réaction de polymérase en chaîne couplée à une étape de transcription inverse

SAHA : Acide Suberoylanilide Hydroxamique

SCA (Single copy assay) : méthode de PCR capable de détecter jusqu'à une seule copie d'ARN viral VIH/ml de sang

SDF-1 alpha (Stromal Cell-Derived Factor-1 alpha) : Facteur 1-alpha dérivé des cellules stromales

SIDA : syndrome de l'immunodéficience acquise

SI (« syncithium inducing ») : virus induisant la formation de syncithium

SIV : virus de l'immunodéficience simienne

SNC : système nerveux central

TAR : trans-activation-responsive region

TCR : récepteur des cellules T

TGF-β (Transforming growth factor beta) : inhibiteur de prolifération cellulaire beta

TNF-α (Tumor Necrosis Factor-α) : facteur de nécrose tumorale-α

Treg : cellule (ou lymphocyte) T régulatrice

TRECs (T Cell Receptor Excision Circles) : cercles d'excision de récepteur des cellules T

VCAM (Vascular cell adhesion molecule) : molécule d'adhésion aux cellules vasculaires

VIH : virus de l'immunodéficience humaine

SOMMAIRE

INTRODUCTION..14

1. Mécanisme d'infection des cellules par le VIH 15
   1.1. Cycle réplicatif du VIH-1..15
      1.1.1. Entrée du virus dans la cellule.....................................16
      1.1.2. Intégration de l'ADN viral dans le génôme cellulaire et réplication du VIH 21
      1.1.3. Méthodes de quantification de l'ADN viral.................23
   1.2. La réplication du VIH in vivo 24
   1.3. Dynamique virale et infections multiples 25
   1.4. La réponse immunitaire anti-VIH...26
      1.4.1 La réponse cytotoxique...26
      1.4.2. La réponse auxilliaire ou « helper » 27
      1.4.3. Les autres facteurs immunologiques impliqués dans la réponse anti-VIH...29
      1.4.4. La réponse anti-VIH des cellules NK..........................30

2. Les traitements antirétroviraux efficaces...................................31
   2.1. Les médicaments 31
      2.1.1 Les inhibiteurs de la transcriptase inverse (ITI).................31
      2.1.2. Les inhibiteurs de la protéase virale (IP).........................31
      2.1.3. Les inhibiteurs de fusion..32
      2.1.4. Les inhibiteurs d'intégrase..33
      2.1.5. Les Inhibiteurs de maturation 34
   2.2. Dynamique virale et décroissance de la charge virale sous traitement antirétroviral...34
      2.2.1. Première phase de décroissance...................................35
      2.2.2. Deuxième phase de décroissance.................................38
      2.2.3. Troisième phase de décroissance.................................39
   2.3. Transformation spectaculaire du pronostic des patients sous traitement antirétroviral efficace 42
   2.4. Dynamique de la restauration immunitaire sous traitement antirétroviral efficace 44
   2.5. Restauration incomplète de l'immunité spécifique anti-VIH sous traitement...47
   2.6. Les limites des médicaments antirétroviraux actuels...............50
      2.6.1. Les effets secondaires au long cours des antirétroviraux ...50
      2.6.2. Les échecs virologiques sous traitement 53

2.6.3. Les antirétroviraux n'éradiquent pas le VIH 54

3. Mécanisme de persistance du VIH chez les patients sous traitement antirétroviral efficace et prolongée : les réservoirs du VIH 56
    3.1. Notion de « réservoirs » et ses implications 56
    3.2. Réservoir cellulaire 57
        3.2.1. Réservoir cellulaire principal chez les patients sous traitement antirétroviral efficace : les lymphocytes T CD4$^+$ quiescents infectés de manière latente 57
        3.2.2. La nature multifactorielle de la latence du VIH 67
        3.2.2.1. Latence pré-intégration 67
        3.2.2.2. Latence post-intégration 70
        3.2.3. Rôle du réservoir latent dans l'archivage des souches virales 80
        3.2.4. D'autres types cellulaires décrits comme des réservoirs du VIH 82
    3.3. Réservoirs anatomiques 90
        3.3.1. Le système nerveux central 90
        3.3.2. Le tractus génital 95
        3.3.3. Le tissu lymphoïde (lymphocytes T CD4$^+$ et macrophages) : un réservoir cellulaire et anatomique 98
        3.3.4. Le lait maternel 101

4. Stratégies d'éradication du réservoir latent 102
    4.1. Conséquences cliniques du réservoir latent 102
    4.2. Stratégies thérapeutiques d'éradication du réservoir latent 104
        4.2.1. Intensification des traitements antirétroviraux 104
        4.2.2. Activation des lymphocytes T 105
        4.2.3. Lever la latence virale sans passer par l'activation cellulaire 111
        4.2.4. Eradication des cellules susceptibles à l'infection par le VIH avec une immunotoxine 115
        4.2.5. Utilisation des cellules T cytotoxiques 117
        4.2.6. Thérapie génique 118

5. Le cas particulier des lymphocytes T régulateurs 121
    5.1. Définition des cellules T régulatrices 121
    5.2. Marqueurs des cellules T régulatrices 123
        5.2.1. Facteur de transcription FoxP3 123
        5.2.2. Marqueurs membranaires des Tregs 124

5.3. Mécanismes d'action des Tregs 126
5.4. Génération des Tregs 127
5.5. Tregs et infection par le VIH 128
    5.5.1. Les Tregs sont ils nocifs dans l'infection par le VIH ? 129
    5.5.2. Les Tregs sont ils bénéfiques pour l'hôte dans l'infection
par le VIH ? 131
    5.5.3. Diminution, augmentation ou simplement modification de la
répartition des Tregs entre les différents compartiments de
l'organisme ? 134

PRESENTATION DES TRAVAUX 138

1. Objectifs généraux de la recherche 138
2. Travaux du laboratoire et présentation du travail de thèse 138
    2.1. Caractérisation du réservoir circulant du VIH 139
    2.2. La réplication résiduelle chez les patients sous traitement
antirétroviral efficace prolongé 141
3. Résultats 143
    3.1. Etude de la place du lymphocyte T régulateur dans la
persistance du VIH chez les patients sous traitement antirétroviral
efficace et prolongé 143
    3.2. Etude de la réplication résiduelle chez les patients sous
traitement antirétroviral efficace prolongé. 158

DISCUSSION GENERALE 162

1. Identification du réservoir du VIH 162
2. Réplication résiduelle du VIH 167
3. Stratégies d'éradication du réservoir du VIH 169

CONCLUSION 176

BIBLIOGRAPHIE 178

ANNEXES 262

Annexes I : Tableaux et Figures 262
Annexe II : Article 278

INTRODUCTION

La pandémie de l'infection par le Virus de l'Immunodéficience Humaine (VIH) qui a débuté à la fin du 20ème siècle est l'une des principales causes de mortalité dans le monde. On estime qu'à la fin de l'année 2007, 33,2 millions de personnes dans le monde vivent avec le VIH (1). Plus de deux tiers des adultes (68%) et 90% des enfants se trouvent en Afrique Sub-Saharienne. Deux millions et demi d'individus (2,1 millions d'adultes et 420000 enfants) ont contracté une infection par le VIH la même année dans le monde, dont 80% (1,7 millions) en Afrique sub-saharienne. En 2007, 2,1 millions de personnes sont décédées de maladies liées au syndrome de l'immunodéficience acquise (SIDA) (1), dont 76% en Afrique Sub-Saharienne. Sans traitement, l'évolution naturelle de l'infection conduit les malades au stade SIDA, qui est caractérisé par une immunodépression sévère, avec un taux de lymphocytes T CD4 <200/mm3. Cet état immunitaire compromis favorise la survenue d'infections opportunistes, qui sont souvent la cause directe du décès.

La découverte en 1986 du 1er inhibiteur nucléosidique de la transcriptase inverse (INTI), l'AZT, puis des anti-protéases en 1996, a complètement modifié le pronostic de l'infection par le VIH. En effet, à partir du second semestre 1996, le nombre de cas de SIDA diagnostiqués dans les pays occidentaux a baissé de façon importante avec la « trithérapie » (association de 3 antirétroviraux de 2 classes différentes, dont 2 INTI) (2). Ces combinaisons de traitements anti-rétroviraux, appelées HAART dans le monde anglo-saxon (Highly Active Antiretroviral Therapy), ont non seulement fait diminuer fortement la mortalité chez les patients, mais ont également permis d'améliorer la morbidité liée à l'infection (2).

Cependant, il est apparu rapidement que ces combinaisons antirétrovirales ne peuvent pas éradiquer le VIH puisqu'il existe une reprise quasi-systématique de la réplication virale après arrêt thérapeutique, et ce malgré des périodes prolongées de charge virale plasmatique indétectable. Par ailleurs, les traitements antirétroviraux présentent des phénomènes de toxicité chronique qui rendent problématique leur utilisation au long cours chez certains patients.

Nous faisons un rappel sur le mécanisme d'infection des cellules cibles par le VIH et l'action des médicaments antirétroviraux actuels, avant de décrire les mécanismes de persistance du VIH chez les patients sous traitement efficace au long cours et les stratégies thérapeutiques pour y remédier.

1. Mécanisme d'infection des cellules par le VIH

1.1. Cycle réplicatif du VIH-1

Le Virus de l'Immunodéficience Humaine est un rétrovirus : virus enveloppé, à ARN, disposant d'une enzyme, la transcriptase inverse (Reverse transcriptase dans la nomenclature anglaise) qui lui permet de rétro-transcrire son ARN en ADN complémentaire afin d'être intégré dans le génome de la cellule hôte.

Le VIH infecte préférentiellement les cellules exprimant la molécule CD4 : les lymphocytes T CD4$^+$ et les macrophages.

1.1.1. Entrée du virus dans la cellule

L'entrée du VIH dans une cellule cible est le résultat d'interactions complexes entre les protéines virales et cellulaires aboutissant à la fusion des membranes du virus et de la cellule (3) (Figure 1).

L'étape initiale est la reconnaissance de la molécule CD4 par la glycoprotéine d'enveloppe virale gp120. La séquence en acides aminés de la gp120 forme 5 régions variables (V1 à V5) séparées par des régions moins polymorphiques. Les régions variables V1, V2, V3 et V4 forment des boucles exposées fixées à leur base par des ponts disulfures (4). Dans l'enveloppe du virus, les glycoprotéines gp120 et gp41 sont assemblées sous forme de trimères (4). Quand la glycoprotéine virale gp120 rentre en interaction avec la molécule CD4 il existe des changements de conformation de cette protéine qui lui permet de se lier à un co-récepteur de la cellule cible, démasquant ainsi le domaine de fusion de la gp41. Cette région hydrophobe de la gp41 entre en contact avec la membrane cellulaire et pénètre la bicouche lipidique. La fusion de l'enveloppe du virus à la membrane cellulaire se produit, permettant à l'ARN viral de rentrer dans la cellule hôte (Figure 1 et 2).

Il y a plusieurs co-récepteurs identifiés (5, 6). Tous appartiennent à la famille des récepteurs des chimiokines dont la structure est composée de 7 domaines transmembranaires et dont le segment intra-cytoplasmique lie le GTP. Il existe deux co-récepteurs principaux : CCR5 et CXCR4 (5, 6, 7). CCR5 est le récepteur des chimiokines MIP-1alpha, MIP-1béta et RANTES. CXCR4 est le récepteur de SDF-1alpha. A partir de ces 2 co-récepteurs, 2 types principaux de souches virales ont été définis sur un plan phénotypique (8). Les souches virales qui utilisent CCR5 sont nommées R5. Elles sont pour la plupart incapables d'induire la formation

16

de syncithia (souches NSI « non syncithium inducing »). Ces souches sont capables d'infecter des cellules mononuclées sanguines activées mais aussi des macrophages qui expriment CCR5. Les souches virales qui utilisent CXCR4 sont désignées comme des souches X4. Elles sont capables d'induire la formation de syncithia (souches SI « syncithium inducing »), d'infecter des cellules de lignée T activées (en particulier la lignée MT-2) et des cellules mononuclées sanguines activées. Le caractère SI ou NSI d'une souche dépend exclusivement du co-récepteur utilisé (9 , 10). Les souches X4 ont une capacité de réplication supérieure à celle des souches R5 et un pouvoir cytopathogène accru, étant capable d'induire l'apoptose de lymphocytes T non infectés (11). Certaines souches peuvent utiliser les 2 co-récepteurs. Elles sont nommées R5X4. Sur un plan moléculaire, la partie amino-terminale des récepteurs est particulièrement importante (5). Du côté du virus, les déterminants moléculaires essentiels qui déterminent le tropisme d'une souche virale sont portés par la boucle V3 de la gp120. Cette boucle V3 contient 35 acides aminés et elle est fixée à sa base par un pont disulfure. A partir des données génotypiques, des règles ont été établies pour prédire le phénotype d'une souche donnée (12, 13, 14-16). Ainsi, si l'on attribue à la 1ère cystéine de la boucle V3 le chiffre 1, la présence d'un acide aminé basique chargé positivement (Arginine [R], Histidine [H], Lysine [K]) en position 11 ou 25, est fortement prédictive d'un phénotype X4 (13, 14, 16). A l'inverse, la présence d'acides aminés non chargés comme la glycine [G] et la sérine [S] en 11 et d'acides aminés chargés négativement comme l'acide aspartique [D] et l'acide glutamique [E] en 25 associés au motif GPG (Glycine-Proline-Glycine) en position 15-17 est prédictive d'un phénotype R5. Si les positions 11 et 25 semblent cruciales, la présence d'acides

17

aminés basiques en 13, 19, 23, 24 ou 32 semble aussi importante pour le phénotype X4 (12). La charge électrique de la boucle V3 a également été utilisée pour prédire le phénotype (13) : une charge électrique nettement supérieure ou égale à 5 permet de classer correctement les souches X4. Ces études sont basées sur des comparaisons entre les séquences et le phénotype observé et/ou sur des modèles in vitro de mutation dirigée de la boucle V3. Si un changement d'un acide aminé de la boucle V3 suffit à conférer un phénotype R5 à des souches X4 (17), d'autres régions de la gp120 sont également impliquées dans la reconnaissance et le choix du co-récepteur. Une augmentation de la charge électrique de la boucle V2 a été associée à l'évolution du tropisme viral vers un phénotype X4 (18).

D'autres co-récepteurs potentiels ont été identifiés comme CCR1, CCR2, CCR3, CCR4, BOB, Bonzo, CCR8, V28 ou APJ (5, 6) mais la plupart n'ont pas de signification démontrée in vivo.

La distinction entre les souches virales R5 et X4 a une implication in vivo (19). Des modèles de cinétique et d'étude de populations virales ont montré que lors de la primo-infection, il y avait initialement une population hétérogène de virus qui s'homogénéisait très rapidement avant de se diversifier à nouveau progressivement au cours de l'infection (20, 21). Dans les phases initiales de l'infection par le VIH, les souches virales impliquées sont presque toujours des souches R5. L'utilisation de ce co-récepteur R5 semble être essentielle pour les premières étapes de l'infection par le VIH car les porteurs homozygotes d'une molécule CCR5 inactive sont naturellement résistants à l'infection par le VIH (22). Les patients hétérozygotes ont, quant à eux, une évolution plus lente de l'infection aussi bien chez l'enfant que chez l'adulte (23, 24). La quantité de molécules CCR5 à la surface d'un lymphocyte T CD4 est prédictive de

18

la quantité de virus circulant et conditionne l'efficacité de la réplication virale (25). Quand l'infection par le VIH évolue, surtout quand elle devient symptomatique, ou au stade SIDA, les souches virales isolées sont surtout X4. De même, il a été démontré que l'apparition des souches X4 dans le sang était prédictive de l'évolution vers un stade SIDA (26, 27) car elle coïncidait avec une diminution accélérée des T CD4$^+$ dans le sang. Cependant, les mécanismes qui contribuent à l'apparition des souches X4 restent mal élucidés. Au plan moléculaire, Lu et coll. (28) ont proposé l'hypothèse qu'un virus, tout en continuant d'utiliser CCR5, est devenu capable d'interagir avec les 2 premières boucles extra-cellulaires de CXCR4 et acquiert le phénotype R5X4. L'émergence de virus X4 pourrait être due à la défaillance progressive du système immunitaire. De plus, du fait de leur haute cytopathogénicité, leur apparition pourrait accélérer l'évolution de la maladie (29). Cependant, au stade terminal de la maladie, les malades décèdent avec essentiellement des souches R5 dans les tissus (30). Ceci peut être lié au fait qu'au stade terminal, les macrophages, qui sont infectés essentiellement par des souches R5, deviennent une source prépondérante de virus. L'agressivité des souches X4 peut aussi s'expliquer par le tropisme respectif des souches R5 et X4 (31). Les souches virales qui utilisent le co-récepteur d'entrée CCR5 peuvent infecter les lymphocytes T CD4$^+$ mémoire exprimant le CCR5 (32) mais elles infectent peu les lymphocytes T CD4+ naïfs qui expriment de très faible quantités de CCR5 (32). Par contre, les souches X4 peuvent infecter indifféremment les lymphocytes T CD4+ naïfs et mémoire en raison de leur expression ubiquitaire de CXCR4. Les souches X4 ont donc un nombre plus élevé de cibles potentielles. La découverte des co-récepteurs du VIH a une implication thérapeutique : l'utilisation de chimiokines spécifiques du co-récepteur pour inhiber l'entrée du VIH dans une cellule cible. Ainsi, les chimiokines MIP-1alpha, MIP-1beta et RANTES inhibent l'infection des cellules cibles par des souches R5. L'activité anti-virale de ces molécules est indépendante du signal de transduction du récepteur de chimiokine. Des analogues de chimiokines en particulier RANTES et les inhibiteurs sélectifs des récepteurs de chimiokines comme le T-20 ont été développés comme antiviraux (33).

En dehors de la fusion qui est le mécanisme d'entrée qui permet d'obtenir une infection active, le VIH peut rentrer dans une cellule par des mécanismes d'endocytose par les caveolae et de micro/macro-pinocytose (34). Ces mécanismes pourraient expliquer les observations d'infection par le VIH de cellules CD4⁻ (35) bien que l'endocytose conduise généralement à l'inactivation du virus dans les endosomes ou les lysosomes. D'autres molécules peuvent lier le VIH et jouer un rôle dans ces mécanismes d'entrée du virus comme les molécules d'adhésion type LFA-1 (36), les héparanes sulfates (syndécans) (37) et des sucres comme le galactosyl-céramide. L'exemple le mieux connu est celui des lectines DC-specific ICAM3-grabbing nonintegrin (DC-SIGN) et DC-SIGNR qui sont présentes sur les cellules dendritiques, les cellules endothéliales, la lectine réceptrice du mannose des macrophages et la langerine sur les cellules de Langerhans (38). Ces molécules sont capables de lier les virions et de les présenter aux lymphocytes T CD4$^+$. Il n'est pas encore clair si ces molécules servent de « présentatrices » des particules virales infectieuses menant à une infection en trans de cellules permissives, ou si elles peuvent conduire à une infection en cis des cellules sur lesquelles elles se trouvent.

1.1.2. Intégration de l'ADN viral dans le génôme cellulaire et réplication du VIH

Après l'entrée du virus dans la cellule, l'ARN viral est rétrotranscrit en ADN grâce à l'action de la transcriptase inverse virale. La molécule d'ADN viral a des duplications de séquences à ses extrêmités nommées Long Terminal Repeats (LTR) qui n'existent pas sur la matrice d'ARN. Une fois la synthèse de la molécule d'ADN double brin terminée, elle est incorporée dans un complexe de préintégration qui doit migrer dans le noyau afin de s'intégrer dans l'ADN génomique, étape préalable à la réplication du virus (Figure 2). Le passage du complexe de préintégration dans le noyau est favorisé par la protéine virale Vpr qui est une des premières protéines synthétisées lors d'une infection (39). Cet ADN non intégré représente 99% de l'ADN viral total chez les patients asymptomatiques dont la charge virale n'est pas contrôlée (40). Cet ADN peut aussi être transcrit sans être intégré dans les lymphocytes activés (41). Cette transcription semble être beaucoup plus réduite dans les cellules T quiescentes et limitée à la transcription du gène Nef (42). Néanmoins, une part importante de l'ADN non intégré est probablement défective (43). Le stade d'activation cellulaire conditionne donc la transcription du complexe de préintégration mais surtout rend compte de l'efficacité de l'intégration du complexe dans le génome cellulaire. En effet, si la cellule est activée, l'ADN viral va pouvoir s'intégrer dans le génome cellulaire et la réplication virale pourra commencer. Si la cellule est quiescente (lymphocyte T CD4$^+$ naïf ou mémoire quiescent), l'intégration dans le génome de l'ADN viral est peu importante et beaucoup plus lente, la rétro-transcription prenant 2 à 3 jours (44-46). Certains auteurs ont suggéré que la phase de transcription inverse ne pouvait se terminer dans une cellule

21

quiescente en raison d'un pool limité de nucléotides. Une absence de migration du complexe de pré-intégration vers le noyau a également été rapportée (47). Ces données expliquent que la réplication virale à partir des cellules quiescentes infectées est difficile et limitée, à la différence des lymphocytes activés. L'état d'activation est donc un facteur décisif dans la capacité de réplication du virus. Sans intégration dans le génome cellulaire, le complexe de pré-intégration est labile (48) et va finir par disparaître. En l'absence d'activation, la demi-vie de ce complexe est estimé de 1 à 6 jours dans des études in vitro (44). Le virus qui infecte des cellules sous la forme d'un complexe de pré-intégration est dans la phase de latence pré-intégrative. Si le virus infecte une cellule T activée ou si elle s'active avant la disparition de ce complexe pré-intégratif, ce dernier peut migrer dans le noyau et la forme linéaire d'ADN viral va pouvoir s'intégrer de manière stable dans l'ADN génomique cellulaire sous l'effet d'une enzyme, l'intégrase. L'incorporation pourrait se faire dans des zones préférentielles du génome hôte (« hot spots ») mais il n'existe pas de site spécifique d'intégration (49). Des combinaisons aberrantes entre les 2 LTR peuvent se produire dans le noyau conduisant à la formation d'épisomes d'ADN viral contenant 1 ou 2 LTR. Présentés initialement comme un marqueur d'infection récente car labiles (50), les études in vitro ont montré qu'ils ont une demi-vie longue (51, 52, 53), ce qui rend leur détection difficile à interpréter (54). Ces formes ne peuvent pas produire de virus infectieux mais certaines seraient transcrites (55). L'ADN épisomal fait également du pool d'ADN viral non intégré.

Après l'intégration de l'ADN viral dans le génome cellulaire, sa transcription en ARN messagers (ARNm) peut avoir lieu, si la cellule reste activée. Ces ARNm sont ensuite épissés ou non. Ils sont exportés dans le cytoplasme pour être traduits en protéines virales. Les ARNm épissés sont traduits en protéines virales accessoires Tat, Rev et Nef, alors que la traduction des ARNm non épissés aboutit à des protéines de structure du virus, notamment Gag et Pol. Ces protéines sont alors modifiées par la protéase virale avant d'être assemblées en virions qui quitteront la cellule par bourgeonnement.

1.1.3. Méthodes de quantification de l'ADN viral

Ce sont des techniques d'amplification en chaîne par polymérase (Polymerase Chain Reaction, PCR) qui peuvent être qualitatives ou quantitatives. Ces techniques détectent l'ADN proviral total qu'il soit intégré ou non. Elles peuvent être produites par des firmes industrielles, en kit, ou mises au point artisanalement par les laboratoires de recherche pour quantifier l'ADN viral dans les cellules mononucléées sanguines ou d'autres liquides biologiques (56, 57, 58, 59). Afin de distinguer la forme stable d'ADN proviral intégré, des formes labiles d'ADN linéaire non intégré (complexe de pré-intégration) ou des formes épisomales, plusieurs techniques ont été mises au point. La plus utilisée est la PCR Alu (40) qui utilise une amorce se fixant sur le génome viral (LTR) et une autre qui reconnaît une séquence répétée ubiquitaire du génome humain, la séquence Alu (Figure 3A). Elle est qualitative mais peut être quantitative combinée à une méthode de dilution cellulaire limite. D'autres techniques plus simples proposent une quantification de l'ADN intégré du VIH par PCR Alu-LTR quantitative mais elles comportent des limites (60, 61). Quant à la détection des ADN épisomaux double LTR, elle passe par l'utilisation des amorces sur les régions U3 et U5 des LTR (50) (Figures 3B, 3C).

1.2. La réplication du VIH in vivo

En dépit de la réponse immunitaire de l'hôte, l'infection par le VIH-1 est une infection persistante. Deux caractéristiques du virus expliquent le caractère chronique de cette infection: sa capacité in vivo à se répliquer activement en permanence et sa variabilité génétique, elle-même liée à cette réplication qui lui permet d'échapper aux réponses immunes de l'hôte.

La réplication du VIH in vivo se traduit par un renouvellement rapide et permanent de nouveaux virions circulants (10^9 virions par jour). Cette multiplication virale est responsable de la disparition progressive des lymphocytes T CD4$^+$ par différents mécanismes : effet cytopathogène direct du VIH pour les cellules T CD4$^+$ et effets indirects par modifications du système immunitaire (perturbation de l'homéostasie lymphocytaire, activation chronique des cellules immuno-compétentes et induction d'apoptose spontanée). Les lymphocytes T CD4$^+$ progressivement détruits par le virus, sont rapidement renouvelés jusqu'à ce que les altérations des organes lymphoïdes centraux, la moelle osseuse et le thymus, ne permettent plus leur régénération. De plus, la persistance du virus dans l'organisme est aussi responsable de l'état d'activation chronique et généralisé des cellules immuno-compétentes, elles-mêmes responsables d'une majoration fonctionnelle du déficit immunitaire (62). Cette réplication virale intense et active, avec une demi-vie du virion qui est de l'ordre de moins d'un jour in vivo, explique l'émergence ou la sélection de nombreux variants viraux capables d'échapper aux réponses immunitaires de l'hôte. La réponse immunitaire de l'hôte est capable de contrôler plus ou moins efficacement dans le temps la réplication virale.

Les mécanismes d'échappement (acquisition de mutations de résistances, recombinaison) conduisent à ce que la réplication virale n'est plus maîtrisée. Ainsi, le VIH possède une remarquable capacité à se multiplier in vivo et à échapper à la réponse immune de l'hôte, y compris durant la phase dite silencieuse de l'infection. Pendant cette phase, la réplication virale est très intense tout particulièrement dans les tissus lymphoïdes, pratiquement aussi active que lors des phases plus évoluées de l'infection (63).

1.3. Dynamique virale et infections multiples

Il avait été généralement établi que l'infection par le VIH résultait d'une infection cellulaire par un seul virion. Cependant, des études plus récentes in vitro (64, 65) et in vivo (66) ont montré que les infections multiples se produisaient plus fréquemment que l'infection par un seul virion. Dang a montré chez deux patients infectés par le VIH que des lymphocytes T CD4 de la rate possédaient plus de 8 copies d'ADN intégrées avec 3-4 provirus (64). Les infections multiples des cellules T CD4^{+} permettraient d'expliquer en partie l'existence et l'évolution de formes recombinantes du VIH ainsi que le développement de résistances aux multithérapies ou l'échappement au système immunitaire (67). Les modèles dynamiques standards sont basés implicitement sur la considération que les cellules cibles sont infectées par une seule copie d'ADN VIH (68, 69). Ces modèles ont bien décrit l'évolution de la charge virale chez des patients infectés par le VIH et ont fourni des données sur la cinétique de réplication virale in vivo et après la mise sous traitement antirétroviral (70, 71). Cependant, l'existence d'infections multiples ne remet pas en cause ces modèles. En effet, l'importance de la production virale par les cellules infectées est indépendante du nombre d'infections par cellule, la production de virions étant plus limitée par les facteurs cellulaires que par les facteurs viraux. Ceci pourrait expliquer pourquoi les modèles qui, à ce jour, n'ont pas tenu compte des infections cellulaires multiples, arrivent à décrire correctement la dynamique virale chez les patients infectés par le VIH.

1.4. La réponse immunitaire anti-VIH

Le VIH génère une forte réponse immunitaire chez la plupart des individus infectés. Le contrôle de l'infection par le VIH passe par la réponse immunitaire de type cytotoxique (CTL) dont l'acteur principal est le lymphocyte T $CD8^+$.

1.4.1 La réponse cytotoxique

Lors de la primo-infection, la réponse CTL accompagne la montée de la virémie. L'activité CTL spécifique au VIH est essentielle durant cette phase puisqu'elle permet de contenir la réplication virale en induisant une baisse initiale de la charge virale plasmatique (72, 73). Les études in vitro ont démontré un effet inhibiteur sur la réplication virale des lymphocytes cytotoxiques par l'intermédiaire des mécanismes lytiques et non lytiques (74). De plus il a été montré que le singe macaque infecté par le SIV est incapable de contrôler la réplication virale initiale si ses lymphocytes T $CD8^+$ ont été éliminés par un anticorps anti-CD8 (75, 76). Les mois qui suivent la primo-infection, voient la charge virale plasmatique se stabiliser à un niveau qui sera un élément essentiel dans le pronostic ultérieur de l'évolution de la maladie. Ce niveau est la résultante de la multiplication du virus et de la qualité de la réponse immunitaire spécifique anti-VIH. Il a été montré qu'une forte réponse CTL VIH spécifique était inversement corrélée à la charge virale plasmatique (77). Cependant, malgré l'action antivirale forte des lymphocytes T CD8$^+$ in vitro et in vivo, la majorité des personnes infectées par le VIH gardent une virémie incontrôlée et progressent vers une aggravation clinique. Si la première raison de cet échec est la grande fréquence des mutations du génome viral produisant des mutants qui échappent aux lymphocytes T CD8$^+$ cytotoxiques, la déficience du « help » de la part du lymphocyte T CD4$^+$ auxiliaire constitue la 2e grande raison.

1.4.2. La réponse auxilliaire ou « helper »

Il a été démontré dans le modèle murin de chorioméningite lymphocytaire (78) et dans les infections à cytomégalovirus (CMV) chez les patients recevant une allogreffe de moelle (79), que sans une réponse auxiliaire efficace, la réponse CTL ne peut être efficiente. D'autres études, utilisant des tétramères de peptides associés au HLA de classe II, ont montré que les réponses CTL spécifiques au VIH pouvaient persister pendant longtemps malgré l'absence de cellules T CD4$^+$ spécifiques circulantes (80). Cependant, la capacité de ces CTL à produire de l'IFN-γ en réponse aux stimulations spécifiques était altérée. Ces études suggèrent que le maintien des réponses cytotoxiques effectives n'est pas possible sans le lymphocyte T auxiliaire. Une illustration exceptionnelle est donnée par le petit groupe des patients « non progresseurs à long terme ». Ces patients qui arrivent à contrôler de façon spontanée et prolongée leur charge virale, conservent des réponses spécifiques anti-VIH T auxiliaire et CTL fortes

(81, 82). Le déficit de la réponse auxiliaire anti-VIH se situe à deux niveaux : quantitatif et qualitatif. Il est démontré, par des techniques de détection par cytométrie en flux de cytokines intracellulaires (83), que les lymphocytes T CD4$^+$ spécifiques du VIH persistent jusqu'à des stades tardifs de l'infection mais en faible nombre car ils sont infectés de façon préférentielle par le virus et sont par conséquent détruits (84). Ceci est d'autant plus vrai que le VIH infecte de préférence les cellules activées. Comme les lymphocytes T CD4$^+$ spécifiques du VIH sont en contact en permanence avec leurs antigènes, ils sont constamment activés et constituent des cibles privilégiées pour l'infection (84). Sur un plan qualitatif, il a été démontré qu'il existe un défaut fonctionnel des T CD4$^+$ très tôt dans l'infection, bien avant la chute du nombre des CD4$^+$ (85, 86, 87). Les premiers travaux étudiant les réponses prolifératives du T auxiliaire aux antigènes du VIH ont montré que celles-ci étaient faibles voire indétectables (88, 89). Les lymphocytes T CD4$^+$ agissent sur la réponse CTL à plusieurs niveaux : le déclenchement de la réponse CTL, son maintien dans le long terme et sa maturation. Dans l'activation des CTL, il existe probablement des anomalies des voies de co-stimulation car l'ajout de trimères du CD40L et d'interleukine-12 améliore les réponses prolifératives et de production d'IFN-γ des lymphocytes T CD4$^+$, en réponse à l'antigène p-24 du VIH (90). La production d'IL-12 pourrait en effet être déficiente. Lors d'une réponse immunitaire, les lymphocytes T CD4$^+$ activés expriment la molécule CD40L qui induit la production par les cellules dendritiques d'IL-12. Cette cytokine est essentielle pour l'activation des T CD8$^+$ (90). Le maintien de la réponse CTL à long terme peut être très dépendante des cellules T CD4$^+$ comme dans le cas de l'infection à CMV (79). La maturation de la réponse CTL est déficiente au cours de l'infection par le VIH (91). Les lymphocytes T CD8$^+$ expriment peu de perforine (92) et seraient bloqués pour une grande partie à un stade immature (93). Ce déficit de maturation semble être T CD4$^+$ dépendant par analogie avec les modèles murins (78). De plus, la molécule inhibitrice CTLA-4 est surexprimée par les lymphocytes T CD4$^+$ pendant l'infection par le VIH, ce qui pourrait contribuer à la baisse des T CD4$^+$ et à l'anergie de ces cellules (94). Ces dernières années ont vu l'augmentation de l'intérêt pour une sous population de lymphocytes T CD4$^+$, les CD4$^+$CD25$^+$ régulateurs. Ces cellules inhibent les réponses lymphoprolifératives aux antigènes du VIH (95) et peuvent contribuer au déclin des fonctions T effectrices et la survenue du déficit immunitaire. Cependant, ce point reste encore discuté et sera abordé plus loin.

1.4.3. Les autres facteurs immunologiques impliqués dans la réponse anti-VIH

Le mécanisme d'inhibition de la réplication virale par le lymphocyte T CD8$^+$ passe également par le biais de la sécrétion de facteurs solubles incluant des chimiokines et des cytokines comme l'IL-2, et aussi par l'expression de certains récepteurs tel que le HLA-DR (81). Or il existe une altération des sous-populations de lymphocytes avec en particulier, une diminution importante du nombre de cellules T produisant de l'IL-2. La diminution de la sécrétion d'IL-2 serait la conséquence de la disparition des cellules T CD4$^+$ naïves tout au long de l'infection naturelle. Les lymphocytes T CD4$^+$ restants sont de mauvais producteurs d'IL-2, ce défaut acquis de production peut cependant être compensé par l'administration d'IL-2 (96).

29

1.4.4. La réponse anti-VIH des cellules NK

Généralement, les infections virales y compris celui par le VIH activent les cellules NK surtout lors des stades précoces. L'infection par le VIH entraîne une activation et une expansion des cellules NK avant l'apparition des réponses cytotoxiques VIH-spécifiques (97). L'expansion des cellules NK concerne surtout le sous-groupe des cellules hautement cytotoxiques CD56^{dim}CD16$^+$. Ces phénomènes précoces observés sont dûs à la présence des cytokines comme l'IFN de type I, IL-12, IL-15, IL-18, mais aussi à la liaison des protéines et des acides nucléiques viraux avec le récepteur Toll (Toll Like Receptor) ou d'autres récepteurs sur les cellules NK (97). Ceci requiert la présence et l'activation des cellules dendritiques plasmacytoïdes ou des monocytes CD14$^+$. Les cellules NK activées vont stimuler les cellules dendritiques, sécréter de l'IFN-γ et agir comme adjuvants en tuant les cellules infectées et en provoquant la libération des protéines intracellulaires des cellules tuées. Les cellules NK peuvent tuer les cellules infectées directement ou indirectement par cytotoxicité à médiation cellulaire dépendante des anticorps (ADCC : antibody-dependent cell-mediated cytotoxicity). Elles sont de plus une source importante de chimiokines β (MIP-1α, MIP-1 β et RANTES) et de facteurs solubles indéterminés qui peuvent inhiber la réplication du VIH. Les cytokines produites, surtout l'IFN-γ, pourraient créer un environnement antiviral chez les cellules hôtes et guérir les cellules infectées par des mécanismes non cytolytiques (97). Il a été montré chez les utilisateurs de drogues intraveineuses, qu'ils arrivent à résister à l'infection par le VIH tant qu'ils ont des activités NK élevées (97). De plus, des activités NK élevées pourraient retarder la progression vers le stade SIDA et ce malgré des taux de lymphopcytes T CD4$^+$ diminués (97). Cependant, il est clair actuellement que les fonctions des cellules NK sont compromises chez les personnes infectées par le VIH : perte de cellules NK fonctionnelles, expansion des cellules NK non fonctionnelles, changement dans l'expression des récepteurs NK et de leurs ligands. Avec les antirétroviraux, ces anomalies se corrigent mais seulement en partie (97).

2. Les traitements antirétroviraux efficaces

2.1. Les médicaments

La compréhension des mécanismes d'infection de la cellule hôte par le VIH a permis de développer les médicaments ayant pour cible les différentes étapes d'invasion du virus (Figure 4).

2.1.1 Les inhibiteurs de la transcriptase inverse (ITI)

Ces molécules interviennent au niveau de la rétro-transcription de l'ARN viral en ADN en inhibant la transcriptase inverse virale. Les ITI sont de 2 types : les inhibiteurs nucléosidiques (INTI) ou nucléotidiques de la transcriptase inverse, et les inhibiteurs non-nucléosidiques de la transcriptase inverse (INNTI). Les inhibiteurs nucléosidiques sont des analogues de bases nucléiques. Ils nécessitent pour être actifs d'être phosphorylés dans le milieu intracellulaire, contrairement aux analogues nucléotidiques qui possèdent déjà une phosphorylation. Ils rentrent ensuite en compétition avec les substrats naturels de la transcriptase inverse et inhibent l'action de cette dernière. Ils bloquent ainsi la fabrication d'ADN proviral. Les INNTI se fixent directement sur la transcriptase inverse en perturbant le site catalytique de l'enzyme.

2.1.2. Les inhibiteurs de la protéase virale (IP)

Ces molécules interfèrent avec cette enzyme utilisée par le VIH pour produire des particules virales infectieuses.

Un traitement antirétroviral efficace doit associer plusieurs antirétroviraux, de préférence au moins de deux classes différentes. En pratique, les associations les plus utilisées comportent 2 INTI et un IP ou 2 INTI et un

INNTI. Des combinaisons de 3 INTI sont également possibles dans des situations particulières (98). L'association zidovudine + lamuvidine + abacavir, commercialisée sous forme de co-formulation (Trizivir®), offre l'intérêt de sa simplicité de prise (1 comprimé 2 fois/jour). Elle doit être réservée aux seuls patients ayant une charge virale inférieure à 100.000 copies/ml, ayant une contre-indication à une trithérapie avec IP ou INNTI et souhaitant bénéficier de la simplicité de prise du Trizivir®. Aucune autre trithérapie d'INTI ne peut être envisagée comme premier traitement antirétroviral, car elle expose à la fois à un risque élevé d'échec primaire et à celui de sélection de virus résistant.

2.1.3. Les inhibiteurs de fusion

Ils agissent dans les étapes de fusion des membranes virale et cellulaire, bloquant ainsi l'entrée du virus dans la cellule hôte. Un seul inhibiteur de fusion a reçu l'autorisation de mise sur le marché (le T20). Les autres sont en cours d'étude.

a. Le **T20** (enfuvirtide)

Il est la première molécule en phase finale de développement. Il s'agit d'un polypeptide de 36 acides aminés qui se fixe sur la gp41 et bloque son activité fusiogène. Le T20 est spécifique du VIH-1. Un essai clinique randomisé portant sur l'utilisation de l'enfuvirtide, un inhibiteur de fusion, en complément d'une trithérapie d'induction « classique » chez les patients au stade SIDA ou ayant un taux de CD4<100/mm3, a montré un effet bénéfique de l'enfuvirtide tant sur un plan virologique qu'immunologique (33, 99).

b. Les inhibiteurs d'entrée

Le TNX-355 est un anticorps monoclonal anti-CD4 empêchant la fixation de la protéine gp 120 virale. Son administration parentérale a permis d'obtenir une réduction supplémentaire de la charge virale de l'ordre de 0.8 log (98).

c. Les inhibiteurs de CCR5

Si le développement de l'aplaviroc a été interrompu pour hépatotoxicité, et celui du vicriviroc pour échecs virologiques dans les posologies faibles ainsi que pour la survenue de certaines néoplasies, le maraviroc reste en essai de phase III (98) chez des patients naïfs de traitement ou en échec thérapeutique. Deux études récentes comparent l'efficacité du maraviroc contre placebo, en complément thérapeutique chez des patients en échec virologique sous traitement antirétroviral optimal et ayant expérimenté les 3 classes d'antirétroviraux. A 24 semaines de traitement, le maraviroc donne de résultats significativement meilleurs, par rapport au placebo, dans le contrôle virologique et l'augmentation des lymphocytes CD4$^+$ et une tolérance équivalente (100, 101).

2.1.4. Les inhibiteurs d'intégrase

Les 2 inhibiteurs d'intégrase les plus avancés en développement clinique sont le MK-0518 et le GS-9137. Leur puissance antirétrovirale est remarquable avec une réduction de la charge virale de 2 log en monothérapie brève (98).

Récemment, 2 études en phase III ont testé l'efficacité et la tolérance du MK-0518, raltégravir (ISENTRESS) per os versus placebo, en complément d'un traitement antirétroviral optimal chez des patients en échec thérapeutique. Cet inhibiteur d'intégrase a montré un effet antirétroviral supérieur au placebo à 16 et 24 semaines de traitement avec une bonne tolérance (102, 103). Il est désormais possible de l'utiliser en ATU de cohorte en France.

Une étude en phase II comparant l'efficacité du GS-9137 à celle d'un inhibiteur de protéase boosté avec du Ritonavir chez des patients en échec viral sous 2 INTI ± T-20. L'efficacité sur la réduction de la charge virale plasmatique à la 48e semaine de traitement est significativement meilleure avec le GS-9137 et la tolérance est bonne (104). Une étude en phase III est envisagée.

2.1.5. Les Inhibiteurs de maturation

Le PA-457 est le premier composé de la classe des inhibiteurs de la maturation en développement clinique. Ce dérivé de l'acide bétulinique stoppe la maturation de la capside virale en bloquant la conversion du précurseur de la capside (p25) en protéine de capside mature (p24), ce qui aboutit à la libération de particules virales immatures non infectieuses (98).

Les 26 médicaments antirétroviraux actuellement disponibles sur le marché sont résumés dans le tableau 1.

2.2. Dynamique virale et décroissance de la charge virale sous traitement antirétroviral.

Le développement des techniques de PCR quantitatives mesurant la charge virale plasmatique a permis de mieux aborder la dynamique virale.

Les premières observations ont permis de détecter la présence des ARN viraux plasmatiques chez les patients infectés même au cours de la phase asymptomatique de la maladie (105). Durant cette phase, le taux d'ARN viral était estimé entre 102 et 107 copies/ml. Celui-ci reste quasi constant chez les patients infectés (105). Il subit des perturbations lors de la mise sous traitement antirétroviraux (62, 68, 106, 107, 108, 109). Ces observations ont permis de développer les premiers modèles de la dynamique virale.

Après l'initiation d'un traitement antirétroviral, la charge virale plasmatique décroit selon une cinétique caractéristique en trois phases (Figure 5), reflet de l'existence de plusieurs compartiments distincts ayant leur propre cinétique. Ces réservoirs peuvent être des cellules circulantes dans le compartiment systémique et/ou des cellules résidant dans des sanctuaires anatomiques du VIH.

2.2.1. Première phase de décroissance

Les études menées par Wei (62) et Ho (107) ont montré que la production virale était le résultat d'un processus dynamique impliquant des cycles continus d'infection de novo et de réplication dans la cellule hôte, associé à un turn-over rapide des virus libres et des cellules infectées. Chez les patients traités par un INNTI ou un IP, qui permet de prévenir de nouveaux cycles d'infection sans empêcher la production virale par des cellules ayant déjà intégré un ADN du VIH, il a été observé une diminution de 2 log de la charge virale plasmatique deux semaines après leur administration. Ce résultat suggère que les demi-vies du virus libre et des cellules produisant activement des particules virales sont très courtes.

Perelson et collaborateurs ont mesuré séparément la clairance du virus libre et celle des cellules infectées compétentes pour la réplication virale (108). Les données expérimentales ont ensuite été intégrées dans un modèle mathématique pour décrire la dynamique des particules virales libres et des cellules infectées. Ces clairances sont ainsi estimées à 3 et 0,5 jour $^{-1}$ pour le virus libre et les cellules compétentes pour la réplication virale respectivement.

Ces valeurs sont plus compréhensibles lorsqu'elles sont ramenées à des demi-vies estimées à moins de 6 heures pour le virus libre et entre 1 et 2 jours pour les cellules qui produisent la majeure partie du virus libre (108, 109). Ce turn-over rapide des virions libres et des cellules infectées a pu être confirmé par des expériences d'hybridation in situ à partir de biopsies d'amygdales de patients après l'initiation d'un traitement antirétroviral (109). Etant donné que la demi-vie des cellules infectées compétentes pour la réplication virale est de l'ordre de 1 à 2 jours, le taux d'ARN mesuré dans le plasma est le reflet d'une production récente du virus. Ainsi, la mesure de la charge virale plasmatique permet d'obtenir une "image en temps réel" du niveau de réplication du virus dans l'organisme.

Il est généralement admis que les cellules T CD4^{+} activées sont responsables de la production du virus libre. Des études effectuées sur les tissus lymphoïdes secondaires ont confirmé que la plus grande partie des cellules infectées compétentes pour la réplication virale étaient des lymphocytes T CD4^{+} (110). Ainsi, la décroissance rapide de la charge virale plasmatique après l'initiation du traitement antirétroviral est le fait du turn-over rapide de ces cellules. Les mécanismes impliqués dans ce phénomène restent cependant mal élucidés. La mort cellulaire par effet cytopathogène du virus (111, 112, 113, 114, 115) et l'effet pro-apoptotique de certaines protéines virales (116 , 117) ont été avancés. Les lymphocytes T CD8$^+$ cytotoxiques de l'hôte pourraient également être impliqués dans le turn-over rapide des cellules infectées (118, 119) étant donné la fréquence élevée de lymphocytes T CD8$^+$ cytotoxiques spécifiques du VIH chez tous les patients infectés (120). Cependant, ces mécanismes ne peuvent pas expliquer à eux seuls cette chute du taux de lymphocytes T CD4$^+$. Une diminution de la production thymique de cellules T chez l'adulte peut être aussi invoquée (121, 122, 123). Bien qu'il ait été démontré que la thymopoïèse continue chez les individus sains (124), cette production thymique résiduelle est insuffisante pour contrebalancer la déplétion des lymphocytes T CD4$^+$ chez les patients infectés par le VIH. Par ailleurs, une étude récente (125) portant sur l'effet délétère de la cytotoxicité des cellules Natural Killer (NK) sur les lymphocytes T CD4$^+$ a montré qu'au cours de l'infection VIH, une fraction des cellules NK est activée et exprime le récepteur NKp44. Les lymphocytes T CD4$^+$ expriment, contrairement aux cellules T CD8$^+$, le ligand du NKp44 (NKp44L) et deviennent ainsi sensibles à la lyse NK. L'expression du NKp44L serait spécifiquement corrélée à la déplétion des cellules T CD4$^+$ et à l'augmentation de la charge virale. Ce ligand serait induit en l'absence même de toute intégration, par interaction des lymphocytes T CD4$^+$ avec le virus, et plus précisément par un motif hautement conservé de la protéine d'enveloppe gp41 (motif 3S). Cette interaction déclencherait une action délétère des cellules NK qui pourrait contribuer à la déplétion rapide des lymphocytes T CD4$^+$.

2.2.2. Deuxième phase de décroissance

Après la phase initiale de décroissance rapide de la charge virale observée dans les deux semaines suivant la mise sous traitement, une phase de décroissance plus lente se met en place (68). Cette observation a été interprétée comme étant le reflet du turn-over d'un réservoir viral à longue durée de vie. Perelson et son équipe ont encore une fois intégré ces données dans un modèle mathématique et ont établi que ce réservoir ne contribue que faiblement à la production virale totale chez les patients non traités et n'apparaît que lorsque la majorité des cellules T CD4$^+$ productrices de virions est détruite. La demi-vie du compartiment responsable de cette seconde phase de décroissance lente a été estimée de 1 à 4 semaines (68).

La nature de ce réservoir, cellulaire ou anatomique, n'a pas été clairement identifiée. Il pourrait être constitué de macrophages du fait de leur plus faible susceptibilité à l'effet cytopathogène de virus, démontré in vitro, comparé à celle des lymphocytes T CD4$^+$ (126, 127). De ce fait, les macrophages infectés pourraient larguer du virus tout au long de leur vie. Chez les patients, le turn-over des macrophages est contrebalancé par une production continue de nouveaux monocytes dans la moelle osseuse. Ces monocytes circulent moins de 24 heures dans le sang avant de pénétrer les tissus où ils se différencient en macrophages dont la demi-vie est de 2 semaines (127). Cependant, différentes études ont montré que seule une faible proportion des macrophages est infectée (40, 128, 129).

La seconde phase de décroissance de la charge virale plasmatique peut aussi être conditionnée par le turn-over des différents états d'activation des lymphocytes T CD4$^+$. Si le VIH-1 ne se réplique pas dans les cellules T quiescentes, il peut se répliquer dans des cellules partiellement activées à un niveau qui ne permet pas leur destruction rapide (130).

Le virus présent tout au long de cette phase pourrait enfin être issu de la remobilisation du virus libre piégé par des cellules folliculaires dendritiques présentes dans les centres germinatifs des tissus lymphoïdes périphériques (131, 132, 133, 134, 135). Ces cellules ne semblent pourtant pas être capables de larguer du virus bien qu'elles puissent le piéger à leur surface (136). Chez les patients sous antirétroviraux efficaces, ces virions représentent un pool dont la demi-vie est de l'ordre de 2 semaines (109). Cependant, même si ce pool de virions conserve son pouvoir infectant (137), il n'est pas clairement établi qu'il puisse être une source de production virale détectée dans le plasma au cours de la seconde phase de décroissance.

2.2.3. Troisième phase de décroissance

Après plusieurs mois de traitement efficace, la charge plasmatique de la plupart des patients descend en dessous du seuil de détection (< 50 copies/ml de plasma) des techniques classiques (68, 138, 139), constituant la troisième phase de la décroissance virale.

Cependant, même chez ces patients dont la charge virale plasmatique est devenue indétectable depuis plusieurs années, une très faible quantité de virus persiste dans le sang et dans différents compartiments de l'organisme. Elle peut être détectée par des techniques ultrasensibles dont la limite de détection est de l'ordre de 1 à 5 copies/ml (140, 141, 142, 143). La source de la persistance du VIH dans le plasma lors de cette phase n'a pas été clairement identifiée. La première possibilité est basée sur le fait que les traitements pourraient ne pas être efficaces à 100% et

39

n'empêcheraient pas le virus de se répliquer dans des sanctuaires où les molécules antirétrovirales pénètrent mal (144, 145). La deuxième explication est basée sur la possibilité de largage de virus lors de l'activation d'un réservoir viral latent établi dans les lymphocytes T CD4$^+$ mémoire quiescents (146, 147). Il est probable que ces deux phénomènes soient impliqués dans la persistance virale chez les patients.

Cependant, les caractéristiques de cette troisième phase de décroissance de la virémie plasmatique et du réservoir cellulaire latent restent débattues. Initialement, la demi-vie du réservoir a été estimée entre 6 et 44 mois (130, 148, 149, 150). Ces estimations ont été calculées en considérant que le réservoir latent était homogène d'un point de vue cellulaire. Or, des résultats plus récents suggèrent que le pool de cellules infectées de manière latente serait constitué de populations cellulaires hétérogènes dont les demi-vies seraient très différentes (151, 152). Ainsi, la demi-vie du réservoir latent serait de l'ordre de 18 semaines au cours de la première année de traitement, puis augmenterait jusqu'à 58 semaines dans les trois années suivantes (152). La troisième phase de décroissance a été récemment modélisée pour identifier les différents facteurs influençant la décroissance virale plasmatique jusqu'à un taux faible, mais non nul (153). Ce modèle tenait compte du fait que les cellules T CD4$^+$ infectées de manière latente et spécifiques d'antigènes communs pourraient être réactivées plus fréquemment que celles spécifiques d'un antigène plus rare. Le taux d'activation de ces cellules réservoir diminuerait au cours du traitement jusqu'à atteindre un seuil minimum leur permettant de proliférer sans produire de nouveaux virions infectieux. Selon cette hypothèse, les cellules infectées à longue durée de vie contribueraient à la charge virale plasmatique uniquement lors des premiers mois suivant l'initiation du traitement et n'y participeraient plus une fois que la charge virale est inférieure à 50 copies/ml.

Plus récemment, l'étude de Palmer, utilisant des méthodes ultra-sensibles pouvant détecter jusqu'à une seule copie d'ARN viral/ml, a trouvé que 77% des patients sous antirétroviraux efficaces gardaient une virémie résiduelle ≥ 1 copie/ml. A partir de là, un modèle non linéaire a permis d'objectiver 2 phases de décroissance de la charge virale plasmatique durant cette 3e phase : une entre la 60 et 384^è semaines (7 ans) avec une demi-vie de 39 semaines et la suivante où aucune diminution n'est perceptible (154). Ces données suggèrent que la réplication résiduelle peut provenir d'au moins deux compartiments : l'un dans lequel la production virale diminue avec le temps et l'autre dans lequel la production virale reste stable au delà de 7 ans de traitement efficace. Pour Siliciano, la persistance du réservoir VIH est le résultat de sa stabilité intrinsèque chez les patients dont la charge virale plasmatique est indétectable (155). Le modèle développé par Perelson et ses collaborateurs a montré que cette notion est vérifiée si les cellules infectées de manières latentes subissent une prolifération par un effet dit "bystander" (effet de voisinage correspondant à l'interaction in situ de cellule à cellule ou de cytokines à cellule) sans pour autant entrer dans une phase active de production virale. Dans ce cas, la prolifération et l'expansion clonale des cellules infectées de manière latente permettraient leur maintien dans l'organisme sans qu'une réplication virale résiduelle soit nécessaire pour réapprovisionner le réservoir.

Plusieurs données sont en faveur de cette hypothèse. La réplication virale doit s'accompagner inévitablement d'une évolution des séquences virales, avec notamment la sélection de mutations de résistance. Si le réservoir latent était à l'origine de la réplication virale après initiation du traitement, les séquences virales retrouvées dans les virus libres et dans les cellules réservoirs devraient rapidement être remplacées par celles du virus se répliquant. De plus, celles-ci doivent être génétiquement différentes de celles du virus sauvage présent avant la mise sous traitement. Pourtant, et du virus sauvage, et des virus archivés persistent dans le plasma des patients dont la charge virale plasmatique est contrôlée sous traitement (147, 156, 157, 158). Ainsi, ces données montrent que le réservoir ne peut être uniquement maintenu par le fait d'une réplication virale résiduelle. Il nécessite l'intervention de mécanismes liés à la stabilité intrinsèque du réservoir, tels que la prolifération des lymphocytes T $CD4^+$ réservoir par effet "bystander".

Il semble dorénavant évident que chez les patients infectés par le VIH, après initiation du traitement antirétroviral, il existe une décroissance caractéristique tri-phasique de la charge virale plasmatique, cette décroissance étant le reflet de l'existence de plusieurs compartiments distincts ayant leur propre cinétique. Parmi ces réservoirs cellulaires, le plus important serait composé de lymphocytes T $CD4^+$ infectés circulants et quiescents, ayant intégré de l'ADN VIH dans leur génome (40, 159).

2.3. Transformation spectaculaire du pronostic des patients sous traitement antirétroviral efficace

Dès l'apparition des IP et l'utilisation de la «trithérapie » (2INTI+1IP ou 2INTI+1INNTI), la mortalité et la morbidité des patients infectés ont diminué de façon importante. Ainsi, aux Etats-Unis entre 1995 et 1997, la mortalité des patients avec moins de 100 lymphocytes T CD4$^+$/mm3 a diminué de 29,4 à 8,8 décès pour 100 patients-années (2). L'incidence des trois infections opportunistes majeures, la pneumonie à Pneumocystis carinii, l'infection à Mycobacterium avium et la rétinite à CMV, a diminué de 21,9 à 3,7/100 patients-années (2). En France, après avoir atteint un pic avec 5800 nouveaux diagnostics de SIDA en 1994, le nombre de nouveaux cas a diminué en 1996 lors de l'introduction des associations d'antirétroviraux et atteint 2300 cas environ en 1997. Le nombre annuel de nouveaux cas de SIDA a ensuite continué de diminuer (-11% entre 2002 et 2003, -7% entre 2003 et 2004) avec environ 1350 cas de SIDA diagnostiqués en 2004 (98). Les probabilités cumulées de survie à 5 ans sont passées de 44% en 1994 à 76% après 1996. Quant à la probabilité de décès liée au SIDA à 5 ans, elle est passée de 40% à 11% si l'on compare ces 2 périodes (160). La multithérapie a amélioré le pronostic de toutes les pathologies indicatives du SIDA et a réduit le risque de mortalité pour ces affections de 72% (160). Toutefois, la mortalité des personnes infectées par le VIH reste globalement plus élevée que celle de la population générale. Seuls les patients qui ont un taux de lymphocytes CD4 $\geq$ 500/mm^3 sous traitement antirétroviral ont une mortalité comparable à celle de la population générale (98). En ce qui concerne la morbidité liée au VIH, elle diminue globalement comme l'indique le taux d'hospitalisation pour motif médical chez les patients traités. Ainsi, ce taux a diminué de 173 à 91 pour 1000 patients entre 2000 et 2004 dans la cohorte aquitaine ANRS CO3. De même, l'incidence des hospitalisations dues aux évènements classant SIDA a diminué de 60 à 20 pour 1000 patients-années dans la même période.

43

Ces résultats sont le fait d'un contrôle effectif de la réplication virale par des médicaments efficaces. Dans les essais thérapeutiques associant 3 antirétroviraux, les pourcentages de patients avec une charge virale inférieure au seuil de détection (initialement 500 copies puis 50 copies/ml quand la technique de détection de la réplication virale par PCR est devenue plus sensible) atteignent 65 à 90% (98). En 2004 en France, 80,5% des patients suivis recevaient un traitement antirétroviral, dont 93% une multithérapie. Soixante cinq pourcent des patients traités étaient en succès virologique (charge virale <500 copies/ml). Des résultats similaires ont été obtenus aux Etats-Unis (161). Plus de 90% des patients naïfs de traitement avaient une charge virale < 200 copies/ml au bout de trois ans de tri ou quadrithérapie et 80% avaient moins de 50 copies/ml.

2.4. Dynamique de la restauration immunitaire sous traitement antirétroviral efficace

L'objectif principal du traitement antirétroviral est de diminuer la morbidité et la mortalité de l'infection par le VIH en restaurant un nombre de lymphocytes CD4 supérieur à 500/mm3 (98). En pratique, cela est possible grâce à une réduction maximale et prolongée de la réplication virale (« charge virale plasmatique » < 50 copies/ml en 2006) qui permet la meilleure restauration immunitaire (98). Celle-ci s'effectue sur un plan qualitatif et quantitatif.

Après la mise sous traitement antirétroviral efficace, le taux de lymphocytes T CD4[+] augmente. Cette élévation se fait en 2 phases (162): la première, de 8 à 12 semaines, est marquée par une augmentation rapide du nombre de lymphocytes T CD4[+], due à une redistribution des lymphocytes dans l'organisme, la deuxième plus progressive s'accompagne d'une nouvelle production de cellules T d'origine thymique.

Dans la 1e phase, les différentes études ont observé une augmentation médiane de 20 cellules/µl et par mois durant les 3 premiers mois (163, 164, 165). Cette augmentation semble être la conséquence d'une redistribution des lymphocytes dans l'organisme plutôt qu'une production accrue (162, 166, 167). Cette modification du pool lymphocytaire est secondaire à la décroissance du niveau d'activation générale du système immunitaire après le contrôle de la réplication virale par le traitement. En effet, le système immunitaire est activé de façon chronique par l'infection par le VIH (168, 169). En témoignent l'expression des marqueurs d'activation, HLA DR et CD38 sur une grande proportion de lymphocytes T CD4$^+$ et CD8$^+$ (170, 171) et des taux plasmatiques élevés de cytokines pro-inflammatoires (169). Dans les tissus lymphoïdes, il existe une diminution du nombre de cellules T CD4$^+$, une apoptose et une prolifération accrue des lymphocytes (172). L'état d'activation immunitaire conduit à une modification de la répartition des lymphocytes dans l'organisme avec 99% de cellules T CD4$^+$ dans les tissus lymphoïdes et 1% dans la circulation (163). Après le contrôle de la réplication virale par une multithérapie antirétrovirale efficace, les lymphocytes circulants reviennent à un taux normal de 2% et parallèlement il existe une baisse proportionnelle des lymphocytes dans les ganglions lymphatiques (168). Cette diminution est objectivée par la baisse de l'expression des molécules d'adhésion VCAM-1 et ICAM-1 sur les lymphocytes CD4$^+$, ces marqueurs étant associés à la localisation tissulaire de ces cellules (168). Il a été également montré une décroissance du niveau d'activation du système immunitaire avec une diminution de la production de cytokines dans le tissus lymphoïde (173, 174, 175), de l'expression des marqueurs d'activation lymphocytaires (167, 173) et de l'apoptose (172). Les lymphocytes redistribués au cours de cette phase sont essentiellement des T CD4+ mémoire exprimant l'isoforme CD45RO+ (162, 166, 167). On peut observer que chez les sujets très immunodéprimés, les lymphocytes T CD8+ et B augmentent après la mise sous traitement antirétroviral.

Au cours de la deuxième phase, l'augmentation des lymphocytes T CD4+ est plus progressive (+7 cellules/µl/mois en médiane) correspondant à la production de nouvelles cellules, essentiellement de phénotype naïf, exprimant l'isoforme CD45RA+. Kaufmann évalue l'augmentation des lymphocytes CD4+ à 8,1 cellules/µl/mois du 3e au 12e mois, 6,8 durant la 2e année, 3,3 durant la 3e année et 1,7 la 4e année (165). Cette production est assurée d'une part par le reliquat thymique et d'autre part par une prolifération cellulaire en périphérie (166). En effet, après le début d'un traitement antirétroviral efficace, les cellules contenant des TRECs, cercles d'excision du réarrangement du récepteur des cellules T (TCR), épisomes d'ADN produits dans le thymus lors de la maturation des thymocytes, augmentent (124). Cette production de cellules T CD4+ naïves est d'autant plus forte que le patient est jeune et la taille du thymus est importante (176, 177). Par ailleurs, il a été démontré que l'ampleur de la restauration du taux des CD4+ dépend du degré préexistant de l'immunodéficience dû au VIH, suggérant qu'une exposition prolongée au VIH pourrait entraîner des dommages difficiles à réparer (165). Parallèlement, la proportion des lymphocytes T CD8+ naïfs s'élèvent en même temps que les cellules CD8+ mémoire circulant baissent (169). Sur un plan numérique, les études estiment qu'après un an de traitement efficace, la médiane d'augmentation des lymphocytes T CD4+ est de 160 cellules/mm3 (178) et qu'elle est supérieure à 200/mm3 à 2 ans (164). Cette règle s'applique surtout pour les patientsdont la charge virale est contrôlée. Cependant des réponses discordantes ont été observées (179, 180). Sur le plan qualitatif, la restauration immunitaire s'effectue dans les 6 à 12 mois qui suivent l'instauration d'un traitement antirétroviral efficace, comme en témoignent la positivité des réactions d'hypersensibilité retardée à la tuberculine et celle de lymphoprolifération à des antigènes de rappel comme la toxine tétanique, la candidine ou des antigènes du cytomégalovirus (167, 181, 182). Cette amélioration de la fonctionnalité du système immunitaire est due à l'augmentation des lymphocytes T CD4+ mémoire et naïfs. Cependant les anomalies préexistantes du répertoire T CD4+ ne sont pas corrigées pendant la 1e phase d'augmentation des lymphocytes sanguins. Ce répertoire se diversifie ensuite, ce qui est en faveur d'une production de nouveaux lymphocytes CD4+ avec de nouvelles spécificités (183). La restauration immunitaire après le traitement antirétroviral est liée à un rétablissement de la production normale d'IL-2 par les cellules T CD4+ (184) et à la réparation de la structure du tissu lymphoïde (185, 186). Quand le taux des lymphocytes T CD4+ remonte au dessus de 200/mm3, il est possible d'arrêter les prophylaxies primaires et secondaires des infections opportunistes (98).

2.5. Restauration incomplète de l'immunité spécifique anti-VIH sous traitement

On observe lors de la phase chronique de l'infection par le VIH une persistance des lymphocytes T CD8$^+$ cytotoxiques spécifiques du VIH à une fréquence élevée (1 à 2% des CD8$^+$ totaux) (91). Ces cellules diminuent avec la réduction de la quantité d'antigènes du VIH après la mise sous traitement antirétroviral efficace, que celui-ci soit introduit au stade de primo-infection (91) ou pendant la phase chronique (187, 188, 189). Cette baisse concerne surtout les cellules T CD8$^+$ activées CD38$^+$ DR$^+$ (190). Les lymphocytes T CD8$^+$ spécifiques du VIH peuvent diminuer jusqu'à ne plus être détectables par des méthodes comme la cytométrie en flux ou l'ELISPOT (191). Cependant même en nombre plus réduit, leur capacité à reconnaître de nouveaux épitopes du VIH persiste (190). Il existe également une modification du répertoire Vβ des lymphocytes T CD8$^+$ après le contrôle de la charge virale plasmatique de façon stable (192). Qu'en est-il quand le traitement est débuté lors de la primo-infection ? Pour Oxenius et coll., un certain nombre de patients conserverait les réponses CTL anti-VIH, bien que cette donnée soit controversée (193-195). Pour Ortiz et coll., la persistance d'une réplication virale intermittente favorise le maintien des réponses CTL anti-VIH chez les patients traités tôt après l'infection (196). Stranford et coll. ont montré qu'un traitement antirétroviral efficace est associé à une réduction de l'activité antivirale non cytotoxique des CTL. Cette activité passe par la production d'un facteur antiviral soluble non encore identifié (197). Appay et coll. ont montré que même après un traitement efficace et en présence d'une réponse spécifique de type CD4$^+$, les CTL anti-VIH conservent un phénotype immature CD27$^+$ perforine^{low} de la phase d'infection chronique (198). Néanmoins, ces patients avaient tous des marqueurs de réplication virale résiduelle (transcription de l'ARNm de

48

Nef). L'ajout d'IL-2 exogène est capable d'induire la génération de lymphocytes T cytotoxiques in vitro. L'IL-7 aurait un effet de restauration du processus de conversion des précurseurs CTL en CTL matures, de façon indépendante de l'IL-2 (199), mais ceci reste controversé (200). Une étude récente sur l'utilisation de l'IL-7 recombinant humain en phase I/II, chez les patients lymphopéniques sous antirétroviraux, a montré que l'administration de cette cytokine sur une courte période induisait une expansion significative des lymphocytes T. De plus, il a été observé une prolifération de lymphocytes T CD8$^+$ CD28$^+$ matures suggérant une action sur la maturation de cellules CD8$^+$ (201).

La récupération de l'immunité anti-VIH a surtout été étudiée chez les lymphocytes T CD4$^+$. Les premières études n'ont pas observé une immunité spécifique anti-VIH des T CD4$^+$, 12 ou 24 semaines après l'instauration du traitement antirétroviral, contrairement à celle des antigènes de rappel (CMV, BK) (167, 173, 202, 203). Il est probable que la restauration de l'immunité spécifique anti-VIH soit plus longue et incomplète. En effet, après un an de traitement, 50 à 70% des patients ont des tests de lympho-prolifération T CD4$^+$ positifs aux antigènes du VIH (204-206). La récupération de cette réponse peut rester aussi imparfaite vis-à-vis de l'antigène Candida même après 60 mois de traitement efficace, en raison d'un défaut persistant de la réponse des cellules T mémoire (203). Chez les patients en primo-infection, l'immunité CD4$^+$ anti-VIH n'est détectable que de façon transitoire si le traitement antirétroviral n'est pas débuté. Par contre une thérapie antivirale précoce permet de la préserver (193, 195). Le maintien d'une immunité spécifique anti-VIH de type T CD4 ou CD8 dépend beaucoup

49

de l'histoire individuelle de chaque patient. La charge virale avant le traitement est aussi un facteur important (207). Le rôle de ces cellules dans l'optimisation de la réponse CTL spécifique du VIH reste à préciser.

2.6. Les limites des médicaments antirétroviraux actuels

Il est indiscutable que les médicaments antirétroviraux ont transformé le pronostic de l'infection par le VIH. Cependant leur utilisation au long cours révèle des limites qui pourraient contrebalancer leur efficacité.

2.6.1. Les effets secondaires au long cours des antirétroviraux

En dehors des effets secondaires aigüs lors de l'introduction des médicaments, qui nécessitent un changement éventuel de molécules, l'utilisation au long cours des combinaisons d'antirétroviraux entraîne des complications métaboliques avec des conséquences cardio-vasculaires (98). Les premières et les plus visibles concernent le métabolisme lipidique : la lipodystrophie et les troubles lipidiques sanguins.

La lipodystrophie est une anomalie de la répartition des graisses de l'organisme entraînant des transformations morphologiques : soit une fonte adipeuse ou lipoatrophie, volontiers au niveau du visage, des fesses, des membres, soit une accumulation de tissu adipeux ou lipohypertrophie, essentiellement au niveau du tronc, des seins, du cou, et de la région cervicale (bosse de bison). La prévalence de la lipodystrophie est élevée dans les cohortes Aquitaine et APROCO, estimée de 38 à 62% respectivement, après une durée moyenne d'exposition aux antirétroviraux de 32 mois et aux inhibiteurs de protéases de 15 mois (208, 209). On estime qu'un patient sur deux va développer des signes de lipodystrophie après 1 à 2 ans d'un traitement comportant plusieurs antirétroviraux dont une anti-protéase. La gestion médicale de ces complications est difficile et elles peuvent être à l'origine d'une interruption thérapeutique par le patient. Les autres anomalies lipidiques sont fréquentes, qu'il s'agisse d'une hypertriglycéridémie ou d'une hypercholestérolémie, liée à une élévation de cholestérol LDL associée ou non à une diminution du cholestérol HDL. Toutes les classes d'antirétroviraux, à l'exception de l'enfuvirtide, peuvent modifier les paramètres lipidiques.

De plus, il existe une anomalie de la tolérance au glucose chez 20 à 30% des patients traités par IP depuis 12 ou 20 mois, dans la cohorte APROCO-TM et un hyperinsulinisme chez plus de 40% des patients. Le diabète de type 2 concerne environ 6% de la population traitée par antirétroviraux (208). Aux Etats-Unis, les données épidémiologiques montrent que l'incidence du diabète chez les patients traités est 4 fois plus importante que chez les personnes séronégatives. De même Brown et coll. ont rapporté une prévalence d'insulino-résistance de 36% chez les patients traités versus 22% chez les sujets contrôles séronégatifs.

Selon les séries, 17 à 40% des patients séropositifs présentent un « syndrome métabolique » comportant une obésité tronculaire, une hypertension artérielle, une hypertriglycéridémie, une diminution du cholestérol HDL et une hyperglycémie (210, 211). Toutes ces anomalies métaboliques contribuent à un sur-risque cardiovasculaire chez les patients traités. Le risque relatif d'infarctus du myocarde, ajusté sur différentes variables comme le sexe, l'âge, le tabac, les antécédents

51

cardiovasculaires familiaux et personnels, est de 1,16 par année de traitement antirétroviral comportant un IP et de 1,05 par année de traitement avec un INNTI (212).

La toxicité mitochondriale liée aux antirétroviraux et en particulier aux INTI, peut se présenter comme une toxicité d'organe et/ou générale dont la forme ultime est l'acidose lactique extrêmement grave, avec défaillance multiviscérale. Cette toxicité est au cœur des problèmes de lipodystrophie, des conséquences métaboliques qui en découlent, et probablement au centre des mécanismes de vieillissement accéléré (98). La cytolyse hépatique est un évènement fréquent chez les malades sous antirétroviraux. Tous les médicaments de cette catégorie sont potentiellement hépatotoxiques (98). La prévalence de l'ostéoporose chez les patients varie de 3 à 22%, celle de l'ostéopénie de 23 à 65% selon les études (98).

Les effets secondaires peuvent constituer un facteur limitant dans l'efficacité des antirétroviraux en diminuant l'observance/adhérence des patients aux traitements.

Enfin, les interactions médicamenteuses multiples compliquent la prise en charge du patient traité. Les anti-protéases ont un métabolisme hépatique via le cytochrome P450 3A et leur biodisponibilité est réduite lors de la prise simultanée d'inducteurs de cette même enzyme, tels que la rifamycine et la rifabutine. A l'inverse, le ritonavir est un puissant inhibiteur de ce cytochrome et augmente la concentration des autres médicaments, ce qui permet de réduire leurs posologies quotidiennes (98).

2.6.2. Les échecs virologiques sous traitement

Les échecs virologiques peuvent être la conséquence de 3 situations (98):

- une non réponse au traitement, définie par une réduction de la charge virale plasmatique de moins de 1 $\log_{10}$ copies/ml un mois après l'initiation du traitement,

- un échec primaire, où la charge virale est supérieure à 50 copies/ml 6 mois après l'instauration du premier traitement

- un échec secondaire, qui correspond à un rebond de la charge virale au-delà de 50 copies/ml après une période de succès virologique.

Quand les patients sont en première ligne de traitement, les échecs sont plus souvent la conséquence d'une non-observance que de l'apparition de résistance virale (213), la souche virale étant « sauvage ». Par contre, les échecs secondaires sont souvent dus à la présence de virus résistants. La sélection de cette résistance est favorisée par une observance imparfaite du traitement. Les facteurs pouvant altérer une observance parfaite sont entre autres les effets secondaires des médicaments, le nombre de comprimés à avaler par jour, les horaires de prise médicamenteuse, les interactions entre les médicaments. Une baisse ou une inflexion de la pente d'évolution des lymphocytes T CD4[+] sont observées chez les patients en échec virologique lorsque la charge virale reste supérieure à 10 000 copies/ml. Inférieur à ce taux, les cellules T CD4[+] restent stables ou continuent à augmenter de façon moins marquée (214, 215, 216). Au-delà de 30 000 copies/ ml de charge virale, les mutations peuvent survenir chaque jour sur tout le génome du VIH (217). L'étude multicentrique ANRS Multivir a évalué la prévalence de la résistance chez les patients traités par antirétroviraux en 2004 et ayant une charge virale détectable (218). La résistance à au moins un antirétroviral était trouvée chez 88% des patients. La multirésistance (résistance à tous les antirétroviraux d'une même famille thérapeutique) était retrouvée chez 18% des patients pour les INTI, chez 49% des patients pour les INNTI et 7% des patients pour les IP. La résistance à l'enfuvirtide concernait 6% des patients. Dix neuf pourcent des patients traités en 2004 pouvaient contribuer à la transmission de virus résistants et 3,3% de ces patients étaient infectés par un isolat multirésistant à au moins 2 classes thérapeutiques. Les profils de résistance observés, avec la prépondérance de la résistance aux INTI et INNTI, restent influencés par l'histoire thérapeutique souvent longue de ces patients et par la faible barrière génétique des INNTI. La corrélation de la multirésistance aux antirétroviraux avec une évolution clinique péjorative a été récemment établie (219).

2.6.3. Les antirétroviraux n'éradiquent pas le VIH

Nous avons vu précédemment que la récupération d'une immunité anti-VIH après l'instauration du traitement antirétroviral était imparfaite. Celle-ci ne permet pas le contrôle de la réplication virale en cas d'arrêt du traitement, ni l'éradication du virus. En effet, quelque soit l'intensité des réponses immunitaires anti-VIH, l'arrêt du traitement, même chez les patients avec charge virale contrôlée durant des années, est suivi de façon inéluctable d'une reprise de la réplication virale (220-222). Par ailleurs, chez ces patients, l'ADN viral est toujours retrouvé dans les lymphocytes CD4$^+$.

Perelson et coll. ont généré un optimisme considérable en 1997 en formulant que le VIH pourrait être éradiqué chez les patients traités par multithérapie (68). Cette hypothèse était basée sur des modèles mathématiques conçus à partir de la cinétique de la décroissance de la

54

virémie chez les patients, observée dans la période suivant le début du traitement. Or, pour que cette projection soit valide, deux conditions doivent être assumées : le contrôle parfait de la réplication virale durant la période observée et l'inexistence de réservoirs viraux avec des demi-vies longues chez les patients sous thérapie. Malheureusement, les observations ultérieures ont montré que ces conditions ne sont pas possibles en réalité. Par conséquent, l'éradication du VIH chez les patients sous multithérapie au long cours est peu probable (223-226, 227, 228). L'un des principaux obstacles est l'existence de cellules T CD4[+] quiescentes, infectées de façon latente par le VIH et conservant du virus compétent pour la réplication.

3. Mécanisme de persistance du VIH chez les patients sous traitement antirétroviral efficace et prolongée : les réservoirs du VIH

3.1. Notion de « réservoirs » et ses implications

La multithérapie antirétrovirale a montré sa capacité à réduire la virémie VIH en dessous du seuil de détection par des méthodes de PCR ultra sensibles (229). Cependant il est clair actuellement que l'infection au VIH ne peut être éradiquée par le seul traitement antirétroviral. Le VIH persisterait dans des « réservoirs » viraux. Siliciano et Blankson ont donné une définition précise du réservoir viral (155) : « Un réservoir viral est un type cellulaire ou un site anatomique dans lequel une forme compétente pour la réplication du virus persiste avec une cinétique de renouvellement beaucoup plus stable que le pool principal de virus qui se réplique activement ». Cette définition a plusieurs implications. Le virus présent dans un réservoir doit être compétent pour la réplication c'est à dire capable d'infecter de nouvelles cellules quand les conditions environnementales le permettent (arrêt thérapeutique par exemple). Une cellule ne contenant que de l'ADN proviral défectif (complexe de préintégration, épisome) ne peut être considérée comme une cellule réservoir. Les deux éléments qui font d'une cellule ou d'un tissu un réservoir viral sont la détection d'ADN proviral intégré dans le génome cellulaire par biologie moléculaire et la détection de virus compétent pour la réplication. Ce virus peut être retrouvé, après activation des cellules réservoirs étudiées en milieu de culture, ou dans un liquide biologique ou un tissu d'un patient sous traitement antirétroviral efficace.

Une autre implication de cette définition est la stabilité du réservoir. Le réservoir doit permettre au virus d'échapper à la dégradation biochimique décrite pour la plupart des virus enveloppés et à l'action du système immunitaire, en particulier des lymphocytes cytotoxiques. De plus, dans le cas d'un réservoir cellulaire, le renouvellement du pool de cellules infectées de manière latente doit être plus lent que celui des cellules qui assurent la réplication active du virus.

Au cours de l'infection par le VIH, le virus peut potentiellement persister dans deux types de réservoirs : les réservoirs cellulaires dans lesquels le virus est présent sous forme latente d'ADN viral intégré et les réservoirs anatomiques dans lesquels la réplication virale peut persister à bas bruit malgré le traitement. Le réservoir qui est actuellement le mieux connu est le réservoir cellulaire constitué de lymphocytes T CD4$^+$ quiescents infectés de manière latente.

3.2. Réservoir cellulaire

3.2.1. Réservoir cellulaire principal chez les patients sous traitement antirétroviral efficace : les lymphocytes T CD4$^+$ quiescents infectés de manière latente

3.2.1.1. L'établissement du réservoir des lymphocytes T CD4$^+$ infectés de façon latente est le résultat de la physiologie normale du système immunitaire (Figure 6).

Un réservoir est un pool restreint de lymphocytes T CD4$^+$ mémoire quiescents infectés de façon latente par le VIH. La latence est un état réversible d'infection non productive des cellules hôtes par le virus (230). C'est une cellule qui est infectée mais qui ne produit pas de virus, bien qu'elle en ait la capacité lorsque les conditions appropriées sont réunies. Cette latence permet au virus de persister « à l'abri » du système immunitaire. La latence n'est pas essentielle pour la persistance du VIH car sans traitement, le virus est en réplication en permanence et il n'a pas été démontré que la latence joue un rôle quelconque dans l'histoire naturelle de l'infection par le VIH. Par contre, son importance est majeure quand le traitement antirétroviral est débuté, car elle fournit un mécanisme essentiel de persistance du virus quand la réplication virale est contrôlée. L'établissement du réservoir des lymphocytes T CD4$^+$ infectés de façon latente est le résultat de la physiologie normale du système immunitaire (217). En effet, la plupart des cellules T de l'organisme sont à un stade quiescent (G_0). Approximativement la moitié est composée de cellules naïves, qui n'ont pas encore répondu à un antigène et le reste de cellules mémoire, qui ont déjà répondu à un antigène. Ces cellules circulent à l'intérieur des tissus lymphoïdes jusqu'à ce qu'elles rencontrent un antigène qu'elles reconnaissent. L'exposition initiale à l'antigène entraîne l'entrée de la cellule T en cycle cellulaire. Elle aboutit également à des changements dans la cellule T CD4$^+$ tels que l'accroissement du pool de nucléotides, la stimulation de nombreux gènes impliqués dans l'immunité et codant pour des facteurs de transcription, des molécules effectrices telles que les cytokines, et des protéines de surface comme les molécules d'adhésion et les récepteurs des cytokines (231). Les lymphocytes prolifèrent et se différencient en lymphocytes effecteurs. Les cellules T CD4$^+$ activées et inefficientes (par défaut ou insuffisance dans la reconnaissance de l'antigène ou du soi) meurent quelques semaines après leur activation, soit par mort cellulaire programmée et déclenchée par l'expression de molécules pro-apoptotiques régulatrices telles que Fas-L (Fas Ligand) et le TNF-α, soit par une diminution de la concentration en cytokines nécessaires à la survie de la cellule (232). Cependant, une faible partie des lymphocytes T CD4$^+$ spécifiques d'un antigène pour lequel ils ont été sélectionnés survit et retourne à l'état quiescent. Ce retour à la quiescence implique l'expression d'un facteur de transcription, nommé LKLF, qui entraîne la diminution de l'expression de Fas-L (233) et la perte des marqueurs phénotypiques d'activation tels que HLA-DR, CD69 et CD25. Ces cellules T CD4$^+$ deviennent des cellules mémoire à longue durée de vie, capables de s'activer lorsque leurs TCR rencontrent les motifs antigéniques pour lesquels elles sont spécifiques. La survie de ces cellules dépend d'un certain nombre de cytokines telles que l'IL-4, IL-6 et IL-7 (234, 235). L'expression des protéines de surface reflète les différences entre la quiescence et l'état activé caractérisé par l'expression rapide et provisoire des récepteurs CD69 et de CD25 (chaîne α du récepteur de l'IL-2) et celle plus persistante des molécules HLA-DR. De manière intéressante, les cellules naïves et mémoire expriment différents variants de la tyrosine phosphatase membranaire CD45 (CD45RA et CD45RO). Ces changements permettent de distinguer les lymphocytes T naïfs des cellules T mémoire. Ces cellules fournissent à l'hôte le moyen de répondre rapidement au même antigène dans l'avenir. Lors de l'infection par le VIH, le virus se réplique préférentiellement dans les lymphocytes T activés et les détruit par action cytopathogène. Cependant, quelques cellules activées peuvent s'infecter durant leur processus de réversion au stade de quiescence. Il en résulte un génome viral intégré de façon stable dans les cellules mémoire à longue durée de vie. Comme les conditions pour l'expression des gènes du VIH ne sont pas favorables dans ces cellules quiescentes, cette infection aboutit à une forme de virus intégré de façon stable mais transcriptionnellement silencieux, dans une cellule destinée à durer pendant longtemps : une forme parfaite de persistance virale. C'est une forme de latence «post-intégration». Si ces cellules sont activées dans le futur, elles peuvent commencer à produire du virus. Pour prouver que les cellules infectées de façon latente étaient présentes in vivo, il est indispensable de développer des méthodes d'isolement de populations extrêmement pures de lymphocytes CD4$^+$ quiescents et de démontrer que ces cellules contiennent du virus intégré de façon stable dans le génome de la cellule hôte. Il est également nécessaire de montrer que la compétence de ce virus pour la réplication peut être rétablie par l'activation des cellules quiescentes. Ceci est particulièrement important car l'ADN viral présent dans ces cellules peut être défectif. En 1995, la présence de l'ADN viral intégré a été démontrée par PCR, dans des populations de lymphocytes T CD4$^+$ quiescents hautement purifiés (159). La démonstration du rétablissement de la capacité de ce virus à se répliquer a été ensuite prouvée en culture de cellules par l'activation de 100% de ces cellules dormantes (40, 224, 225, 226). Le virus produit par ces cellules était multiplié par l'utilisation des lymphoblastes CD4$^+$ provenant des donneurs sains. Avec ces techniques, les cellules CD4$^+$ « réservoirs » du VIH sont détectées à une fréquence approximative de 1 par million de lymphocytes T CD4$^+$ quiescents dans le sang et dans les ganglions chez tous les patients étudiés (40). De plus, le virus latent a été trouvé de façon prédominante dans la sous-population des cellules mémoire CD45RO$^+$ (40) n'exprimant pas de marqueurs d'activation (CD25$^-$, CD69$^-$, HLA-DR). La question suivante est de savoir si le traitement antirétroviral efficace peut éradiquer le virus intégré. Utilisant les mêmes méthodes décrites auparavant, trois groupes ont prouvé, de façon simultanée en 1997, la persistance de ces cellules réservoirs chez les patients sous antirétroviraux efficaces et prolongés (224, 225, 226). Les études longitudinales ont ensuite démontré que la diminution de ce pool de cellules réservoirs est extrêmement lente. L'estimation de la demi-vie de ces cellules est de 6 à 44,2 mois (148, 149). Par conséquent, l'éradication du VIH de ce réservoir nécessiterait 73,4 ans de traitement antirétroviral efficace. Ces études concluent que ce réservoir latent des cellules CD4$^+$ garantit la persistance du virus tout au long de la vie du patient sous traitement (224-226). Initialement, il existait un espoir que des traitements plus agressifs pourraient accélérer la décroissance de ce réservoir. Cependant, l'étude longitudinale effectuée par Siliciano en 2003 a montré que ce réservoir est extrêmement stable même chez les patients dont la charge virale plasmatique est contrôlée en dessous de 50 copies/ml depuis au moins 7 ans (150). Une étude plus récente de la même équipe avec modélisation de la décroissance du réservoir latent du VIH conclut que l'intensification du traitement antirétroviral n'accélère pas la décroissance du réservoir latent (236, 237). Une modélisation mathématique, à partir d'une estimation de la demi-vie du réservoir circulant à 4,6 mois en cas de traitement très précoce de la primo-infection par le VIH, stipule que le virus pourrait être éradiqué en 7,7 ans (238). Cependant cette hypothèse doit être vérifiée cliniquement.

La demi-vie des cellules T mémoire a été estimée de 5 à 6 mois (239). En fait, leur durée de vie pourrait être bien plus longue si l'on considère qu'elle est rythmée par les infections. Un lymphocyte T mémoire se réactive à chaque fois qu'il rencontre son antigène spécifique et se divise pour donner des cellules filles dont certaines vont retourner à l'état de quiescence. Il est ainsi possible que des lymphocytes T CD4$^+$ infectés et quiescents prolifèrent de façon occasionnelle, suite à des stimuli qui n'enclenchent pas entièrement l'expression des gènes viraux (effet "bystander"). Dans ce cas, le virus pourrait persister en tirant profit des mécanismes homéostatiques qui maintiennent la mémoire immunitaire. De plus, la clairance des cellules activées provenant du réservoir latent serait réduite chez les patients traités, du fait de la diminution de la réponse immunitaire spécifique anti-VIH (168). Enfin, la persistance de ce réservoir pourrait provenir d'une réplication virale à très bas niveau. Cette réplication résiduelle aurait un rôle majeur dans le renouvellement du pool cellulaire constituant le réservoir latent.

En pratique, la méthode pour dénombrer les cellules réservoirs du VIH doit réunir les trois conditions suivantes (240) :

- L'obtention d'une population de cellules T CD4$^+$ quiescentes pures, par l'élimination des cellules exprimant des marqueurs d'activation précoces (CD69), intermédiaires (CD25) et tardifs (HLA-DR). Un tri sous cytométrie en flux permet de sélectionner uniquement des cellules de petite taille et uniformes, bien distinctes des cellules activées.

- La détection de l'ADN intégré du VIH, qui peut être effectuée par plusieurs méthodes, dont la PCR-Alu est la plus utilisée actuellement (cf supra).

- La détection des cellules contenant du virus compétent à la réplication. Les cellules obtenues sont activées avec des mitogènes comme du phytohémaglutinine (PHA) associés à des cellules mononucléées (PBMC) allogéniques irradiées, ou avec de l'anti-CD3 et l'anti-CD28. Pour amplifier le signal viral, les lymphoblastes CD4$^+$ provenant de donneur VIH- sont ajoutés à la culture cellulaire. Le virus produit est détecté par la recherche de l'Ag P24 après 3 semaines de cultures. Cette méthode couplée à une dilution-limite permet de quantifier la fréquence des cellules infectées.

3.2.1.2. Malgré un traitement efficace, il persiste une réplication virale résiduelle

Un traitement antirétroviral efficace permet d'obtenir une charge virale indétectable, en dessous des limites de détection par les techniques usuelles, mais n'implique pas un contrôle total de la réplication virale dans tout l'organisme. Par conséquent, il ne permet pas de supprimer la réplication virale résiduelle et ne prévient pas non plus de nouvelles infections. Il pourrait persister des foyers de réplication virale dans les compartiments inaccessibles au traitement. Le virus pourrait aussi être produit du fait de l'activation des cellules infectées de manière latente lors de la rencontre avec leur antigène ou en présence de cytokines activatrices (241). Ainsi, l'activation sporadique du réservoir latent pourrait permettre d'alimenter la réplication résiduelle et réciproquement, cette dernière contribuerait à la stabilité du réservoir latent en générant de nouveaux lymphocytes T CD4$^+$ infectés et quiescents.

Plusieurs travaux ont mis en évidence la persistance d'une réplication virale résiduelle plasmatique, en dessous des seuils de détection des techniques usuelles, chez les patients sous traitement antirétroviral prolongé. Ils utilisent des méthodes optimisées de RT-PCR de l'ARN viral plasmatique avec une sensibilité accrue en dessous du seuil des 20 copies/ml (140). Ces différentes méthodes consistent en la détection de formes épisomales labiles d'ADN viral traduisant une infection récente (50), la détection d'ARN messagers viraux traduisant une réplication virale active dans les cellules mononuclées du sang périphérique et dans les organes lymphoïdes secondaires (242, 243, 244, 245), la démonstration d'une évolution des séquences virales sous traitement antirétroviral (130, 246) et la mise en évidence d'une infection des monocytes.

La présence de virus dans les monocytes qui sont des cellules de durée de vie brève dans le sang (72 heures) chez les patients sous traitement antirétroviral prolongé efficace suggère en effet l'infection récente de ces cellules (247).

La persistance d'ADN proviral non intégré, labile, est aussi un argument indirect pour la persistance d'une réplication résiduelle avec infections cellulaires de novo (224, 248). L'origine de cette réplication reste largement indéterminée ainsi que ses interrelations avec les réservoirs cellulaires et anatomiques. L'activation sporadique de lymphocytes réservoirs pourrait être à l'origine de cette réplication, qui à son tour, contribuerait à réalimenter le pool de ces cellules.

Dans l'étude de Hermankova (157), le profil de résistance génotypique aux antirétroviraux des virus circulants isolés lors des épisodes de virémie résiduelle (entre 5 et 40 copies/ml) a été comparé avec les séquences virales des virus du réservoir lymphocytaire. Il existait une homologie nette de séquences suggérant fortement que l'une des sources de réplication résiduelle pourrait être le compartiment réservoir lymphocytaire. Chez les patients naïfs de traitement antirétroviral, quand le traitement est débuté, les virus détectés par la virémie résiduelle sont exempts de mutation de résistance (157, 249). Chez les patients qui ont développé une résistance aux antirétroviraux suite à un régime inefficace et qui sont sous thérapie de sauvetage, les virus de réplication résiduelle sont des souches sauvages et des souches mutées archivées. Ils ne présentent pas de nouvelles mutations de résistance (157, 250). Par conséquent, la virémie résiduelle possède un caractère d'archivage, ni évolutif, ni sensible au régime de traitement (251).

Avec la méthode de PCR capable de détecter jusqu'à une seule copie d'ARN viral, l'équipe de Palmer a quantifié la virémie résiduelle chez un grand nombre de patients débutant la thérapie antirétrovirale, de façon prospective et pendant 7 ans de traitement (154). Palmer suggère qu'après la 60ème semaine après l'initiation du traitement, une phase de décroissance virale plus lente abaisse la charge virale à un niveau de réplication résiduelle qui ne baissera plus (entre 1 et 5 copies d'ARN VIH/ml), même après 7 ans de traitement. Ce niveau de virémie varie selon les patients. Il est corrèlé avec la charge virale pré-thérapeutique, suggérant que la virémie résiduelle proviendrait du réservoir circulant qui serait plus important chez les patients avec un niveau de réplication virale pré-thérapeutique plus élevé (154). L'équipe de Palmer a également montré que le niveau de virémie résiduelle est similaire avec des régimes d'antirétroviraux aux activités différentes. Ceci suggère que toutes les combinaisons efficaces d'antirétroviraux vont abaisser la virémie résiduelle à un niveau, qui ne dépend pas du régime thérapeutique, mais de la taille du réservoir du VIH (252). Par conséquent, l'éradication virale ne pourrait pas être obtenue par l'intensification du traitement, mais par l'activation du réservoir viral (251).

3.2.1.3. Une autre forme de latence peut être constituée par l'infection directe des cellules quiescentes.

Cette infection n'aboutit pas à une production virale, mais conduit à un stade labile de latence « pré-intégration ». Dans ces cellules quiescentes, l'entrée et la transcription inverse de l'ARN viral peuvent avoir lieu, mais les étapes suivantes, comme l'intégration de l'ADN viral dans le génome de la cellule hôte et la production de virions, ne peuvent pas être effectuées. La production du virus peut avoir lieu si ces cellules sont activées avant que l'ADN non intégré du virus diminue (44, 229). Par conséquent, les cellules quiescentes récemment infectées avec de l'ADN viral non intégré peuvent constituer une forme d'infection latente du VIH. Ce stade est néanmoins labile et il est peu probable qu'il puisse être un mécanisme de persistance virale au long cours chez les patients sous antirétroviraux (44, 48).

Plusieurs travaux récents *in vitro* ont démontré que le VIH peut s'intégrer dans le génome des cellules T CD4$^+$ quiescentes qui n'ont pas reçu de stimuli d'activation et qui ne sont pas entrées en cycle (253), sans avoir besoin d'une concentration minimum de virus dans l'inoculum infectieux (254). Ces résultats suggèrent une possible nouvelle voie de formation du réservoir du VIH par l'infection directe des cellules T CD4$^+$ quiescentes avec intégration du virus compétent pour la réplication.

3.2.2. La nature multifactorielle de la latence du VIH

Parce que la latence représente une barrière à l'éradication du VIH, il est crucial de comprendre les mécanismes moléculaires qui y sont impliqués. Les études se sont concentrées sur le blocage à différents niveaux du cycle de reproduction virale (255). Les mécanismes proposés évoquent une inaccessibilité du provirus intégré à la machinerie transcriptionnelle (49, 256), l'absence au niveau des cellules hôtes T CD4$^+$ quiescentes des formes actives d'activateurs transcriptionnels nécessaires à l'expression du gène du VIH (257, 258, 259, 260), la présence d'inhibiteurs de la transcription (261, 262) et la terminaison prématurée de la transcription du VIH due à l'absence de la protéine Tat du virus et des facteurs de la cellule hôte associés à Tat (263, 264, 265). D'autres mécanismes post-transcriptionnels impliquent l'échec d'exporter l'ARN non épissé du VIH dû à l'absence de niveaux suffisants de protéines Rev du virus (266). Des études in vivo plus récentes ont montré que la latence du VIH est un phénomène complexe, multifactoriel qui résulte de différences profondes entre les cellules T CD4$^+$ quiescentes et activées.

Il est important de distinguer les deux formes de latence du VIH.

3.2.2.1. Latence pré-intégration

Chez les patients non traités par antirétroviraux, la forme prédominante de l'ADN du VIH dans les cellules T CD4$^+$ quiescentes est l'ADN non intégré, linéaire, produit final de la transcription inverse (40, 267). Différentes études moléculaires sur des cellules T CD4$^+$ quiescentes infectées in vitro par le VIH-1 ont pu donner un aperçu des formes de latence pré-intégrative. Il n'y a pas de production de virions infectieux du fait de blocages à différentes étapes du cycle viral.

Les virus utilisant le co-récepteur CCR5 n'entrent pas dans la cellule T CD4$^+$ quiescente car le niveau d'expression du co-récepteur à la surface de la cellule est trop faible (268).

Dans le cas où l'entrée du virus se produit, le niveau de rétro-transcription dans les cellules quiescentes est tel qu'il lui faut au moins trois jours pour achever la formation complète de l'ADN viral (44, 269). Ce phénomène est probablement dû au taux insuffisant de nucléotides dans la cellule hôte (48, 270). De plus, des travaux ont montré l'existence de délétions de nucléotides aux extrêmités de l'ADN viral rétro-transcrit dans les cellules T CD4$^+$ quiescentes et pas dans les cellules T activées (44).

Les taux bas d'ATP pourraient contribuer au blocage de l'étape suivante qui comporte le transfert du complexe de pré-intégration vers le noyau cellulaire (42). Ce complexe contient de l'ADN complémentaire transcrit à partir de l'ARN viral, des protéines virales et des facteurs de la cellule d'hôte (47). A cause de ce blocage, l'ADN linéaire reste non intégré. Ces différents blocages de la réplication virale dans les cellules T CD4$^+$ quiescentes sont levés lorsque ces dernières sont activées par la rencontre de l'antigène spécifique ou par des signaux de stimulation, comme les cytokines et chimiokines, provenant du microenvironnement des tissus lymphoïdes (271, 272) et permettant à l'ADN viral extra-chromosomal de s'intégrer dans le génome de la cellule hôte et produire du provirus (47, 48, 272). Ainsi, l'ADN non intégré dans les cellules CD4$^+$ quiescentes récemment infectées représente une forme d'infection latente (46, 255).

L'équipe de Yang Zu a mis en lumière un nouvel aspect des interactions entre le virus et les lymphocytes T CD4$^+$ quiescents (45). Après son entrée, le VIH-1 entraîne l'apoptose de certaines cellules T CD4$^+$ quiescentes. Les virus de leur côté peuvent être dégradés avant d'être rétro-transcrits. Ainsi, 50% des virus qui entrent dans ces cellules deviennent non fonctionnels avant que la transcription inverse soit complète (255) et seulement 50% des virus achèvent leur rétro-transcription. Dans chaque cellule infectée, il existerait une compétition entre la réplication virale et la dégradation intracellulaire du génome viral en amont et en aval du processus de rétro-transcription. De plus, les phases de réplication et de latence du virus sont dépendantes de l'état d'activation de la cellule hôte. Dans les lymphocytes T CD4$^+$ quiescents non activés, le VIH-1 ne peut pas s'intégrer rapidement du fait d'un processus lent de rétro-transcription. Il reste bloqué à différents niveaux. La dégradation intracellulaire du virus devient le processus dominant. Ainsi, lorsque ces cellules quiescentes sont infectées, le seul réservoir formé est un réservoir pré-intégratif et labile (45). Les transcrits partiels et complets sont susceptibles à la dégradation intracellulaire (273). Des formes tronquées de l'ADN linéaire non-intégré du VIH ont également été détectées (44), reflètant peut-être la digestion par une exonucléase des terminaisons, quand les composantes protéiques du complexe de pré-intégration sont dégradées par le protéasome (274). La demi-vie fonctionnelle de l'ADN linéaire du VIH compétent pour l'intégration est d'un jour dans les cellules CD4$^+$ quiescentes. Cette nature labile de la latence pré-intégration fait qu'elle ait moins d'intérêt clinique que la forme post-intégration stable. La latence est quantitativement dominante chez les patients non traités. Elle décroît rapidement quand de nouvelles infections de cellules T CD4$^+$ quiescentes sont stoppées par le traitement antirétroviral (44, 48).

Certaines cytokines comme l'IL-2, l'IL-4, l'IL-7 et l'IL-15 sont à l'origine de signaux intracellulaires permettant le passage du complexe de pré-intégration dans le noyau, l'intégration et l'expression du génome viral (271). En l'absence de ces stimuli, il n'y a pas de traduction, ce qui suggère que dans les cellules T CD4$^+$ infectées et quiescentes, le génome viral peut passer d'une forme labile de pré-intégration à une forme stable intégrée par des mécanismes antigène-dépendants et/ou cytokine-dépendants.

3.2.2.2. Latence post-intégration

L'infection directe des cellules quiescentes ne conduit généralement pas à l'intégration de l'ADN viral. Celles qui contiennent de l'ADN intégré du VIH viennent des lymphoblastes T CD4$^+$ qui sont revenus à un stade de mémoire quiescente après l'infection par le VIH et constitue la latence post-intégrative. Chez les patients sous antirétroviraux, ces cellules ne produisent pas de virus (275).
Plusieurs niveaux de blocage peuvent expliquer cette latence (Figure 7) (255)
a/ Sites d'intégration du virus

Dans les cellules infectées par de l'ADN proviral du VIH, le statut chromatinien au niveau du site d'intégration détermine si le virus est transcriptionnellement actif ou non.

Une étude récente sur l'analyse du site d'intégration du VIH-1 dans les lymphocytes T CD4$^+$ quiescents de patients sous traitement antirétroviral (276) a montré que l'ADN viral était intégré au niveau des régions introniques des gènes cellulaires activement transcrits. Ces données sont corrélées avec le fait que le VIH s'intègre dans les gènes transcriptionnellement actifs lors de l'infection in vitro des cellules T (277) mais restent en désaccord avec d'autres études montrant que le provirus est préférentiellement intégré dans l'hétérochromatine des lignées cellulaires T à l'état quiescent (49, 256).

Selon cette dernière hypothèse, le provirus aurait été intégré au niveau des sites chromosomaux qui sont ou qui deviennent répressifs à la transcription (49, 256). Ainsi, Jordan et coll., utilisant un modèle d'infection par le VIH d'une lignée de cellules T transformées, ont observé une intégration préférentielle du VIH dans la chromatine du centromère, connue pour être répressive vis-à-vis de la transcription (49, 256).

Cependant cette observation n'a pas été confirmée par des études in vivo sur les cellules T CD4$^+$ purifiées provenant de patients sous antirétroviraux. Celles-ci ont montré une intégration d'une grande partie (93%) du génome du VIH au niveau des introns des gènes transcriptionnellement actifs de la cellule hôte (276).

Des travaux très récents sont venus clarifier ce point en montrant d'une part, que le site d'intégration pouvait se situer au niveau de l'hétérochromatine et aussi au niveau des gènes actifs (278) et d'autre part, que l'induction de la réplication virale dépendrait de l'intégration du provirus dans des régions inter-géniques de chromosomes pauvres en gènes. Cependant, les conditions citées ci-dessus à savoir, l'intégration au niveau de l'hétérochromatine, au niveau des gènes hautement transcrits et dans les régions inter-géniques, ne représentent que 40% des cas possibles d'intégration pouvant induire une transcription virale. Ces observations nécessitent des études plus approfondies, puisqu'elles sous-tendent l'existence d'environnements chromatiniens, encore inconnus à ce jour, impliqués dans le contrôle du silence transcriptionnel et dans la réactivation au niveau du site d'intégration. Elles permettent l'émergence de nouveaux concepts basés sur la relation entre le positionnement spatial des chromosomes dans le noyau et l'activité transcriptionnelle (279). En effet, les cellules T passant réciproquement d'un état quiescent à un état activé, suivent un programme de réorganisation spatiale du génome et en particulier, au niveau de gènes spécifiques (280, 281). Les provirus intégrés dans des gènes, dont la configuration spatiale entraîne un silence transcriptionnel, seraient inactifs et attendraient un stimulus externe d'activation (282).

Par conséquent, l'analyse moléculaire des sites d'intégration du virus ne permet pas de fournir d'information sur la compétence de réplication des provirus analysés. Par ailleurs, seulement une petite fraction des cellules T CD4$^+$ quiescentes avec de l'ADN viral intégré peut produire du virus compétent pour la réplication, après activation. Il est possible que les sites d'intégration de ces cellules aient des caractéristiques spéciales (255).

b/ L'interférence transcriptionnelle

L'interférence transcriptionnelle (IT) est une conséquence directe de la nature des sites d'intégration du VIH in vivo. C'est un effet suppressif en *cis* qui est observé quand l'activité transcriptionnelle initiée à partir d'un promoteur en amont inhibe la transcription à partir d'un promoteur en aval. Typiquement, ceci survient quand la transcription en amont n'arrive pas à se terminer et ainsi interfère avec l'initiation au niveau du promoteur en aval. L'intégration du VIH dans une unité transcriptionnelle active de l'hôte établit automatiquement une situation où l'IT peut survenir in vivo. L'IT affecte l'expression du gène VIH à partir du LTR dans un modèle où un tandem de promoteurs du VIH a été intégré au génome des cellules Hela (283). L'activation de la transcription du promoteur en amont réduit la transcription à partir du promoteur en aval. Cet effet négatif peut être bloqué par l'insertion d'un puissant terminateur transcriptionnel entre les 2 promoteurs. Pour le VIH, l'occlusion du promoteur est le mécanisme le plus probable, car la distance entre le LTR viral et le gène promoteur de la cellule hôte est de 30kb (276). Il n'y a aucun terminateur transcriptionnel connu qui pourrait protéger le LTR du VIH (276). Par conséquent, l'IT est virtuellement une conséquence inévitable de la nature des sites d'intégration du VIH et pourrait contribuer à sa latence. Dans les cellules activées, la concentration des facteurs transcriptionnels cruciaux est suffisamment élevée pour surmonter l'IT.

c/ La disponibilité des facteurs cellulaires de transcription

L'expression du gène du VIH est contrôlée aussi bien par des facteurs cellulaires de transcription que par la protéine de régulation Tat du VIH.

Deux facteurs clés de transcription de la cellule hôte sont séquestrés dans le cytoplasme des cellules T quiescentes : NFAT et NFκB.

La région U3 du LTR fonctionne comme un promoteur viral et possède des séquences consensus pour différents facteurs de transcription tels que NFAT et NFκB impliqués dans l'activation des cellules non infectées par le VIH-1 (284). Les facteurs nucléaires NFAT (Nuclear Factor of Activated T cells) et NFκB sont seulement recrutés dans le noyau après activation cellulaire par l'engagement du récepteur des cellules T (TCR) ou par signalement cytokinique.

NFκB est un facteur cellulaire de transcription clé puisqu'il est requis pour l'activation des LTR (257). Dans les cellules T CD4$^+$ quiescentes, le facteur NFκB est séquestré dans le cytoplasme par liaison avec IκB. L'activation cellulaire en réponse à l'engagement du TCR ou par stimulation via l'IL-2 ou le TNF-α entraîne l'activation de l'IκB kinase (IKK) qui phosphoryle l'IκB conduisant à sa dégradation par la voie ubiquitine-protéasome. NFκB transloque alors dans le noyau et active les gènes cibles (285). NFκB interagit avec deux sites de liaisons hautement conservés qui sont situés au niveau du LTR pour induire l'activation transcriptionnelle (Figure 8)

Le NFAT cytoplasmique quant à lui, est rapidement déphosphorylé par la calcineurine Ca2$^+$ dépendante et transféré dans le noyau. Le Ca2$^+$ nécessaire à l'activité phosphatase de la calcineurine a été préalablement largué dans le cytoplasme à la suite de l'engagement du TCR (Figure 9). NFAT active plusieurs gènes importants pour la fonction T (286). NFAT interagit avec le LTR du VIH au niveau des sites qui empiètent sur les sites de fixation pour NFκB. Ainsi, NFAT participe de façon synergique avec NFκB et Tat à l'activation du LTR du VIH (287, 288).

L'interaction du NFκB nucléaire avec les 2 sites de NFκB au niveau du LTR du VIH a un rôle important dans la stimulation de l'expression des

74

gènes du VIH (257, 258, 259, 260). NFκB a aussi un rôle dans l'élongation transcriptionnelle par le recrutement de pTEFb (positive transcription elongation factor).

La protéine Murr1 inhibe l'activation de NFκB par son action sur le renouvellement de l'IκB (289). Des études ont récemment montré que le produit d'expression du gène Murr1 inhibe le NFκB. De plus, le "knock-down" de ce gène par RNA interférence dans les cellules T CD4$^+$ infectées et quiescentes augmente la réplication du VIH-1. Murr1 serait donc un facteur cellulaire inhibant la réplication du VIH-1 dans les lymphocytes T CD4$^+$ quiescents (289).

La différence de localisation de NFAT et NFκB dans les cellules quiescentes par rapport aux cellules activées est probablement impliquée dans la latence du VIH. Le LTR du VIH contient 3 sites de liaison pour l'activateur transcriptionnel général Sp-1. L'initiation de la transcription à partir du LTR du VIH n'est pas totalement inhibée dans la cellule quiescente (255). Cependant, en l'absence de la protéine Tat du VIH, la transcription est non effective.

d/ La protéine Tat du VIH

Rôle de Tat

La protéine Tat du VIH joue un rôle important dans la régulation de l'expression des gènes du virus (263). Tat reconnaît et se lie à l'ARN et non à l'ADN et agit au niveau de l'élongation et pas au niveau de l'initiation (263). La protéine Tat est exprimée dans les espèces de virus à ARN épissé. Après sa synthèse, Tat est transporté vers le noyau où elle est attachée à une structure formée par les 59 premiers nucléotides du transcrit du VIH (TAR) et au complexe de protéine kinase cellulaire

TAK (Tat-associated kinase) (265, 290). TAK est composé de Cycline T1 et CDK9, similaire à pTEFb (positive transcription elongation factor) (291). La transcription virale est augmentée par l'interaction de Tat avec l'élément cis TAR (trans-activation-responsive region) présent en 5' de chaque transcrit viral (292, 293). Cette interaction déclenche la mobilisation des complexes de transcription au niveau du LTR (Figure 10).

Mécanismes d'action de Tat

Tat interagit directement avec la cycline T1, composante de la CDK9, qui va phosphoryler le domaine carboxy-terminal de l'ARN polymérase II, lui permettant ainsi de démarrer la transcription (294, 295). Tat agit en stimulant l'élongation de la transcription du VIH en recrutant pTEFb au niveau du promoteur du VIH. Quand le CDK9 est à proximité de la machinerie transcriptionnelle du VIH, il phosphoryle l'ARN polymérase II rendant effective l'élongation transcriptionnelle (296, 297) et stimulant le « capping », l'épissage et la polyadénylation (298, 299). La stimulation de l'élongation transcriptionnelle implique également la phosphorylation des composants du facteur négatif de l'élongation transcriptionnelle (N-TEF), qui peut arrêter la polymérase à la position du promoteur proximal (300).

Cependant le rôle de Tat va au-delà de la stimulation de la transcription. Tat lève l'inhibition de l'hétérochromatine par son association avec les protéines ayant une activité d'histone acétyltransférase (HAT) (300) et augmente la transcription au niveau du gène promoteur du VIH (301, 302). L'activation induite par Tat du promoteur LTR se déroule en même temps que le recrutement du co-activateur transcriptionnel p300 et de la protéine de liaison des facteurs de transcription cAMP-dépendant (CBP) (301, 303), qui sont des histone-acétyl-transférases capables de moduler les interactions nucléosome-ADN et nucléosome-facteurs de transcription (Figure 10). En fait, Tat doit être acétylé pour initier l'élongation puis désacétylé pour prolonger la transcription (304). En ce sens, Tat est lui-même un substrat pour l'activité enzymatique de p300/CBP. Il est régulé par des mécanismes d'acétylation/désacétylation (304, 305) ainsi que par ubiquitination (306).

Conséquences de l'absence de Tat

Deux populations de transcrits sont produits par le VIH : des ARN non-polyadénylés courts, qui se terminent près du promoteur et des ARNm longs polyadénylés, qui doivent subir des épissages (263). En l'absence de Tat, les transcrits courts prédominent, alors que les transcrits complets longs sont augmentés de façon très importante en présence de Tat (Figure 10). Avec l'ajout de Tat, les produits de transcription à partir du LTR du VIH augmentent 10 fois pendant que les transcrits complets sont multipliés par 100 (264). Le manque d'expression des gènes viraux dans les cellules latentes peut être la conséquence en partie de l'absence de Tat. Cependant Tat n'est probablement pas le seul facteur limitant dans les lymphocytes T CD4$^+$ quiescents. Les niveaux de CDK9 et Cycline T1 sont extrêmement bas dans ces cellules (307). Cependant, ont été trouvés dans les cellules T CD4$^+$ provenant des patients sous antirétroviraux efficaces, des transcrits courts non polyadénylés du promoteur proximal, à un taux plus élevé que des transcrits longs (308). Ceci suggère que le blocage de l'initiation de la transcription n'est pas absolu dans les cellules quiescentes. Les protéines associées à Tat pourraient être aussi des facteurs limitant de la transcription dans les cellules T CD4$^+$

quiescentes puisque le faible niveau d'activité de la kinase p-TEFb (CDK9 et cycline T1) détecté dans les lymphocytes T CD4$^+$ quiescents augmente en réponse à un stimulus activateur (307).

Tat et latence du VIH

Tat pourrait être le facteur limitant le plus important car il serait soumis à des régulations étroites par acétylation et ubiquitination. Ces données entrent dans un modèle dans lequel les facteurs d'origine cellulaire et/ou les trans-activateurs viraux concourent pour le maintien du silence transcriptionnel viral. Dans plusieurs lignées cellulaires infectées de façon latente par le VIH, utilisées comme modèles pour étudier la latence post-intégration, les provirus contiennent des mutations sur l'axe transcriptionnel Tat-TAR (309, 310). Les lignées cellulaires U1 contiennent 2 formes distinctes de Tat : un ADNc de Tat sans un codon d'initiation ATG, l'autre contenant une mutation au niveau aa 13 (H13L). Ces deux ADNc de Tat sont défectifs pour l'activation transcriptionnelle du LTR du VIH-1 (310). L'ADNc de Tat viral amplifié à partir des lignées cellulaires ACH2 est complètement fonctionnel pour l'activation transcriptionnel, mais le LTR contient une mutation dans TAR. Cette mutation altère la capacité de réponse à Tat du LTR (309). Bien que la signification de ces mutants dans la latence du VIH n'ait pas été établie in vivo, les travaux sur les lignées de cellules infectées de manière latente posent le concept que l'inhibition de la transcription est critique dans l'établissement et le maintien de la latence du VIH (311).

e/ Le rôle des ARN interférents dans le silencing

L'ARN interférent (ARNi) a été décrit chez le Caenorhabditis elegans comme une réponse post-transcriptionnelle à l'introduction d'un ARN

78

double brin exogène (312). Ce dernier est clivé en petits ARN interférents (siARNs) par une RNAse III cytoplasmique nommée Dicer. Un des brins du siARN va former RISC, le complexe effecteur du ARNi qui va cliver les ARNm inhibant ainsi l'expression des gènes au niveau post-transcriptionnel. Dans les cellules de mammifères, les siARNs sont reconnus par des micros ARN de 20 à 22 nucléotides (miARNs) (313). Les miARN sont eux impliqués dans la régulation des gènes du développement (314).

Les ARNi de synthèse peuvent supprimer l'expression de gènes de différents virus humains dont le VIH (315). Cependant, cet effet est de courte durée puisque le virus est capable d'échapper aux siARN par des mutations au niveau de la séquence cible limitant ainsi l'efficacité d'une application thérapeutique (316). Nous pourrions imaginer l'existence d'une signalisation aboutissant au silence transcriptionnel faisant intervenir la méthylation des îlots CpG au niveau du promoteur VIH (317). Cependant, la place dans les cellules humaines des ARNi dans l'extinction des gènes viraux reste controversée, puisque cette hypothèse est basée sur des résultats obtenus chez les eucaryotes inférieurs. Néanmoins, des modèles comme le VIH pourraient aider à expliquer le mécanisme de protection que représente l'archivage viral dans les cellules infectées.

f/ Le CBF-1 favorise le silence transcriptionnel durant l'établissement de la latence du VIH (Figure 11)

Le C-promoter binding factor-1 (CBF-1), un type de facteur de transcription CSL (CBF-1, Su (H) et Lag-1), facteur clé de la voie de signalisation Notch, est un inhibiteur puissant et spécifique du promoteur

79

LTR du VIH par le recrutement direct des déacétylases d'histone et réprime la transcription du virus, en présence ou en l'absence de Tat (318). La répression du CBF-1 endogène entraîne la réactivation partielle des pro-virus VIH, le recrutement de l'ARN P II, la perte des acétylases d'Histone aboutissant à l'acétylation de ces composants. L'ARNm CBF-1 et les protéines correspondantes sont plus élevés dans les cellules T quiescentes ou non stimulées, mais décroissent rapidement en réponse à une stimulation proliférative comme l'activation du TCR ou l'utilisation du TNF-α. Ainsi, dans les cellules T quiescentes, CBF-1 peut contribuer à établir une répression de la structure chromatinienne au niveau du LTR viral, laquelle accélère leur entrée au stade de latence. L'induction du NFκB élève leur concentration au niveau nucléaire. Le CBF-1 et ses complexes co-répresseurs recrutés sont remplacés par du NFκB et ses co-activateurs, aboutissant à la transcription du génome VIH (318).

3.2.3. Rôle du réservoir latent dans l'archivage des souches virales

Les virus en réplication active dans le plasma des patients virémiques sont un ensemble complexe de variants majoritaires et minoritaires qui peuvent être vus comme participant à une compétition réplicative. Dans le réservoir latent, il existe un groupe plus large de variants qui persistent, d'une manière qui les empêche de s'engager dans une telle compétition. En fait, ce réservoir permet aux virus de sortir de la compétition et de persister sous une forme latente, uniquement pour émerger ultérieurement. Chez les patients virémiques, il existe une entrée constante dans le réservoir de virus d'une large variété de génotypes, y compris des virus avec des mutations de résistance aux antirétroviraux. Il n'y a pas de changement marqué dans la taille du réservoir, car le niveau élevé d'activation immune durant la période virémique entraîne également l'augmentation de l'émergence de virus à partir du réservoir quand la cellule hôte devient activée. Avec l'initiation de la thérapie antivirale, les entrées et sorties de virus dans le réservoir sont réduites. Néanmoins, un petit nombre de cellules, infectées de manière latente, s'activent chaque jour et larguent des virions infectieux pouvant entraîner un phénomène de rebond si la thérapie antirétrovirale est arrêtée.

Le réservoir latent constitue donc un archivage de souches virales qui ont été produites chez un individu depuis le début de l'infection. Une analyse génotypique du réservoir latent montre que le virus sauvage est présent et il correspond au virus qui a été séquestré pendant la phase très précoce de l'infection, puisque la multiplication de cette souche est désavantagée sous l'effet de la thérapie antirétrovirale (217). Le réservoir contient également des souches de virus mutés, résistants au traitement. Elles surgissent suite à l'exposition des virus à différentes molécules antirétrovirales tout au long de l'histoire thérapeutique du patient. Toutes les souches virales présentes dans le réservoir latent ont la possibilité de ré-émerger ultérieurement. Le virus sauvage, qui en l'absence de traitement possède un avantage compétitif sur les souches résistantes, peut devenir le virus dominant dans le plasma des patients dont la thérapeutique a été interrompue. En terme d'évolution, il s'agit de la survie de toutes les formes majoritaires générées et de la réplication active de la souche la plus adaptée au contexte.

Cette situation doit être prise en compte dans les stratégies thérapeutiques. Par exemple, l'utilisation de la névirapine dans la prévention de la transmission mère-enfant du VIH-1 dans les pays en voie de développement entraîne l'émergence de souches virales névirapine-résistantes qui vont disparaître dans le temps. Cependant, ces dernières ont été archivées dans le réservoir latent et auront la possibilité de réapparaître si la névirapine ou un autre autre inhibiteur non-nucléosidique de la transcriptase inverse ayant un profil de résistance identique, sont ultérieurement utilisés en thérapeutique. La souche sauvage resurgit presque toujours en tant que souche dominante à l'arrêt du traitement chez les patients en échec thérapeutique. Ainsi les stratégies d'interruption thérapeutique ont été proposées pour faire «regagner de la sensibilité aux molécules antirétrovirales». Cependant, les souches résistantes ayant été archivées vont réapparaître à la reprise du traitement, limitant ainsi l'efficacité cette stratégie thérapeutique.

3.2.4. D'autres types cellulaires décrits comme des réservoirs du VIH

3.2.4.1. Lymphocytes T CD4$^+$ naïfs

Comme nous avons vu, le réservoir cellulaire du VIH est composé principalement de lymphocytes T CD4$^+$ qui ont été infectés, qui ont échappé à la destruction et sont revenus à un état de lymphocytes mémoire quiescents. Ces cellules expriment l'isoforme CD45RO des lymphocytes mémoire. Ainsi, théoriquement seuls les lymphocytes mémoire feraient partie du pool des lymphocytes réservoirs. De plus, Roederer et collaborateurs avaient montré que les lymphocytes T CD4$^+$ naïfs, exprimant les molécules CD45RA et CD62L de donneurs sains étaient naturellement résistants à l'infection in vitro par des souches R5 (319). Aussi bien les lymphocytes mémoire CD45RO$^+$ que les naïfs

CD45RA$^+$ sont susceptibles d'être infectées par des souches virales de phénotypes SI, X4. En effet, les lymphocytes mémoire expriment des quantités importantes du co-récepteur CCR5 alors qu'il est très faiblement présent sur les lymphocytes naïfs. Par contre, les deux populations lymphocytaires expriment CXCR4 rendant possible leur infection par les souches X4. Cependant, la définition des lymphocytes T mémoire ou naïfs ne doit pas se baser uniquement sur l'expression des isoformes de la molécule CD45, car il existe une fraction des lymphocytes T CD4$^+$ activés qui co-expriment les marqueurs CD45RO et CD45RA. Une réversion de l'état mémoire activé exprimant l'isoforme RO, vers un état quiescent exprimant l'isoforme RA, a été bien décrit pour les lymphocytes T CD8$^+$ et pourrait exister aussi pour les lymphocytes T CD4$^+$ (320). En pratique, les lymphocytes réservoirs quiescents ont un phénotype CD4$^+$, DR$^-$, CD25$^-$, CD69$^-$; les lymphocytes mémoire centraux sont CD45RO$^+$, CD62L$^+$, CCR7$^+$; les lymphocytes mémoire effecteurs sont CD45RO$^+$, CD62L$^-$, CCR7$^-$; les lymphocytes naïfs sont CD45RA$^+$, CD62L$^+$. L'équipe de A.S Fauci (321) a trouvé, dans les lymphocytes T mémoire, 4 fois plus de cellules contenant du virus compétent pour la réplication, 6 fois plus d'ADN viral total et 16 fois plus d'ADN intégré que dans les lymphocytes naïfs. Ces différences étaient beaucoup moins marquées chez les patients infectés avec du virus de phénotype X4. Il apparaissait également que les virus issus de ces deux populations lymphocytaires étaient très proches entre eux au plan phylogénétique et avec les virus plasmatiques, indiquant que les cellules naïves ne formaient pas un compartiment à part, indépendant des virus circulants dans le plasma. D'autres études ont confirmé la prépondérance de l'infection latente du VIH dans les lymphocytes mémoire tout en montrant une infection des lymphocytes naïfs définis par le phénotype CD45RA$^+$ (268, 322) ou CD45RA$^+$CD62L$^+$ (323). Le mécanisme de l'infection des cellules T naïves pouvant conduire à une latence de type « post-intégration » restait à préciser. Il a été montré en culture ex vivo d'amygdales humaines que les lymphocytes T naïfs pouvaient être infectés de manière productive par du virus X4 avec une indice de prolifération très faible (324). La boucle d'activation, passant par les macrophages avec production de Nef et de CD23 soluble et les lymphocytes B avec expression de CD22 et CD58, conduisant à l'infection des T CD4$^+$ quiescents, pourrait aussi s'appliquer aux T naïfs (272). L'origine de l'ADN intégré dans les lymphocytes naïfs reste à démontrer, car l'intégration de l'ADN viral implique une activation à un moment donné de la cellule. Le microenvironnement lymphoïde peut être à l'origine de cette activation. Des modèles animaux ont permis de formuler une autre hypothèse : l'infection des thymocytes au stade de prolifération intense dans le thymus (325). Ainsi, les lymphocytes naïfs sortant du thymus seraient déjà infectés. Chez l'homme, il a été récemment montré sur culture de thymocytes que très tôt après infection, la souche R5 entre et se réplique de façon préférentielle dans les thymocytes matures CD3$^{+/hi}$ CD27$^+$. Ainsi, le VIH R5 cible surtout les thymocytes ayant acquis la capacité fonctionnelle de répondre, alors que l'expression et la réplication des souches X4 du VIH sont surtout retrouvées au niveau des thymocytes immatures CD3$^{-/+/low}$ CD27$^-$ CD69$^-$ (326). Ce travail suggère que l'infection latente peut être établie très tôt dans le développement des cellules T.

3.2.4.2. Cellule Natural Killer (NK)

En 1993, Scott-Algara et coll. ont montré que l'infection des cellules NK était non productive (327). Dix ans après, Valentin et coll. (328) ont démontré in vitro, en utilisant un virus porteur d'une protéine GFP, que 3,8% des cellules de phénotype NK CD3$^-$CD56$^+$ étaient infectées, de même que 5,9% des cellules T NK CD3$^+$CD56$^+$. Par ailleurs, l'infection de ces cellules était dépendante de la présence des molécules de surface CD4, CCR5, CXCR4 et aboutissait à la production de virus compétent pour la réplication. Ces cellules NK expriment ces 3 molécules à leur surface et sont CD16$^+$ CD14$^-$. Dans cette même étude, les auteurs ont ensuite montré la présence d'ADN proviral dans les cellules NK isolées chez les patients sous traitement antirétroviral. Chez quelques patients de cette série, la production du virus compétent pour la réplication a été obtenue après activation allogénique des cellules NK. Il est intéressant de voir que la quantité d'ADN proviral paraissaitt stable dans le temps chez 10 patients sous antirétroviraux efficaces, suivis en longitudinal, avec une pente de décroissance voisine de 0. Par conséquent, les cellules NK constituent un réservoir du VIH chez les patients sous traitement efficace au long cours.

3.2.4.3. Les cellules dendritiques

Les cellules dendritiques (CD) peuvent être subdivisées en cellules présentatrices d'antigènes, présentes dans la peau et les muqueuses et en cellules folliculaires dendritiques, présentes dans les ganglions lymphatiques.

a/ Les cellules folliculaires dendritiques (CFD)

Les CFD sont présentes dans les ganglions lymphatiques où elles captent les antigènes sous forme de complexes antigènes-anticorps à leur surface, les protègent de la dégradation et les gardent pour maintenir une mémoire antigénique. La présence du VIH lié à leur surface a été très rapidement démontrée (137, 329). Les CFD peuvent donc servir de réservoir extracellulaire pour le VIH, qui reste infectieux (137). Un travail récent sur modèle murin a montré que la molécule CD21 est requise pour attacher le VIH aux cellules ganglionnaires (330). Les CFD sont capables de maintenir du virus infectieux pendant 25 jours en culture et jusqu'à 9 mois in vivo dans un modèle murin (331). Ainsi, les CFD constituent un réservoir pour le VIH en protégeant une grande quantité de virions de la destruction et en les larguant dans la circulation à tout moment. Après l'introduction de la thérapie antirétrovirale efficace, les CFD ont été intégrées dans les modèles mathématiques de décroissance du VIH dans l'organisme, comme pouvant être impliquées dans la deuxième (107 , 332) voire la 3e phase de décroissance (après 183 jours) (333). Dans une étude sur des biopsies d'amygdales chez 30 patients, il a été observé que la charge virale tissulaire et l'expression de l'antigène p24 du VIH associées aux CFD décroit de façon significative après l'introduction du traitement antirétroviral efficace. Cependant, elles persistent même après 36 mois de traitement chez tous les patients étudiés (334). Dans une autre étude, les protéines de structure et glycoprotéines virales ont été trouvées dans des centres germinatifs des ganglions après 13 mois de traitement même en l'absence d'ARN viral sur les épreuves d'hybridation in situ (335). Par conséquent, les CFD constituent un réservoir du VIH et pourraient être une origine de la réplication résiduelle ou d'une reprise de la réplication virale en cas d'interruption thérapeutique.

b/ Les cellules dendritiques (CD)

Les CD jouent un rôle majeur dans les premières étapes de l'infection par le VIH. Elles captent les particules virales dans les muqueuses et les transportent jusqu'aux organes lymphoïdes pour les présenter aux lymphocytes T CD4$^+$. La transmission du VIH implique une interaction de haute affinité entre une C-lectine spécifique de surface des CD, le DC-SIGN, et la gp120. Le VIH est lié par DC-SIGN et internalisé tout en restant infectieux. Le virus est par ailleurs capable d'interagir avec d'autres lectines présentes sur les différentes sous populations de CD (38). En plus de ce rôle de transmission du VIH, les CD pourraient elles-mêmes être infectées de manière productive, car elles expriment à leur surface des molécules CD4, CCR5 et CXCR4 (336, 337, 338). Dans une étude récente, les CD myéloïdes extraites des cellules mononucléées du sang périphérique (PBMC) apparaissaient capables de produire du virus compétent pour la réplication 45 jours après l'exposition au virus. Elles pourraient donc constituer un réservoir pour le VIH (339).

3.2.4.4. Les lymphocytes B

Les lymphocytes B pourraient être infectés par le VIH puisque 10% d'entre elles expriment des molécules CD4, CCR5 et CXCR4 (340). Il a été également démontré que l'expression de ces molécules serait dépendante de l'activation par la voie du CD40-CD40L. L'infection in vitro des lymphocytes B est possible avec obtention d'une réplication virale. In vivo, les lymphocytes B peuvent se comporter comme des cellules folliculaires dendritiques : ils sont capables de lier à leur surface le VIH et de transmettre l'infection à des cellules mononuclées sanguines, notamment les lymphocytes T (341). Les particules virales sont opsonisées par le complément et se fixent sur le CD21. Les cellules B serviraient ainsi de réservoirs extra-cellulaires au VIH. Chez des patients virémiques, il a été démontré que les virus liés sur les lymphocytes B étaient phylogénétiquement proches de ceux isolés dans les lymphocytes T CD4$^+$, ce qui suggère un pool viral commun (342). Par ailleurs, chez des patients sous antirétroviraux efficaces, une réplication spontanée du VIH peut être obtenue à partir d'une lignée de cellules B suggérant que les lymphocytes B peuvent agir comme un réservoir au VIH et peuvent être en cause dans la réémergence de la réplication virale après interruption thérapeutique (343).

3.2.4.5. Les monocytes et macrophages

Les macrophages sont des cellules tissulaires dérivées des monocytes. Leur demi-vie est mal connue, elle est estimée entre 15 et 40 jours (127, 344). Les macrophages peuvent être facilement infectés in vitro par le VIH et sont le support d'une réplication virale prolongée (jusqu'à 4 semaines sans effet cytopathique majeur) (345, 346). L'intégration de l'ADN viral dans le génome des cellules macrophagiques a été démontrée (347 , 348). La durée de vie longue, l'intégration de l'ADN viral et la réplication virale sans effet cytopathique font des macrophages un réservoir viral potentiel. De nombreux auteurs ont considéré que les macrophages étaient un réservoir du VIH (132, 345, 346, 349, 350). Les travaux in vivo ont montré des quantités importantes de macrophages infectés dans les tissus (poumons, cerveau, rate, ganglions lymphatiques, foie). Ces macrophages produisent des quantités de virus beaucoup plus faibles que les lymphocytes T CD4$^+$ activés, sauf dans la phase terminale de l'infection. Cependant, les données sur la durée de vie des macrophages infectés in vivo sont manquantes, surtout chez les patients sous antirétroviraux. Il semble que la diffusion des traitements antirétroviraux soit très médiocre au sein des macrophages (351), ce qui pourrait ainsi favoriser la persistance virale.

Un moyen indirect d'étudier les macrophages est de regarder les monocytes sanguins qui sont leurs précurseurs directs. Les monocytes en culture peuvent difficilement être infectés sauf s'ils se différencient en macrophages (352). Il y aurait un blocage de la réplication virale avant l'étape de transcription inverse dans les monocytes sanguins.

Par contre in vivo, plusieurs équipes ont mis en évidence l'infection des monocytes circulants chez les patients sous traitement efficace (247, 353, 354, 355) en quantifiant l'ADN proviral total (247), l'ADN intégré et non intégré (354), les ARNm viraux épissés ou non (353, 354) et en démontrant que les monocytes infectés étaient capables de produire du virus compétent pour la réplication (247, 354). Les monocytes peuvent être un réservoir du VIH, surtout parce qu'il existe des souches virales les infectant et qui ont une évolution indépendante de celles présentes dans les lymphocytes T CD4$^+$ (353). Un critère majeur manque pour que les monocytes puissent être considérés comme un réservoir : leur demi-vie reste très brève dans le sang, de 30 à 72 heures (356) avant de se différencier en macrophages tissulaires. La détection d'ADN non intégré et d'ARNm épissés suggère une infection récente avec réplication active du virus dans ces cellules à demi-vie brève. Chez les patients sous antirétroviraux efficaces, elle serait un marqueur de réplication résiduelle.

3.3. Réservoirs anatomiques

Les sites de réservoirs potentiels pour le VIH seraient définis par la persistance d'une réplication virale rendue possible à cause d'une bio-disponibilité insuffisante des traitements antirétroviraux utilisés. Cette réplication virale pourrait s'effectuer en l'absence de réplication virale plasmatique. La nature de ces sanctuaires du VIH n'a pas encore été clairement établie (357). Ces réservoirs ne sont a priori que des organes séparés du sang par une barrière anatomique active : le système nerveux central (SNC) et les testicules. En pratique, la situation est plus complexe et les réservoirs anatomiques plus nombreux.

3.3.1. Le système nerveux central

Le VIH-1 infecte le système nerveux de la majorité des patients, causant des atteintes neurologiques variées tout au long de l'évolution de l'infection (358). Avant la mise en place des combinaisons thérapeutiques puissantes de type HAART, les problèmes neurologiques survenaient chez 15 à 20% des patients infectés. La présence de quantités élevées d'ARN et d'ADN du VIH dans le liquide céphalo-rachidien (LCR) et le parenchyme cérébral a été démontrée dès le début de l'infection chez les patients non traités, symptomatiques ou non. Les encéphalites directement liées à la présence du VIH-1 dans le système nerveux central (SNC) ont pu être distinguées des autres affections neurologiques associées aux infections opportunistes (359).

Cependant, l'existence de symptômes neurologiques ne dépend pas uniquement de la présence du virus dans le SNC (360), mais dépend aussi de l'intensité de l'activation astrocytaire et microgliale, qui témoigne de l'inflammation cérébrale. Cette inflammation est entretenue par la présence dans le SNC de cellules du système immunitaire, lymphocytes et monocytes.

Le VIH-1 accède au SNC en infectant les monocytes et les macrophages. Les principales cellules cibles dans l'infection du SNC seraient les macrophages présents autour des vaisseaux et les cellules de la microglie, surtout si elles sont activées (361). Le virus pourrait être également présent dans les neurones, les cellules endothéliales ou encore les oligodendrocytes (362), bien que la preuve formelle n'ait pas été faite. On retrouve également des lymphocytes T CD4$^+$ infectés dans les infiltrats inflammatoires péri-vasculaires. Les astrocytes peuvent aussi être infectés par une voie indépendante des CD4 avec une intégration possible de l'ADN proviral (363). Les difficultés viennent du fait qu'il est compliqué d'obtenir des tissus nerveux humains pour ces études. Le mode d'action du virus au niveau du SNC a néanmoins été étudié dans des modèles animaux atteints de démence liée au SIDA (364). Chez les macaques, on ne trouve pas de cellules du SNC infectées par le SIV pendant la phase asymptomatique de l'infection (136). Par contre, à un stade plus avancé de la maladie, certaines souches virales ont plus facilement tendance à envahir (neurotropisme) et à endommager (neurovirulence) le système nerveux (364). Cela suggère l'existence de déterminants viraux responsables du neurotropisme et de la neurovirulence. Ce constat est conforté par le fait que le syndrome de démence lié au VIH-1 ne se retrouve pas systématiquement chez les individus infectés au stade avancé de la maladie. En effet, il a été démontré que des souches virales distinctes, isolées à partir du sang périphérique et du système nerveux d'un même individu, ont des caractéristiques biologiques et des tropismes cellulaires différents. Les souches provenant du SNC ont un tropisme pour les macrophages et possèdent des régions spécifiques, conservées au niveau du gène codant pour le domaine V3 de l'enveloppe (365, 366).

Lors du début des traitements antirétroviraux efficaces, le SNC a été suspecté d'être un réservoir idéal pour le virus, étant donné la mauvaise diffusion des médicaments antiviraux dans ce compartiment. La pénétration dans le LCR des INTI va de 60% pour l'AZT à seulement 11% pour le 3TC (367, 368). Les concentrations de l'Indinavir dans le LCR sont voisines des concentrations plasmatiques mais certains inhibiteurs de protéase (Nelfinavir, Saquinavir, Ritonavir) ont des concentrations plus faibles dans ce compartiment (369, 370, 371). De plus, les IP peuvent être activement expulsés du SNC par la glycoprotéine PgP (372). L'existence de profils de résistance particuliers pour les souches virales dans le SNC témoigne de ces problèmes de diffusion suboptimale, qui permettent l'émergence de virus résistants (361, 371). Néanmoins, depuis l'utilisation de la multithérapie antirétrovirale, on observe une réduction significative de l'incidence de l'encéphalite spécifique du VIH-1 et des infections cérébrales opportunistes (373, 374, 375, 376, 377). La reconstitution immunitaire sous HAART contribue à l'amélioration des symptômes, parallèlement à la réduction de la réplication virale dans le SNC. Plusieurs études ont montré que la charge virale dans le LCR devenait indétectable sous traitement à long terme avec des anti-protéases (378, 379, 380, 381), mais avec un délai par rapport au compartiment sanguin, dont la charge virale devient très rapidement indétectable après l'introduction du traitement (382, 383). Des évolutions discordantes, telle que la persistance de l'ARN du VIH dans le LCR alors qu'il devient indétectable dans le plasma, ont été rapportées (384). Il a été également observé que la charge virale remonte parfois plus vite dans le LCR que dans le plasma après interruptions thérapeutiques (385). Bien qu'il existe une corrélation entre la charge virale du LCR et la sévérité de l'encéphalite spécifique du VIH-1 (386, 387), celle-ci ne provient pas forcément du tissu nerveux. Selon McArthur, il n'y a pas de relation réelle entre la charge virale mesurée dans ces deux compartiments (386). L'ARN viral dans le LCR pourrait provenir des méninges, du plexus choroïde, du parenchyme cérébral, des lymphocytes et des monocytes circulants. L'ARN viral pourrait provenir de différentes sources, à différents stades de la maladie. Selon Price et Staprans (388), il faudrait distinguer l'infection transitoire imputée aux cellules circulantes de type lymphocytes et monocytes, de l'infection autonome dans le parenchyme des macrophages et des cellules de la microglie. Ellis et collaborateurs proposent un modèle avec différents compartiments viraux dans le SNC (382). Le premier comporte les virus qui pénètrent dans le SNC depuis le sang à un taux dépendant de la charge virale plasmatique. Le second représente les virus produits localement dans le SNC, en fonction de l'état d'activation des cellules infectées. La réduction de la charge virale plasmatique à un taux indétectable peut suffire à négativer celle du LCR si le deuxième compartiment n'est pas une source significative de virus. Par contre, le 2e compartiment pourrait maintenir une réplication virale à bas bruit, surtout si la diffusion des médicaments dans le parenchyme cérébral n'est pas optimale.

Plusieurs arguments sont en faveur d'un compartimentalisation des virus dans le SNC, qui se conduit alors comme un réservoir viral. Ils proviennent des études effectuées avant l'ère des antirétroviraux puissants ou chez les patients sous HAART mais avec une charge virale plasmatique et dans le LCR toujours détectables. Les virus isolés du cerveau ont une évolution phylogénétique différente de ceux isolés dans les organes lymphoïdes chez les malades autopsiés (389). Des profils différents de mutations de résistance aux molécules antirétrovirales dans le LCR par rapport au plasma ont également été observés (390, 391, 392). De même, certaines études ont rapporté des virus isolés dans le LCR avec un phénotype différent de ceux du plasma (NSI versus SI respectivement, et en terme d'utilisation de co-récepteurs d'entrée viraux) (393, 394). Il a été également observé une cinétique différente des charges virales dans le plasma et dans le LCR sous traitement antirétroviral (395). Les preuves d'une réplication virale dans le LCR chez les patients sous traitement antirétroviral efficace se limitent aux cas d'évolution dissociée de charges virales avec virémie plasmatique indétectable et présence d'ARN viral dans le LCR (396, 397). Ces données montrent que, si le SNC est un compartiment à part, dans lequel la réplication virale évolue pour son propre compte avec une certaine indépendance par rapport au plasma, il n'est pas le siège d'une réplication résiduelle intense sous traitement antirétroviral efficace. Une réplication résiduelle persiste localement chez certains patients, mais il n'y a pas de preuve qu'elle soit à l'origine d'un réensemencement des organes lymphoïdes.

Notre équipe a rapporté la survenue de méningo-encéphalite à VIH après une interruption structurée de la thérapie anti-VIH chez un patient dont la charge virale plasmatique était parfaitement contrôlée pendant 5 ans et demi grâce à une thérapie antirétrovirale efficace. Cette méningo-encéphalite symptomatique à VIH est survenue 8 jours après l'arrêt thérapeutique, avec la présence de souches virales dans le LCR distinctes de celles observées au niveau plasmatique lors de cet épisode et de celles observées avant la mise sous traitement antirétroviral efficace. Il a été également observé un ratio très élevé entre la charge virale du LCR et celle du plasma. Par conséquent, le virus compétent à la réplication semble persister dans le SNC en dépit d'un contrôle prolongé de la charge virale sous traitement antirétroviral efficace et prolongé suggérant que le SNC peut se comporter comme un réservoir indépendant pour le VIH (398).

3.3.2. Le tractus génital

Le VIH-1 présent dans le tractus génital est largement impliqué dans la transmission du virus (transmission sexuelle et transmission mère-enfant). Chez la femme, de nombreux lymphocytes intra-épithéliaux et des macrophages sont présents au niveau du col utérin. Chez l'homme, les testicules constituent un sanctuaire pour le virus en raison de l'existence d'une barrière anatomique entre le sang et les testicules. La présence de cellules cibles du VIH et d'une diffusion non optimale des antirétroviraux, en raison des particularités anatomiques de ces organes, peuvent expliquer la persistance virale avec une évolution propre.

En l'absence de traitement efficace, le VIH peut infecter les lymphocytes et macrophages du col utérin et du sperme. Chez l'homme, l'infection des cellules non hématopoïétiques du sperme reste discutée, les études sur l'infection latente des cellules séminales ne séparant pas les lymphocytes et macrophages présents dans le sperme des autres types cellulaires (399, 400). Quand les spermatozoïdes sont séparés des autres cellules, l'ADN proviral est retrouvé dans 57% des fractions cellulaires spermatiques, non spermatozoïdes (401). L'infection du compartiment génital entraîne une réplication virale locale avec de l'ARN viral présent dans le sperme et les sécrétions génitales de la femme, chez 80 à 90% des patients non traités. Il existe souvent une corrélation entre la charge virale plasmatique et génitale. Néanmoins une réplication virale plus élevée dans le tractus génital a été rapporté (402). De l'ADN proviral et du virus compétent pour la réplication sont également détectés dans les sécrétions génitales, le plus souvent dans le sperme chez près de 50% des patients testés (401).

Un traitement antirétroviral efficace entraîne, dans la plupart des cas, une négativation de la charge virale dans le sperme et dans les sécrétions génitales féminines (402, 403, 404). Les patients qui modifient leur traitement ont peu de virus détecté dans leur tractus génital si la charge virale était contrôlée au préalable. Parallèlement, le suivi longitudinal d'une cohorte de patients sous traitement antirétroviral efficace a objectivé une diminution constante de l'ADN proviral spermatique au cours du temps avec négativation de tous les prélèvements après 18 mois de traitement (405).

La présence de l'ADN proviral et de virus compétent pour la réplication dans le sperme des patients, dont la charge virale plasmatique était indétectable, a été rapportée en 1998 (400). On considère que 20 à 30% des femmes (406) et 10% des hommes sous traitement efficace ont toujours une réplication virale dans leur tractus génital (405). Celle-ci peut être liée à des cellules infectées de façon latente qui passent du sang dans le tractus génital, ou qui y résident et qui se réactivent ponctuellement, et/ou à une réplication virale résiduelle locale, favorisée par une faible diffusion des antirétroviraux. Celle-ci est bien connue dans le tractus génital, surtout chez l'homme, elle est étudiée dans le sperme. Les diffusions de l'AZT, du ddI, du d4T, du 3TC, des INNTI et de l'Indinavir sont excellentes permettant des concentrations élevées dans le liquide séminal (407, 408). Le rapport des concentrations dans le sperme et le plasma est de 1,9 pour l'Indinavir, de 0,08% pour le Nelfinavir, et de 0,07% pour le Lopinavir (407). Le Ritonavir et Saquinavir pénètrent mal dans les organes génitaux masculins (409). La concentration de l'Efavirenz dans le liquide séminal reste faible (410). Elle est estimée à 3,4% (2-5%) de celle du sang (411), mais elle est 40 fois supérieure à la concentration inhibitrice 90 (IC90) du VIH-1 sauvage et suffisante pour rendre indétectable la charge virale du liquide séminal de 89% des patients naïfs en Efavirenz et 83% des patients ayant été exposés auparavant à cette molécule, au 40ᵉ jour de traitement (411). Chez la femme, un travail de Si-Mohamed suggère que les IP et les INTI sont présents dans le tractus génital féminin avec des concentrations suboptimales (412).

L'analyse par séquençage du gène pol des souches virales isolées dans le sperme (413), dans les sécrétions cervico-vaginales (414) et dans le sang (413, 414) a montré des divergences génétiques, ce qui suggère qu'il s'agit d'un compartiment distinct. De même, des différences de phénotype en terme de co-récepteurs d'entrée (415) et de phylogénie sur le gène env (416) entre les souches plasmatiques et génitales ont été observées. Cette notion de compartimentalisation entre le plasma et le tractus génital a été renforcée par les résultats de différentes études montrant des discordances entre les profils de résistance aux antirétroviraux (413, 417, 418). Le mécanisme à l'origine de ces observations pourrait être le faible transfert du virus et/ou des cellules infectées entre ces différents sites où la pression de sélection exercée par les molécules antirétrovirales est différente.

Le tractus génital semble donc se comporter comme un réservoir anatomique du VIH. Cependant, il n'est pas prouvé que cette réplication résiduelle est à l'origine d'un réensemencement des organes lymphoïdes.

3.3.3. Le tissu lymphoïde (lymphocytes T CD4[+] et macrophages) : un réservoir cellulaire et anatomique

Le tissu lymphoïde peut être considéré comme le site réservoir le plus important. Il contient la plus grande partie des lymphocytes réservoirs car la fréquence des lymphocytes T CD4[+] infectés de manière latente est la même dans le sang et dans les ganglions lymphatiques (40), alors que seulement 2% des lymphocytes circulent dans le sang. Un élément permet de suggérer que le tissu lymphoïde se comporte comme un réservoir anatomique : il a été suggéré que chez les patients traités, la réplication virale y persiste sous formes de bouffées de réplication (241). En effet, chez les patients sous traitement antirétroviral efficace, on retrouve des cellules exprimant des ARN du VIH dans les ganglions lymphatiques, alors que la charge virale plasmatique est négative (243). Dans le tissu lymphoïde, les macrophages ont une durée de vie longue et peuvent être infectés avec une réplication virale sans effet cytopathogène marqué (345 , 346). De plus, la diffusion des anti-protéases y est moins bonne que dans les lymphocytes T CD4[+], imposant des doses beaucoup plus élevées pour la même concentration minimale inhibitrice (351). En ce qui concerne les populations lymphocytaires, il a été montré qu'une fraction des lymphocytes T CD4[+] infectés surexprimait la PgP (372), une glycoprotéine qui a une fonction de pompe pour extraire de la cellule les substances étrangères (médicaments antiviraux entre autres). Ainsi, certains lymphocytes réservoirs pourraient être considérés comme des réservoirs anatomiques.

Les tissus lymphoïdes associés aux muqueuses de l'intestin, qui contiennent le plus grand nombre de lymphocytes, sont de plus en plus étudiés en tant que réservoirs anatomiques. La muqueuse du tractus digestif est l'organe lymphoïde le plus important (419) et la lamina propria le plus grand réservoir de macrophages de l'organisme (420), cible possible pour l'infection à VIH. Les lymphocytes de la lamina propria expriment le CCR5 et pourraient être le siège privilégié de la réplication du virus R5 (350). Lors de la primo-infection, la muqueuse intestinale participe à la dissémination du virus nouvellement inoculé. Le VIH inoculé à travers l'épithélium lésé entre dans la microcirculation de l'intestin. Il est distribué largement dans l'organisme, alors que le virus qui entre par la muqueuse intestinale à travers les cellules M pourrait infecter les lymphocytes et cellules dendritiques au niveau du follicule lymphoïde. A partir de là, les cellules infectées peuvent disséminer à d'autres sites muqueux à distance comme l'œsophage (421, 422), le duodénum (423), le jéjunum (424), l'iléon (425), le colon et le rectum (426), via le mécanisme de domiciliation ou « homing » utilisé par les cellules T stimulées. Les cellules dendritiques infectées peuvent aussi distribuer le virus aux tissus lymphoïdes à distance suivant le chemin de leur migration vers les organes lymphoïdes. Le VIH qui entre dans la muqueuse par les cellules épithéliales peut infecter les lymphocytes T CD4$^+$ de la lamina propria. A chacun de ces sites, les cellules mononucléées circulantes peuvent rencontrer le virus et amplifier l'infection systémique. Ainsi, la muqueuse du tractus digestif est le siège important d'infection et de persistance du VIH. En effet, elle constitue un site majeur de déplétion lymphocytaire T CD4$^+$ dès les premiers jours suivant la primo-infection chez l'homme et, dans le modèle SIV, en particulier au niveau de la lamina propria (site effecteur de la réponse lymphocytaire dans la muqueuse digestive) (427, 428, 429, 430). Cette déplétion est beaucoup plus sévère comparativement au compartiment circulant et par rapport aux ganglions lymphoïdes. Elle survient très précocement lors de la primo-infection et se poursuit lors des stades chroniques de l'infection (428). La mise sous traitement antirétroviral efficace restaure partiellement le déficit des cellules T CD4$^+$ au niveau de ce site (428). L'intensité de la déplétion T CD4$^+$ pourrait s'expliquer par la situation immunologique particulière de ce site en contact avec le milieu extérieur, avec prédominance de cellules mémoire CCR5$^+$ dont de nombreuses sont activées (431, 432, 433). La déplétion importante des cellules T CD4$^+$ observée pourrait être liée à l'effet cytopathogène du virus, à la réponse T CD8$^+$ cytotoxique, mais également à un mécanisme d'apoptose dû à l'interaction Fas-Fas ligand, qui surviendrait en particulier au niveau de la lamina propria. Fas est exprimé par les cellules T CD4$^+$ mémoire activées ou quiescentes, Fas ligand serait induit en réponse à l'interaction du lymphocyte T CD4$^+$ avec la gp120 (430).

Dans le modèle SIV, une analyse virologique réalisée lors de la primo-infection a montré qu'entre 30 et 60% des cellules T CD4$^+$ étaient porteuses d'ADN viral (429). En revanche, un pourcentage très nettement moindre des cellules mémoire T CD4$^+$ étaient porteuses d'ARN viral (430). Parmi les cellules exprimant des ARN viraux ont été retrouvées des cellules activées, mais la majorité correspondait à des cellules non proliférantes (Ki67⁻) et phénotypiquement quiescentes. Ces cellules "quiescentes" qui présentaient un niveau moindre d'expression des ARN viraux par rapport aux cellules activées, pourraient correspondre en fait à des cellules récemment activées, en transition vers un stade plus avancé de quiescence (430, 433). La discordance entre la fréquence des cellules porteuses d'ADN et celles exprimant des ARN viraux pourrait refléter divers niveaux de quiescence au sein des cellules T CD4$^+$ en transition de la muqueuse digestive. Une partie de ces cellules porteuses d'ADN intégré pourrait échapper à une destruction, revenir à un stade complet de quiescence et persister au long terme après la mise sous traitement antirétroviral efficace. La notion que l'infection de lymphocytes en cours de transition d'un stade activé vers un stade quiescent pourrait aboutir à un réservoir lymphocytaire latent stable a déjà été évoquée par le passé (155, 434), mais elle prend une dimension quantitative nouvelle dans le cadre des observations récentes rapportées plus haut. L'environnement immunologique particulier de la muqueuse du tube digestif, avec la présence de nombreuses cellules activées et de cellules en transition pourrait représenter un milieu favorable pour la constitution d'un réservoir lymphocytaire latent qui persisterait après la mise sous traitement antirétroviral prolongé.

3.3.4. Le lait maternel

Dans une étude récente, il a été démontré que les cellules T CD4$^+$ quiescentes représentent plus de 90% des cellules purifiées et viables à partir du lait maternel. Ce réservoir de VIH constitué de cellules T dans le lait maternel serait plus important que le réservoir sanguin (248). Une étude récente de Lehman a montré que les antirétroviraux utilisés pour la prévention de la transmission du VIH, que ce soit l'AZT en monothérapie, l'AZT associé à la Névirapine ou à une trithérapie courte, ne font pas diminuer de façon significative le réservoir cellulaire du VIH (435). Par conséquent, ce réservoir pourrait jouer un rôle dans la transmission mère-enfant du VIH.

4. Stratégies d'éradication du réservoir latent

4.1. Conséquences cliniques du réservoir latent

L'existence d'un réservoir VIH-1 stable a plusieurs implications cliniques importantes. Elle rend l'éradication du virus impossible à l'heure actuelle. Par conséquent, de nouvelles stratégies thérapeutiques doivent être développées.

Les recommandations actuelles consistent à retarder, autant que faire ce peu, le moment de l'introduction des antirétroviraux (98) (taux de cellules T CD4$^+$ <350/mm^3). Cette approche tient compte des problèmes de toxicité à long terme des molécules antirétrovirales et reflète le pessimisme quant à l'éradication virale. Une autre implication est la possibilité de l'émergence de souches virales résistantes liée à une thérapeutique inadéquate ou à une mauvaise observance entraînant l'apparition d'un réservoir de virus résistants qui limiterait les options thérapeutiques ultérieures (156, 436).

La persistance du virus dans des réservoirs a également une conséquence sur les décisions thérapeutiques en cas d'échec. Deeks et son équipe ont émis l'hypothèse qu'il y a un bénéfice à continuer une combinaison d'antirétroviraux en cas d'échec thérapeutique avec émergence d'une souche de virus multirésistant (437). Ce bénéfice proviendrait vraisemblablement du fait que les mutations conférant une résistance aux molécules antirétrovirales diminueraient le « fitness » (capacité réplicative) du virus. Le maintien de la pression de sélection sur des souches résistantes au traitement permet de maintenir présentes les souches virales à capacité réplicative diminuée, alors que l'interruption thérapeutique serait suivie d'un retour vers une forme de virus sauvage sensible aux drogues mais plus virulent. Il ne s'agirait pas dans ce cas d'une réversion génétique ou "back-mutation" mais de la réémergence de la souche sauvage à partir du réservoir latent dans les lymphocytes T CD4$^+$ quiescents (436).

Enfin, une dernière implication est liée à la faible virémie observée chez les patients traités sous antirétroviraux. Il paraît en effet évident que même chez des patients ayant une virémie indétectable au long cours par les techniques usuelles, il subsiste du virus libre dans le plasma (140, 157). Ceci serait le reflet soit d'une réplication virale faible mais continue malgré l'instauration du traitement, soit du largage de virions à partir d'un réservoir stable incapable de répliquer davantage du fait de l'action des molécules antirétrovirales. Vraisemblablement il s'agirait d'une combinaison de ces deux hypothèses. Du point de vue clinique, la problématique est de savoir si le niveau de réplication est suffisant pour permettre le développement de nouvelles mutations conférant une résistance au traitement. Le génotypage de ces souches virales a montré d'une part, des similitudes avec les virus du réservoir et d'autre part l'absence de nouvelles mutations de résistance (157) et suggérant ainsi, que les virus sauvages sensibles à la thérapeutique peuvent être largués dans le plasma pendant des années sans risque de développement de nouvelles résistances. De ce fait, l'évolution du virus pourrait être stoppée chez les patients ayant une charge virale indétectable au long cours.

4.2. Stratégies thérapeutiques d'éradication du réservoir latent

4.2.1. Intensification des traitements antirétroviraux

La persistance d'une réplication virale résiduelle chez les patients sous traitement efficace permettrait une reconstitution continue du réservoir lymphocytaire. Les cinétiques de décroissance du réservoir en seraient plus lentes. En effet, la demi-vie du réservoir lymphocytaire était estimée à 6 mois chez les patients sans épisode de réplication virale résiduelle. Cette demi-vie est similaire à la demi-vie inter-mitotique des lymphocytes mémoire. Par contre, chez les patients ayant eu au moins un épisode de réplication virale détectable sur une période de 1 à 3 ans, cette demi-vie est beaucoup plus longue (148, 149, 150). Par conséquent, l'intensification des traitements antirétroviraux serait bénéfique. L'équipe de Havlir a montré que l'ajout de l'Abacavir à un traitement antirétroviral efficace depuis 5 ans permettait de supprimer complètement la réplication résiduelle (438). Avec la même stratégie, Ho et coll. ont abaissé la demi-vie médiane du réservoir lymphocytaire de 31 à 10 mois (155).

Cependant, il est clair que cette stratégie, n'a aucun effet sur le réservoir lymphocytaire latent. Elle comporte par ailleurs une toxicité plus grande et restreint l'éventail des choix thérapeutiques ultérieurs en cas d'échec virologique. Dans une publication récente, Siliciano et coll, par un modèle mathématique, ont étudié la dynamique des cellules T sous traitement antirétroviral en la comparant avec les résultats provenant de l'observation des patients (237). Ils ont trouvé que la dynamique virale observée chez les patients sous antirétroviraux peut être en rapport avec un niveau de réplication résiduelle mais celle-ci n'affecte pas de façon significative la décroissance du réservoir latent. Ils ont conclu que ce sont la stabilité intrinsèque des cellules infectées de façon latente et le degré auquel elles ont été réactivées qui déterminent la vitesse de décroissance du réservoir, et non la réplication virale résiduelle. Par conséquent, l'intensification du traitement antirétroviral ne pourrait pas accélérer la décroissance du réservoir latent (236, 237). Cependant, dans une autre étude récente, Chun et collaborateurs émettent l'hypothèse d'une destruction totale possible du réservoir cellulaire latent en traitant de façon la plus efficace possible l'infection par le VIH dans les stades les plus précoces possibles. Cette équipe tend actuellement à démontrer cette hypothèse en clinique humaine (238).

4.2.2. Activation des lymphocytes T

Les lymphocytes réservoirs infectés de manière latente sont des cellules quiescentes. L'une des manières de les éliminer est de les activer pour induire une reprise de réplication virale. Ils seront alors détruits par effet cytopathogène du virus ou par l'action des lymphocytes T CD8$^+$ cytotoxiques. Le maintien d'un traitement antirétroviral efficace empêcherait toute nouvelle infection cellulaire. Le réservoir viral se trouverait ainsi réduit.

Plusieurs façons d'activer les lymphocytes T CD4$^+$ DR$^-$ ont été essayés.

4.2.2.1. L'utilisation de l'IL-2

Un essai sur 3 patients sous pentathérapie antirétrovirale efficace depuis plus de 2 ans avec une combinaison d'anticorps monoclonal OKT3 agoniste dirigé contre le complexe CD3, associé à 4,5 millions d'unités d'IL-2 sous cutanée deux fois par jour a été effectuée (439). Cette thérapie a induit une activation très puissante des cellules T avec des effets toxiques importants. Sur le plan virologique, le traitement a entraîné une charge virale plasmatique détectable chez l'un des patients. La quantité d'ARN virale avait tendance à augmenter dans les lymphocytes T CD4$^+$ circulants et dans les cellules mononucléées isolées à partir des ganglions lymphatiques. Par contre, la quantité d'ADN proviral total était restée inchangée dans les cellules T CD4$^+$ circulantes, de même que la fréquence des cellules infectées de manière latente, après le traitement. L'inefficacité sur le plan virologique et la toxicité rendent ce protocole inutilisable en pratique.

Une tentative de réduire les effets secondaires de ce protocole a été entreprise par l'équipe de Pomerantz en diminuant les doses d'IL-2 (1,2 millions d'unités pendant 14 jours). Le traitement antirétroviral a été renforcé par l'ajout de l'hydroxyurée et du ddI (440). Il n'a pas été observé d'effet secondaire de grade III ou IV. Pendant la durée du protocole (6 mois), la charge virale est restée indétectable. Cependant, l'arrêt des antirétroviraux a été suivi de la réapparition d'une réplication virale chez les 3 patients étudiés. De plus, chez un patient, les virus produits après l'interruption thérapeutique étaient différents de ceux isolés des lymphocytes T CD4$^+$ quiescents avant le début du protocole. Ceci suggère que la réplication virale après l'arrêt des antirétroviraux pourrait provenir des réservoirs différents des lymphocytes T CD4$^+$ quiescents.

Il a été démontré in vitro qu'une association de cytokines (IL-2, IL-6, TNF-α) permettait d'activer in vitro ces lymphocytes réservoir en l'absence d'antigène (441, 442). L'IL-2 est utilisée en thérapeutique chez l'homme pour augmenter le nombre de lymphocytes T CD4$^+$ (443, 444, 445). De plus, il induit, dans les jours qui suivent son injection, une apoptose importante des lymphocytes mémoire, dont ceux qui sont réservoirs du VIH (446). L'équipe de Fauci est la première à développer en pratique clinique une nouvelle approche utilisant l'IL-2 et sa capacité à activer l'expression des gènes du VIH-1 dans les cellules T CD4$^+$ infectées de manière latente (447). Le rationnel de cette stratégie se base sur la capacité de l'IL-2 à induire l'activation de ces cellules, soit directement via les récepteurs d'IL-2 de basse affinité (159, 224), soit indirectement en induisant la production d'autres cytokines. Quatorze patients recevant un traitement antirétroviral efficace plus de l'IL-2 de manière intermittente (3 à 18 millions d'unités par jour par voie sous cutanée ou intra-veineuse pendant 5 jours toutes les 8 semaines) ont été comparés à 12 patients sous traitement antirétroviral seul. La durée moyenne du traitement dans les groupes était de 21 mois. Tous les patients avaient une charge virale plasmatique indétectable avant le début du protocole. La fréquence des lymphocytes T CD4$^+$ quiescents infectés de manière latente était significativement réduite dans le groupe des patients ayant reçu l'IL-2. Le point le plus intéressant est que pour

107

trois d'entre eux, il n'a pas été possible d'isoler le virus compétent pour la réplication à partir des cellules T CD4$^+$ quiescentes isolées en grand nombre (300 millions) et activées, suggérant qu'il existait une très faible proportion de cellules infectées de manière latente chez ces patients (447). Cependant, dès l'interruption thérapeutique chez ces derniers, il existait une reprise de la réplication virale avec retour de la virémie au même niveau qu'avant le début du traitement antirétroviral. Ceci implique l'existence d'un nombre de cellules infectées en dessous du seuil de détection ou bien de la persistance d'autres formes du virus. Par conséquent, l'utilisation de l'IL-2 permet de réduire le pool des lymphocytes infectés de manière latente sans arriver à une éradication complète.

Dans le même ordre d'idée, l'essai ANRS048 a montré que l'ajout d'IL-2 à une bithérapie partiellement efficace composée de 2 inhibiteurs nucléosidiques, permet de réduire la quantité d'ADN proviral total (460 copies/million de cellules avant l'IL-2 versus 110 après 3 ans de traitement) dans les cellules mononucléées sanguines (448). De plus, du virus compétent pour la réplication est resté introuvable dans les cellules mononucléées sanguines déplétées en cellules T CD8$^+$ (25 à 145 millions de cellules), après activation par du PHA et de l'IL-2, chez 3 des 4 patients étudiés.

En 2002, Racz P (449) publie les résultats de 56 patients asymptomatiques sous quadrithérapie antirétrovirale qui ont été randomisés pour recevoir ou non l'IL-2, à raison de 9 méga unités par jour pendant 5 jours toutes les 6 semaines, pour 8 cycles. Cette étude a montré la persistance d'une réplication virale résiduelle avec respectivement 63 et 73% de cellules VIH-ARN$^+$ dans les coupes de ganglions lymphatiques. Ces cellules étaient à la fois des cellules au repos (Ki67⁻) et des cellules en prolifération (Ki67⁺). Par contre, le pool d'ADN proviral total n'a pas été affecté par l'IL-2. Probablement, un nombre important de patients a une réplication virale résiduelle persistante qui conduit à la reconstitution permanente du pool de lymphocytes réservoirs.

En 2003, l'essai ANRS 079 (96) a montré que l'ajout de l'IL-2 permettait, chez les patients sous trithérapie antirétrovirale efficace, un gain significativement plus important en nombre de cellules T CD4⁺ (+865/mm^3 versus +262/mm^3) et une meilleure réponse lymphoproliférative à des antigènes de rappel. Par contre, le pool d'ADN viral restait identique dans les deux groupes à la 74ème semaine de traitement, aux alentours de 2,5 log$_{10}$ copies/10^6 cellules.

L'essai ANRS 082 chez les patients très immunodéprimés (<200 cellules T CD4⁺/mm^3) a montré une augmentation de l'ADN proviral total dans les cellules mononuclées sanguines après l'ajout de l'IL-2 au traitement antirétroviral efficace (450). L'augmentation du nombre de cellules T CD4⁺ dans les cellules mononuclées explique probablement ce phénomène, car la quantité d'ADN proviral/million de lymphocytes T CD4⁺ reste inchangé.

Un essai avec l'IL-2 et l'IFN-gamma ne montre pas non plus d'effet significatif sur le pool des cellules réservoirs (451).

En pratique, bien que quelques études aient montré une réduction de l'ADN proviral dans le sang périphérique et des tissus lymphoïdes pendant le traitement avec IL-2, cette approche s'avère non éradicative puisque la réplication virale reprend rapidement après l'interruption de la thérapie antirétrovirale (452). Par ailleurs, l'augmentation des lymphocytes T CD4$^+$ après le traitement par IL-2 provient surtout des lymphocytes T CD4 naïfs présents dans les tissus lymphoïdes périphériques (453). Probablement, l'IL-2 n'aurait pas un effet direct sur l'activation des cellules T CD4$^+$ mémoire quiescentes ou autres monocytes ou macrophages infectés (452). Cependant, en raison de sa bonne connaissance en pratique clinique et de sa tolérance avec une voie sous cutanée efficace (454), l'IL-2 reste un moyen intéressant pour activer et améliorer l'état immunitaire des patients, surtout ceux qui sont sévèrement immunodéprimés (96, 195, 453, 455, 456, 457, 458).

4.2.2.2. L'utilisation de l'IL-7

L'IL-7 joue un rôle fondamental dans la thymopoïèse, l'homéostasie lymphocytaire T CD4$^+$ et CD8$^+$ périphérique et la survie cellulaire (459). Plusieurs études in vitro ont montré que l'IL-7 était capable d'induire la réplication du VIH à partir de cellules primaires infectées, ou après infection de monocytes ou de lymphocytes T (460, 461). L'intérêt potentiel de l'utilisation d'IL-7, en dehors de son effet sur l'homéostasie lymphocytaire T, est sa capacité à mobiliser in vitro des quasi-espèces virales à partir du réservoir viral lymphocytaire T des patients infectés (462). L'IL-7 pourrait mettre en jeu ce réservoir et son accessibilité à de nouvelles molécules antivirales ou des réponses immunitaires vis-à-vis de nouveaux épitopes ou variants viraux (463). Le bénéfice potentiel de cette cytokine, par rapport à l'IL-2, est sa longue demi-vie, qui laisse envisager la possibilité de l'administrer de façon espacée (2-3 fois/semaine ou mensuellement). Les essais de phase I sont en cours en France et Etats-Unis.

Une nouvelle approche consiste en une activation spécifique des lymphocytes infectés de manière latente sans affecter la population générale des lymphocytes. Plusieurs équipes testent in vitro des agents capables de réactiver les formes intégrées d'ADN proviral, parmi lesquels la Prostratine. C'est un ester de phorbol capable de réactiver les formes d'ADN viral intégré sans induire de prolifération cellulaire en l'absence d'autre signal d'activation (464) et les rend susceptibles aux attaques d'immunotoxines contre les antigènes viraux (465). La Prostratine induit de plus une diminution de l'expression des molécules CD4, CCR5 et CXCR4, ce qui réduit l'infectiosité du virus. Cette molécule a été testée sur des lignées cellulaires et dans les modèles de souris SCID humanisée.

4.2.3. Lever la latence virale sans passer par l'activation cellulaire

4.2.3.1. L'utilisation des inhibiteurs de l'Histone déacétylase (HDACi) : un nouveau concept prometteur

Le groupe des inhibiteurs de l'Histone déacétylase (HDACi) a suscité ces dernières années un intérêt croissant avec des essais in vivo chez l'homme. L'Histone déacétylase 1 est une enzyme impliquée dans le remodelage de la chromatine et la répression des gènes. Cette enzyme réprime l'expression du gène viral et empêche la production de virion (261 , 262 , 466 , 467). La latence du VIH peut être par conséquent, le résultat des changements dans la structure chromatinienne rendant le provirus inaccessible (49).

Il a été montré ensuite sur des cellules isolées ex vivo que l'inhibition de l'HDAC1 favorisait l'acétylation de la chromatine (468 ,

469), augmentait dès lors potentiellement l'expression génique du virus à partir des lymphocytes T CD4$^+$ quiescents, de façon aussi efficace que l'activation avec un agent mitogénique, sans augmenter l'expression des marqueurs de l'activation cellulaire, la prolifération des lymphocytes T ou la susceptibilité à des infections de novo au VIH (470, 471, 472, 473). Cette propriété fait des HDACi une catégorie d'adjuvant idéal dans la thérapie anti-VIH. Certains résultats suggèrent même que les HDACi inhibent la prolifération des lymphocytes CD4$^+$ de façon dose-dépendante (474). La cellule réservoir exprimant le VIH sera alors détruite par effet cytopathogène ou par cytotoxicité T CD8$^+$. Un mécanisme complémentaire reposant sur l'induction de la mort programmée des cellules infectées (apoptose) n'est pas à exclure. Il a été également démontré sur la lignée cellulaire U1 infectée de façon latente par le VIH, un effet synergique du TNF et des HDACi sur la réactivation de l'expression du VIH (311). Or des quantités importantes de cytokines pro-inflammatoires inductrices de NFκB (IL-1 et TNF) ont été retrouvées dans le micro-environnement des tissus lymphoïdes contenant des réservoirs latents de virus (475).

Un deuxième avantage à utiliser des HDACi est que ces molécules ne sont pas spécifiques des lymphocytes quiescents. Elles agissent également sur le virus latent des autres réservoirs cellulaires, à savoir les macrophages, cellules dendritiques et autres cellules non-T (367, 476).

Le 3e avantage des HDACi est qu'ils ont été utilisés en clinique depuis des années en toute sécurité pour diverses pathologies comme la β Thalassémie, la drépanocytose (477, 478), l'épilepsie et des troubles bi-pôlaires (479, 480, 481) et en cancérologie (470, 471, 472).

Le 4e élément en faveur de cette classe de médicaments est leur capacité d'induire l'activation transcriptionnelle du LTR de nombreux sous-types A à G de VIH-1, en dehors du sous-type B le plus fréquemment rencontré (482). L'efficacité des HDACi sur l'activation transcriptionnelle du promoteur du VIH-1 a été démontrée pour la Trichostatine A (TSA), la Trapoxine (TPX), l'acide valproïque (VPA) et du Butyrate de sodium (NaBut) (311). Elle a été observée dans les modèles de transfection ex vivo de manière transitoire ou stable de promoteurs LTR du VIH (305, 482, 483, 484), dans des lignées de cellules infectées de façon latente par le VIH (482, 484, 485, 486), des modèles de chromatines reconstituée du VIH-1 (487, 488) et dans le contexte d'une infection de novo (482).

Le dernier argument en faveur des HDACi est qu'ils ont été utilisés en toute sécurité depuis des années chez les patients VIH$^+$ ayant des manifestations neurologiques convulsivantes (489, 490).

4.2.3.2. Les études cliniques avec les HDACi

David Margolis en 2005 a démontré la validité du concept d'utilisation des HDACi chez 4 patients sous antirétroviraux efficaces depuis plus de 2 ans, en utilisant un inhibiteur de HDAC bien connu en clinique humaine : l'acide valproïque (491). L'acide valproïque est un anti-épileptique connu pour son action anti-convulsivante. Il est indiqué entre autre dans le traitement des troubles bipolaires et de la migraine. L'étude pilote réalisée par le groupe de David Margolis avait pour but de déterminer si l'acide valproïque pouvait réduire le réservoir cellulaire circulant du VIH in vivo en activant le virus latent. Dans ce protocole expérimental, quatre patients avirémiques au long cours ont été traités par une combinaison d'antirétroviraux intensifiée par l'adjonction d'un inhibiteur de fusion nommé enfuvirtide (T-20), durant quatre à six semaines. Ensuite, ils ont reçu en plus, de l'acide valproïque pendant douze semaines à une dose clinique standard (500-750 mg, deux fois par jour), de façon à maintenir la concentration plasmatique entre 50 et 100 mg/l. L'association de l'acide valproïque à une thérapeutique intensifiée a permis de purger jusqu'à 80% du réservoir chez trois des quatre patients. Ces résultats préliminaires ont conforté les auteurs dans l'idée que l'éradication du réservoir VIH-1 est possible.

Suite à cette étude, plusieurs équipes ont cherché à confirmer l'effet in vivo de l'acide valproïque sur le réservoir circulant du VIH chez les patients sous traitements antirétroviraux efficaces au long cours. Cependant, les équipes de Kelleher (492), de Siliciano (493) et de Lambotte (494) n'ont pas observé de diminution du réservoir VIH-1 chez des patients ayant reçu de l'acide valproïque, pendant parfois plusieurs années et n'ont donc pu confirmer les observations de David Margolis. Il est cependant important de noter que le schéma du traitement antirétroviral des patients de Margolis a été renforcé avec l'inhibiteur de fusion, ce qui n'était pas le cas des autres études. Pour renforcer cet argument, en juin 2008, Margolis vient de publier une nouvelle étude rajoutant l'acide valproïque à un régime standard d'antirétroviraux, sans intensification thérapeutique, chez 11 patients avirémiques (495). Il rapporte une baisse de 50% des cellulesT CD4[+] quiescentes infectées chez 4 des patients testés. Chez ces patients, la virémie résiduelle est rarement observée, même avec des méthodes de PCR capables de détecter jusqu'à une seule copie d'ARN viral/ml. Par contre chez les patients dont le réservoir viral cellulaire est resté inchangé, un bas niveau de virémie résiduelle persiste. Il conclut que l'acide valproïque n'est capable d'abaisser la fréquence des cellules T CD4$^+$ infectées que chez une minorité de volontaires et que d'autres HDACi et régimes d'antirétroviraux plus puissants doivent être étudiés.

Les pistes de recherche actuelles orientent vers des molécules HDACi plus puissantes, comme l'Acide Suberoylanilide Hydroxamique (SAHA) (496), le phénylbutyrate, le pyroxamide et le FR901228 qui sont en cours d'évaluation comme agents anti-cancéreux (470).

Une autre voie thérapeutique pourrait être l'utilisation de la protéine Tat qui transactive le LTR viral et pourrait être donnée de manière exogène (497). D'autres molécules sont en développement (498). Si ces agents efficaces in vitro pour réactiver les virus intégrés dans les lymphocytes des patients sous antirétroviraux au long cours peuvent être utilisés in vivo, ils pourraient devenir des agents thérapeutiques décisifs dans la prise en charge des réservoirs du VIH.

4.2.4. Eradication des cellules susceptibles à l'infection par le VIH avec une immunotoxine

L'utilisation d'un anticorps monoclonal spécifique ciblant directement les cellules infectées par le VIH est une autre approche prometteuse pour l'éradication du VIH. Le pouvoir cytotoxique de l'anticorps peut être augmenté en le couplant à une molécule cytotoxique, une bactérie ou une toxine végétale, une molécule radioactive ou des enzymes possédant une activité ARNase (499, 500, 501, 502). Des antigènes spécifiques à certains types de cellules ou des antigènes de différenciation peuvent être des bonnes cibles pour les anticorps monoclonaux. En effet, les cellules réservoirs sont des populations particulières, comme des cellules quiescentes, des macrophages, des phagocytes tissulaires ou des cellules mémoire.

Ainsi, une approche consisterait à éliminer les cellules T mémoire en se basant sur le fait que le virus latent siège dans le compartiment T CD4$^+$ mémoire. Dans une étude in vitro, le groupe de Vitetta a montré que l'immunotoxine anti-CD45RO pouvait éliminer les cellules latentes infectées (503). Ces cellules ont été obtenues par infection in vitro de cellules mononuclées du sang périphérique de donneurs sains suivi d'un traitement par anticorps anti-CD25 afin de détruire les cellules activées. Dans ce modèle, la majorité des particules virales ayant infecté ces cellules de manière latente, se trouve dans la phase de latence post-intégrative. Une réduction impressionnante de la quantité de virus produit a été observée en traitant les cellules avec l'immunotoxine anti-CD45RO. L'expérience reproduite avec des cellules de patients virémiques (504) a donné le même résultat.

Une autre étude sur 24 patients avirémiques a montré que l'immunotoxine réduisait significativement la proportion de cellules T CD4$^+$ infectées de manière latente de façon tellement spécifique qu'elle épargnait les cellules T naïves CD4$^+$CD45RA$^+$ et la plupart des cellules T CD4$^+$ et CD8$^+$ mémoire CD45RO^{low} (504, 505). Cependant, l'application in vivo d'une telle approche est complexe car l'immunotoxine anti-CD45RO pourrait détruire les cellules mémoire et activées des populations T CD4$^+$ et CD8$^+$. En outre, les cellules naïves CD45RO$^-$ peuvent aussi être infectées constituant de ce fait un réservoir latent qui n'est pas détruit par l'immunotoxine.

Une autre stratégie emploie l'exotoxine A du Pseudomonas aeruginosa liée au CD4 soluble ou un anticorps dirigé contre la protéine d'enveloppe du VIH pour distinguer les cellules réservoirs infectées. Ce genre d'immunotoxine peut complètement éradiquer les cellules infectées isolées à partir des cellules mononuclées sanguines (PBMC) des souris SCID/hu chimériques après activation de façon non-spécifique avec anti-CD3 (452). Quand l'immunotoxine est combinée à un inhibiteur de la transcriptase inverse plus des agents activateurs qui induisent l'expression du VIH à partir des cellules infectées de manière latente, l'efficacité cytotoxique est démontrée aussi bien in vitro qu'in vivo (465). Par conséquent, les anticorps monoclonaux peuvent fournir une approche hautement spécifique pour distinguer les cellules infectées des cellules susceptibles de l'être, sans tenir compte qu'elles soient en cycle ou non. Ils peuvent aider à délivrer des matériels cytotoxiques aux cellules ou mettre en relation les cellules infectées avec les cellules immunes effectrices (anticorps monoclonaux bi-spécifiques).

4.2.5. Utilisation des cellules T cytotoxiques

Une nouvelle approche est basée sur l'initiation directe des réactions immunes cellulaires anti-VIH par des cellules dendritiques chargées in vitro d'antigène en l'absence de lymphocytes T CD4$^+$ (506, 507, 508, 509, 510, 511).

En 2001, Lu W et Andrieu JM ont montré que des cellules dendritiques, provenant de monocytes des sujets VIH$^+$, et chargées avec un VIH autologue inactivé, étaient capables d'induire une expansion de lymphocytes T CD8$^+$ VIH-spécifique, les rendant capables de tuer les cellules infectées par du VIH-1 et de les éradiquer d'une culture de PBMC provenant des patients de différents stades d'évolution (512). En 2003, la même équipe a testé sur des singes rhésus infectés par du SIV l'efficacité des cellules dendritiques du sang périphérique chargées avec un SIV chimiquement inactivé (513). Il a été observé une diminution de 50 fois la charge d'ADN et de 1000 fois la charge d'ARN du SIV sanguin de façon stable et prolongée. Parallèlement, les cellules T SIV-spécifiques dans les ganglions et des anticorps neutralisants augmentaient significativement. Les macaques ont maintenus un stade d'évolution progressive de façon plus prolongée (513). Des résultats similaires chez le singe avaient déjà été obtenus par d'autres équipes (514). En 2004, Lu et Andrieu ont testé ce vaccin à base de cellules dendritiques chargées avec du VIH inactivé, chez l'homme. Il existait une diminution de la charge virale plasmatique de 80% après 4 mois de vaccination, en corrélation avec l'augmentation des lymphocytes T CD4$^+$ VIH-spécifiques sécrétant de l'IL-2 ou IFN-γ et des cellules T CD8$^+$ effectrices spécifiques de l'antigène gag du VIH (515, 516). Ainsi, la progression de la maladie a pu être contenue avec l'activation de l'immunité cellulaire spécifique. Les cellules infectées résiduelles pourraient même être éradiquées si le nombre de cellules porteuses de VIH était réduit à un niveau contrôlable immunologiquement par le traitement antirétroviral ou par d'autres thérapies (452). Les cellules infectées quiescentes peuvent également être activées de façon spécifique ou non par des cytokines ou antigènes pour être détruites par CTL.

4.2.6. Thérapie génique

L'introduction de différents gènes étrangers ou des fragments d'ADN/ARN modifiés avec activité anti-VIH dans les cellules infectées ou susceptibles à l'infection par le VIH est un but majeur dans la thérapie génique anti-VIH. Bien que plusieurs stratégies aient été explorées in vitro et dans des modèles animaux de façon prometteuse, leur application clinique est limitée par manque de vecteur de transfert de gène. L'utilisation des lentivirus a été suggérée pour la thérapie génique anti-VIH, à cause de leur tropisme pour des cellules lymphoïdes et leur affinité, aussi bien pour les cellules en voie de division que pour les cellules non en voie de division. Bien que les gènes étrangers avec ces vecteurs puissent être intégrés de façon permanente dans le génome de la cellule hôte et exprimés de manière spécifique dans les produits des gènes du VIH, l'efficacité infectieuse de ces vecteurs reste pauvre, ce qui fait que cette approche demeure encore au stade de recherche en laboratoire. De plus, les produits anti-VIH de ces gènes devraient également être non délétères pour l'hôte. Actuellement, le système de vecteur de transfert de gène est encore imparfait (517, 518, 519).

Selon le « design » thérapeutique, les thérapies géniques peuvent être divisées en plusieurs catégories :

- Les gènes « suicides » qui sont des gènes manipulés avec des éléments promoteurs et facilitateur « enhancer » qui peuvent être transcrits simultanément quand la réplication du VIH commence dans la cellule infectée. L'expression de ce gène « suicide » va induire la mort cellulaire ou apoptose et termine le processus infectieux.

- Les séquences d'ADN qui codent pour les petites séquences d'ARN interférent (siRNA : small interfering RNA oligos), d'ARN ribozyme ou autres oligonucléotides d'ADN/ARN permettant la destruction directe de l'ARN viral (518). Ces molécules vont désintégrer l'ARN viral après la transcription. Elles préviennent la libération des virions à partir des cellules.

- Les gènes anti-VIH qui, introduits dans les cellules infectées ou susceptibles d'être infectées par le VIH, codent pour les molécules intracellulaires appropriées. Ces molécules peuvent limiter ou inhiber la réplication virale (par exemple des anticorps intracellulaires dirigés contre les différents produits provenant du gène VIH), stimuler la réaction de cytotoxicité anti-VIH (comme les défensines et autres granules CTL avec activités anti-VIH) (520), ou réduire la susceptibilité au VIH des cellules non infectées par la diminution de l'expression des éléments cellulaires impliqués dans l'infection/réplication virale (facteurs d'activation du cycle cellulaire, récepteur CCR5...).

Pour l'éradication des cellules infectées, la thérapie génique doit cibler celles du réservoir. La transduction des cellules quiescentes par un vecteur portant un gène suicide couplée à une stimulation spécifique par antigène et/ou non spécifique par cytokines chez les patients sous traitement antirétroviral efficace et prolongé peuvent aider à éliminer les cellules réservoir résiduelles. L'utilisation des messagers d'ARN anti-sens interférant avec l'ADN (D-RNAi) ou la formation d'une triple hélice pour invalider ou réparer les gènes cellulaires (521, 522, 523) devrait avoir une application dans l'éradication du VIH. Ces techniques peuvent interrompre l'activation virale et sa réplication à plusieurs niveaux notamment l'ADN proviral, l'ADN épisomal et l'ARN viral transcrit. D'autres moyens doivent être explorés comme l'introduction des gènes anti-VIH dans les cellules infectées ou susceptibles de l'être, ou transfecter les lymphocytes T CD8$^+$ cytotoxiques avec des récepteurs spécifiques aux cellules T pour diriger la réaction immune contre les cellules infectées par le VIH (510).

Nous avons vu que le réservoir du VIH est établi rapidement après l'infection et qu'il est composé de populations hétérogènes. Par conséquent, l'éradication des cellules infectées dans le réservoir va dépendre d'une combinaison de différentes stratégies thérapeutiques conçues pour cibler les différents aspects de l'infection par le rétrovirus. Cette combinaison peut être composée d'un traitement antirétroviral puissant pour protéger les cellules non infectées, d'une stratégie « tueuse » de cellules infectées dans le réservoir, d'une thérapie vaccinale pour court-circuiter les lymphocytes T $CD4^+$ auxiliaires et initier une réaction cytotoxique effective anti-VIH, d'une stimulation par antigène spécifique ou non spécifique par cytokines pour faire sortir les cellules infectées hors du réservoir, d'une méthode ciblant les cellules infectées dans les sanctuaires et finalement, d'une reconstitution immune réparant les dommages causés par le VIH après son éradication (452)

5. Le cas particulier des lymphocytes T régulateurs

5.1. Définition des cellules T régulatrices

Les lymphocytes « T régulateurs » (Tregs) ou anciennement « T suppresseurs » regroupent les cellules T avec une activité immunosuppressive. Ces cellules comportent les cellules Tregs naturelles $CD4^+CD25^+$ (« nTregs » ou « Naturally occuring Tregs »), cellules Tr1 sécrétant l'IL-10, cellules Th3 sécrétant du TGFβ, les lymphocytes T $CD8^+$ restreints en Qa-1, les cellules T $CD8^+CD28^-$, $CD8^+CD122^+$, γ/δ et les cellules NKT (524, 525, 526, 527, 528).

Les populations de Tregs naturellement produites par le système immunitaire sont des populations fonctionnellement distinctes de celles induites à partir des cellules T naïves de façon adaptative, conséquence d'un mode d'exposition antigénique particulier spécialement dans un milieu cytokinique donné (524). Cette hétérogénéité et cette apparente redondance sont nécessaires pour maintenir l'homéostasie immunitaire et la tolérance du soi. En effet, les Tregs sont impliqués dans la suppression des maladies auto-immunes, le contrôle des infections microbiennes, l'allergie et des pathologies immunes et le maintien de la tolérance post-transplantation chez l'animal (529, 530, 531, 532, 533, 534, 535). Les études ont été conduites pour définir chaque population de Tregs en termes de dépendance cytokinique, d'expression de marqueurs moléculaires particuliers, de mode de développement, de mécanismes de suppression et selon les rôles physiologiques dans le contrôle des réponses immunes.

Parmi les lymphocytes T régulateurs, les Tregs naturels ou nTregs ont été les plus étudiés chez les rongeurs et chez l'homme (524, 525, 526, 536). Ces Tregs sont une sous-population des lymphocytes T $CD4^+$ qui se développent dans le thymus et expriment le CD25 (Chaîne α du récepteur de l'IL-2, IL-2Rα). Les travaux initiaux ont été surtout réalisés in vitro sur les populations de lymphocytes T $CD4^+CD25^+$. Utilisant des co-cultures de cellules T $CD4^+CD25^+$ avec des cellules T $CD4^+CD25^-$ naïves stimulées avec un antigène et un faible nombre de cellules présentatrices d'antigènes, ou d'anticorps anti-TCR (Récepteur de lymphocyte T), quelques propriétés de ces nTregs ont été définies (537) :

1/ Les Tregs inhibent la prolifération des cellules naïves et leur production d'interleukine-2 (IL-2) de façon dose-dépendante en réponse à une stimulation Ag spécifique ;

2/ Tous les lymphocytes T CD4$^+$ et CD8$^+$ peuvent être inhibés ;

3/ L'activité de suppression des Tregs peut être contrecarrée par l'ajout d'IL-2 exogène ou par l'augmentation des signaux co-stimulateurs comme la voie CD28/B7 ;

4/ les Tregs doivent être activés de manière antigène-spécifique pour pouvoir inhiber, mais ils exercent leur fonction suppressive de manière antigène-non-spécifique (538, 539).

Si ces tests en co-cultures sont un moyen rapide et fiable pour caractériser les Tregs, les questions persistent en ce qui concerne leur fonction in vivo et notamment leur développement.

5.2. Marqueurs des cellules T régulatrices

5.2.1. Facteur de transcription FoxP3

Les récentes découvertes ont identifié le facteur de transcription FoxP3 comme la molécule clé de contrôle du développement et de la fonction T régulatrice. Une mutation du gène FoxP3 peut provoquer la survenue de maladies auto-immunes multi-systémiques chez la souris scurfy (540, 541). L'expression du transgène FoxP3 permet de restaurer un phénotype normal chez la souris atteinte (542). Des anomalies similaires ont été mises en évidence chez l'homme : le défaut de l'expression de FoxP3 et le déficit qui en résulte ou dysfonction des nTregs CD4$^+$CD25$^+$ sont la cause primaire du syndrome d'IPEX (immune dysrégulation, polyendocrinopathie, entéropathie liée à l'X).

Cette pathologie monogénique s'exprime par une maladie auto-immune multiple (diabète, entéropathie, eczéma, dysthyroïdie...), une allergie sévère et un déficit immunitaire (524, 536, 543, 544, 545, 546). L'IPEX est de loin l'exemple le plus clair prouvant que le déficit ou la dysfonction des nTregs peut être la cause de maladie auto-immune humaine (comme le diabète de type 1), de l'allergie et des pathologies immunes (524). Par conséquent, FoxP3 peut servir d'indicateur pour déchiffrer comment les Tregs se développent et fonctionnent à un niveau moléculaire (536, 544). Le facteur FoxP3 est actuellement le marqueur moléculaire le plus spécifique et fiable des nTregs chez les rongeurs et chez l'homme (524, 536). Comparé à des études qui caractérisent les nTregs à l'aide d'autres marqueurs, l'utilisation du FoxP3 comme marqueur spécifique permet de faire une analyse plus précise du rôle des nTregs, comprenant des $CD25^+$ et $CD25^-$ chez l'animal et l'homme, dans des situations aussi bien physiologiques que pathologiques (524, 526, 527, 536).

5.2.2. Marqueurs membranaires des Tregs

Le FoxP3 est une protéine intra-cellulaire et ne peut pas être utilisée pour séparer les cellules T régulatrices humaines pour les études fonctionnelles.

Nombreuses études ont suggéré que seules les cellules T $CD4^+$ exprimant les niveaux les plus élevés de CD25 ($CD25^{high}$) possèdent une activité suppressive in vitro (547). Cependant, il a été également montré que la protéine FoxP3 peut être trouvé dans les lymphocytes T $CD4^+$ exprimant des niveaux plus bas de CD25 (548), ou transitoirement exprimée par des lymphocytes T activés (549).

Récemment, le marqueur CD27 a été proposé pour distinguer les cellules CD4$^+$CD25$^+$ activés qui ont une expression de CD27 diminuée par rapport aux Tregs qui continuent d'exprimer le CD27 (550). Cependant, la vaste majorité des cellules T périphériques CD25$^+$ qui ont rencontré l'antigène continuent d'avoir une expression élevée de CD27 (551), ce qui limite leur utilisation comme marqueur spécifique des Tregs.

La chaîne alpha du récepteur de l'IL-7, le CD127, est ré-exprimée par la majorité des cellules T effectrices et mémoire (552) contrairement aux cellules FoxP3$^+$ qui demeurent CD127$^{low/-}$. Il a été démontré que les cellules T CD4$^+$ CD127$^{low/-}$ sont anergiques et inhibent les réponses aux allo-antigènes in vitro (552). La combinaison du CD25 avec le CD127 semble être intéressante pour sélectionner les cellules Tregs FoxP3$^+$.

Plus récemment, il a été proposé que l'analyse de la co-expression du CD39 et CD73, marqueurs de surface cellulaire, pourrait permettre de distinguer les Tregs CD4$^+$CD25$^+$FoxP3$^+$ des autres cellules (553). Ces marqueurs sont des ecto-enzymes qui génèrent de l'adénosine péri-cellulaire à partir des nucléotides extracellulaires. Le CD39 ou ENTPD1 (ectonucleoside triphosphate diphosphohydrolase-1) hydrolyse l'ATP/UTP et l'ADP/UDP en nucléosides respectifs comme l'AMP. Les nucléosides monophosphates extra-cellulaires sont rapidement dégradés en nucléosides, comme de l'adénosine, par des ecto-5'-nucléotidases, solubles ou membranaires, comme le CD73 (554). L'expression coordonnée de CD39/CD73 sur les Tregs et du récepteur d'adénosine A2A sur les lymphocytes T effecteurs génère une boucle d'immunosuppression (553).

5.3. Mécanismes d'action des Tregs

Les Tregs CD4$^+$CD25$^+$ exercent leur activité de suppression par des mécanismes multiples, démontrés in vitro. Trois modes de suppression ont été proposées : initialement, les Tregs sont connus pour inhiber les lymphocytes par contact direct impliquant TGFβ, Lag 3 (555), CTLA-4 (liaison entre CD80 ou CD86 des cellules effectrices avec CTLA-4 des Tregs) (524, 525, 556), transport de l'AMPc entre Tregs et T effecteurs à travers des gap-jonctions (557), ou par mécanismes cytolytiques directs dépendant de la perforine et du granzyme B (558). Il a été montré ensuite que les Tregs pouvaient aussi passer par un mécanisme de production de cytokines inhibitrices, comme l'IL-10 et TGF-β (559), ou par une modification de la fonction des cellules dendritiques (560, 561). Finalement, les Tregs peuvent aussi agir par compétition dans l'utilisation des ressources nécessaires à l'activation et à la prolifération des cellules T naïves et la génération des cellules T effectrices (562). Ainsi, il a été récemment démontré, in vitro et in vivo, que le principal mécanisme d'inhibition des réponses T effectrices par les Tregs pourrait passer par une apoptose induite par une consommation de facteurs de croissance et d'IL-2 par les Tregs (563). Cependant, les expériences in vivo ont démontré que les nTregs, en fonction de situations différentes, utilisent plus d'un mécanisme de suppression (524, 562). Avec la découverte du CD39 et CD73 comme marqueurs des cellules T CD4$^+$CD25$^+$FoxP3$^+$, un autre mécanisme d'action a été démontré in vitro : les Tregs expriment de façon concomittante les ectonucléotidases CD39 et CD73 et génèrent de façon importante l'adénosine extra-cellulaire. Ce nucléoside exerce sur les récepteurs d'adénosine situés sur les cellules T effectrices une action inhibitrice majeure sinon totale (553). In vivo, les Tregs des souris Cd39-null ont des propriétés inhibitrices altérées et ne parviennent pas à empêcher le rejet d'allo-greffe (553). Ainsi, la production d'adénosine a été suggérée comme une composante importante des mécanismes d'action des Tregs et essentielle pour compléter l'arsenal des mécanismes suppressifs des Tregs.

5.4. Génération des Tregs

Comment les nTregs sont-ils générés au niveau du thymus ou en périphérie, et comment sont ils activés et maintenus dans le système immunitaire ? Le développement des nTregs dans le thymus requiert une interaction de haute avidité entre leur TCR et le complexe peptide du soi-CMH (564). L'expansion des Tregs en périphérie se fait par la reconnaissance de ce même complexe, mais avec une affinité moindre (564). Ils peuvent aussi se développer in vivo et in vitro à partir des cellules T naïves sous certaines conditions, en particulier en présence de TGFβ in vitro (536, 565). Les nTregs dépendent hautement de l'IL-2 exogène pour leur survie en périphérie (153, 524). L'IL-2 est aussi nécessaire pour le développement de novo des Tregs à partir des cellules T naïves en périphérie (537). La production locale d'IL-2 par les autres lymphocytes au site inflammatoire, les antigènes microbiens ou les antigènes du soi largués à partir des tissus endommagés, peuvent faire proliférer les Tregs, et contribuent ainsi à la suppression des réponses immunes excessives contre les antigènes du soi ou étrangers (525). En plus des cytokines tels que l'IL-2, IL-10 et TGFβ, des molécules accessoires exprimées par les Tregs comme le CD28 et CTLA-4 sont impliqués dans le réglage du degré d'activation, d'expansion et de suppression des Tregs (566).

5.5. Tregs et infection par le VIH

Initialement, les nTregs sont uniquement connus pour être réactifs aux antigènes du soi et pour l'être durant leur développement dans le thymus (567). Ils ne sont pas supposés réguler les réponses aux microbes ou aux antigènes exogènes sauf s'il y a réaction croisée avec les antigènes du soi. En 2002, un article dans Nature ouvre un nouveau chapitre sur le rôle des nTregs dans les pathologies infectieuses (568). Cette étude montre, dans la leishmaniose expérimentale, que les nTregs peuvent influencer de façon critique l'évolution de l'infection. Suite à cette publication, d'autres ont maintenant montré que les nTregs influencent également l'immunité contre les agents infectieux, y compris des virus comme le VIH (569). L'infection par le VIH entraîne une perte progressive des lymphocytes T CD4$^+$, une activation immunitaire chronique et un déficit de nombreux types cellulaires (533). Le déficit fonctionnel des cellules T peut précéder leur déficit quantitatif et affecter les réponses VIH-spécifiques avant celles dirigées contre les autres agents pathogènes (84, 570). La question de savoir comment cette immuno-suppression sélective est régulée reste irrésolue, mais le rôle des Tregs, qui ont pour cible des lymphocytes T effecteurs spécifiques du VIH a été évoqué (95, 571).

5.5.1. Les Tregs sont ils nocifs dans l'infection par le VIH ?

Plusieurs équipes ont étudié au niveau du sang périphérique des patients VIH$^+$ l'hypothèse selon laquelle les nTregs pourraient contribuer au déclin des fonctions T effectrices et à la survenue du déficit immunitaire (95, 571). Il a été démontré que l'infection par le VIH entraînait une expansion des cellules T CD4$^+$. Cependant, la proportion des Tregs parmi ces cellules restait indéterminée (184).

La première preuve de la présence des nTregs fonctionnels parmi les lymphocytes circulants des patients VIH$^+$ asymptomatiques a été fournie par l'équipe de Nixon (572). Nixon et collaborateurs ont montré que la déplétion des cellules T CD4$^+$CD25$^+$ d'une population de lymphocytes circulants entraînait une élévation de la sécrétion des cytokines par ces cellules T (IFN-γ $\pm$ TNF-α) en réponse aux antigènes VIH et aux autres types d'antigènes. Kinter et collaborateurs ont également trouvé que les cellules T CD4$^+$CD25$^+$ isolées chez les patients asymptômatiques inhibaient la production d'IL-2 et IFN-γ par les lymphocytes T CD4$^+$ et CD8$^+$ spécifiques du VIH (571). De façon similaire, l'équipe de Weiss a montré, chez les patients avec charge virale contrôlée sous antirétroviraux, que les populations de lymphocytes T CD4$^+$CD25$^+$ étaient capables d'inhiber les réponses prolifératives T CD4$^+$ et CD8$^+$ en réponse à une stimulation antigénique (95). Le point le plus intéressant est que les effets inhibiteurs étaient plus importants quand la stimulation était faite avec l'antigène P24 du VIH, plutôt qu'avec d'autres antigènes non-VIH. En complément, chez certains patients, la stimulation des cellules T CD4$^+$CD25$^+$ avec des antigènes du VIH, aboutit à l'expression de l'IL-10 et TGFβ par les Tregs spécifiques du VIH (95). Cependant, les 2 études de Weiss et de Kinter ont montré in vitro que l'effet inhibiteur sur la prolifération des cellules T spécifiques du VIH était indépendant de la sécrétion de l'IL-10 ou du TGFβ, mais dépendant du contact cellulaire (95, 571). En dernier, il a été montré que la déplétion en cellules CD25$^+$ des PBMC ou des Tregs augmentait l'activité cytolytique VIH-spécifique dans des prélèvements restimulés avec des antigènes du VIH in vitro au niveau des ganglions lymphatiques (533) ou dans le sang (573). Au total, il apparaît qu'au moins chez les patients VIH$^+$ asymptomatiques, les Tregs sont présents dans le sang périphérique et sont capables d'inhiber de nombreuses réponses VIH-spécifiques.

Cette propriété des Tregs pourrait-elle être nocive pour l'hôte ? Nombreuses sont les études qui vont dans ce sens. Ainsi, Andersson et coll. ont montré chez les patients infectés chroniquement par le VIH que les Tregs sont accumulés au niveau des amygdales, de façon plus importante chez les patients non traités par rapport aux patients sous antirétroviraux. Le taux plasmatique des Tregs est par contre diminué avant le traitement et remonte après l'instauration de la thérapie antirétrovirale. Il y a par ailleurs une corrélation directe entre le taux des Tregs et la charge virale (574, 575). Des observations similaires ont été faites dans le modèle simien montrant une accumulation de Tregs dans les tissus lymphoïdes, surtout ceux qui sont associés aux intestins (GALT), la rate, les ganglions et les muqueuses des singes avec charge virale plasmatique élevée (576). Le taux des Tregs est inversement corrélé à l'importance de la réponse cytotoxique SIV spécifique, ce qui est en faveur d'un rôle précoce des Tregs dans la persistance du virus par leur inhibition de la clairance virale (577). Il en est de même chez l'homme (578), où le VIH favoriserait la survie des Tregs via le contact CD4-gp120.

5.5.2. Les Tregs sont ils bénéfiques pour l'hôte dans l'infection par le VIH ?

En cas d'évolution de la pathologie du VIH vers les stades plus sévères, les fonctions des Tregs sont elles altérées? Kinter et collaborateurs ont étudié l'activité suppressive des Tregs en réponse à des allo-antigènes ou des antigènes du VIH dans une cohorte de patients à différents stades d'évolution (571). Leur étude a montré que l'activité suppressive des Tregs en réponse à une stimulation oligo ou polyclonale était maintenue chez tous les patients sauf chez ceux qui avaient des charges virales les plus hautes et les taux de lymphocytes T CD4$^+$ les plus bas. Cependant, la capacité des Tregs CD25$^+$ à inhiber les réponses VIH-spécifiques était restreinte aux sujets les mieux portants de la cohorte (charge virale basse et rapport CD4$^+$/CD8$^+$ élevé). Ces résultats suggèrent que l'activité des Tregs VIH-spécifiques était perdue de façon préférentielle dans le sang périphérique quand la pathologie VIH progresse et, par déduction, que la présence de telles cellules était associée à un stade clinique favorable (571).

Tous ces résultats amènent à penser que les nTregs auraient un rôle bénéfique en contrôlant l'activation immune qui est une caractéristique de l'infection par le VIH (579, 580, 581). Comme de nombreuses infections virales chroniques, la persistance de l'antigène du VIH et l'activation immune chronique ont été incriminées comme pouvant contribuer à l'épuisement des cellules T spécifiques au VIH et aux lésions tissulaires de l'hôte causée par les réponses immunes.

Eggena et coll. ont suivi une cohorte de patients ougandais infectés par le VIH, naïfs de traitement antirétroviral, avec un taux de lymphocytes T CD4$^+$ relativement bas (médiane < 300/μl) et des charges virales modérées à élevées (20.000-221.000 copies/ml). Ils ont identifié les Tregs par le phénotype CD25^{hi}CD62L^{hi}. Ils ont observé une baisse du pourcentage de ces cellules chez les patients VIH$^+$ par rapport aux sujets contrôles VIH$^-$. De plus, il existe une corrélation négative entre le pourcentage des nTregs et l'activation des lymphocytes T CD4$^+$ et CD8$^+$. Cette activation des cellules T es inversement corrélée au nombre des lymphocytes T CD4$^+$ et positivement associée à la charge virale. Ces observations indiquent que le déficit en Tregs est un facteur contributif à l'hyperactivation immune chez les patients non traités. Des résultats similaires ont été rapporté par Apoil et collaborateurs (582). L'équipe de Siliciano a tenté d'apporter une preuve du rôle bénéfique des Tregs dans l'infection par le VIH, en les étudiant dans le groupe des patients « élites » (« Elite-suppressor »). Ces patients constituent un sous-groupe de patients non-progresseurs-à-long-termes qui arrivent à maintenir la charge virale plasmatique en dessous de 50 copies/ml de façon spontanée, sans aucune thérapie antirétrovirale (583, 584). Les auteurs ont trouvé que le taux de Tregs dans le sang reste préservé chez ces sujets, similaire à celui des témoins non infectés (585). Celui-ci est par contre significativement supérieur à celui des sujets en phase d'infection chronique, qu'ils soient traités de façon efficace ou non par antirétroviraux. Il existe une corrélation négative entre la fréquence des Tregs et le pourcentage des cellules T CD4$^+$ activées, suggérant que quand le pool des Tregs est préservé, il y a un contrôle des phénomènes de l'activation immune (585). Oswald-Richter et coll. ont observé chez les patients VIH$^+$ que, malgré un pourcentage élevé de cellules T CD4$^+$CD25^{hi}, le niveau d'expression de FoxP3 est plus bas chez les patients qui sont à un stade d'évolution avancée par rapport aux patients asymptomatiques. De plus, un bas niveau d'expression d'ARNm FoxP3 dans les cellules CD4$^+$CD25^{hi} est associé à un état d'activation lymphocytaire T CD4$^+$ plus élevé (579). Par conséquent, la diminution des nTregs pourrait accélérer la progression vers le stade SIDA. Utilisant différentes associations de marqueurs phénotypiques pour caractériser les Tregs, la plupart des études (95, 571, 574, 580, 586) sauf une (184), ont trouvé que l'infection par le VIH entraînait une baisse du pourcentage de Tregs dans le sang.

La cause de ce déficit en Tregs reste à éclaircir. Selon Oswald-Richter et Chase, les nTregs pourraient être détruits par l'infection par le VIH, parce qu'ils expriment le CD4 et des récepteurs à chimiokines qui sont des co-récepteurs à ce virus (579 , 585). Une autre hypothèse est que les Tregs proviendraient de l'expansion des cellules T CD4$^+$CD25$^+$FoxP3^{hi} naïves précurseurs, après activation du TCR. Ces cellules seraient plus susceptibles à l'infection par le VIH que les lymphocytes T CD4$^+$ naïfs. Par conséquent, l'infection par le VIH peut moduler le nombre de ces cellules et altérer le développement des Tregs conduisant à l'activation immune chronique (587).

Cependant, la question de savoir si les Tregs fonctionnels sont effectivement augmentés, inchangés ou diminués dans l'infection par le VIH rencontre un écueil : l'expression du FoxP3 pourrait ne pas refléter de façon exacte les Tregs humains, surtout en situation d'hyperactivation immune (533). En effet, 80 à 90% des cellules T CD4$^+$CD25$^-$ des sujets sains vont exprimer de façon transitoire le FoxP3 et devenir des CD25^{hi}

par activation avec l'anticorps anti-CD3 plus anti-CD28 (533). Il est peu probable que ces cellules FoxP3$^+$ proviennent de l'expansion de la population minoritaire des CD25$^-$FoxP3$^+$ précurseurs, mais plutôt de l'activation des cellules T CD4$^+$ (533). En rajoutant un marqueur supplémentaire des Tregs, le CD127, Ndhlovu LC et coll ont trouvé que les cellules T CD4$^+$FoxP3$^+$CD127^{lo} augmentaient durant l'évolution de l'infection au VIH et pouvaient réduire le niveau d'activation des cellules T. Cependant, les auteurs ont noté que la corrélation positive entre les cellules T CD4$^+$CD127^{lo}FoxP3$^+$ et CD25$^+$CD127^{lo}FoxP3$^+$ observée chez les patients VIH$^+$ était inversée dans les phases précoce et chronique de l'infection par le VIH. De plus, le taux des cellules CD4$^+$CD25$^+$CD127^{lo}FoxP3$^+$ n'était pas corrélé à l'activation des cellules T contrairement à celui des T CD4$^+$CD127^{lo}FoxP3$^+$ suggérant que ces cellules n'étaient pas efficaces pour réduire l'activation des cellules T. Il en découle qu'il pourrait exister différentes populations de Tregs, avec des effets différents dans la réduction de l'activation immune, due à l'infection par le VIH avec une action particulière de la population CD4$^+$CD127^{lo}FoxP3$^+$ (581).

5.5.3. Diminution, augmentation ou simplement modification de la répartition des Tregs entre les différents compartiments de l'organisme ?

La question suivante est de savoir si les Tregs sontt effectivement perdus ou s'ils sont simplement redistribués au niveau de sites où les antigènes et agents pathogènes sont présents, comme cela a été rapporté dans les systèmes non-VIH (588). En effet, la plupart des études ne quantifient les Tregs que dans le sang périphérique et pas dans les tissus lymphoïdes, où se situent principalement les interactions entre le VIH et les lymphocytes, surtout en phase de réplication virale active.

Des travaux ont montré que les Tregs peuvent migrer de ces sites vers d'autres endroits, ou aller dans le courant sanguin (574). Par conséquent, évaluer les Tregs uniquement dans le sang peut ne pas refléter les évènements importants qui impliquent ces cellules, au niveau du lieu même de réplication virale. Les études caractérisant les Tregs par phénotypage et non par leur aspect fonctionnel, semblent aller plutôt dans le sens d'une redistribution de ces cellules. Andersson et coll. ont suivi une cohorte de sujets infectés par le VIH avant et après le traitement par les antirétroviraux (574). Les résultats étaient en faveur d'une migration des cellules $CD4^+CD25^+CTLA-4^+FoxP3^+$ du sang périphérique vers les tissus lymphoïdes durant des périodes virémiques. Ce phénomène était inversé après le contrôle de la réplication virale par un traitement antirétroviral (574). De même, Epple et coll. ont observé un pourcentage et un nombre absolu de $CD3^+CD4^+CD25^+CTLA^+GITR^+FoxP3^+$ élevés dans la muqueuse intestinale chez les patients non traités par antirétroviraux, à l'opposé de ceux qui sont traités (589). Ce même résultat est confirmé chez les patients suivis en longitudinal : le traitement antirétroviral normalise le pourcentage et le nombre absolu des Tregs au niveau de la muqueuse intestinale. Au niveau du sang périphérique, le pourcentage de Tregs reste similaire à celui du groupe contrôle quelque soit la virémie (589). Dans le modèle simien, il existe également une accumulation de Tregs dans les tissus lymphoïdes, surtout ceux qui sont associés aux intestins (GALT), dans la rate, les ganglions et les muqueuses des singes avec charge virale plasmatique élevée (576).

Cependant, une étude récente défend le contraire en rapportant un taux de Tregs bas (expression du FoxP3) dans les tissus lymphoïdes (amygdales) contrairement au taux sanguin chez les patients virémiques, en faveur d'une redistribution des Tregs des compartiments tissulaires vers le sang (590). Après traitement par antirétroviraux, cette expression de FoxP3 dans les tissus lymphoïdes diminue plus encore. Ce phénomène peut être dû aux changements de l'expression des ligands pour CXCR3, CCR4, CCR7 et des cytokines TGF-β et IL-2 qui aboutissent à la perte de Tregs et à l'augmentation de l'activation cellulaire (591). L'autre possibilité est que les Tregs sont détruits durant l'infection par le VIH entraînant la baisse des cellules T dans les organes lymphoïdes et dans le sang. En faveur de cette hypothèse, une étude récente chez le macaque observe une déplétion importante et rapide des Tregs (expression du FoxP3 et activité suppressive des lymphocytes T CD4$^+$) au niveau de la lamina propria de l'iléon à tous les stades d'infection par le SIV (592).

Dans tous les cas, il a été démontré que les Tregs obtenus à partir des ganglions lymphatiques des sujets VIH$^+$ sont fonctionnels et plus capables d'inhiber des fonctions cytolytiques VIH spécifiques à tous les stades d'évolution de l'infection que les Tregs du sang périphérique (593, 594).

En conclusion, à partir des données actuelles, il serait nécessaire de clarifier si les Tregs sont protecteurs ou nocifs dans l'infection par le VIH et si ces influences changent avec l'évolution de la maladie ou avec le traitement. Par ailleurs, l'expression du FoxP3 par les cellules activées dépourvues de fonction régulatrice doit être étudiée, de même que la recherche d'autres marqueurs phénotypiques fiables. Les travaux doivent également porter sur le rôle des Tregs au niveau des tissus par des tests fonctionnels et doivent clarifier si ces cellules sont spécifiques ou non du VIH. Il est aussi important de déterminer si la manipulation des Tregs pourrait avoir un impact thérapeutique.

PRESENTATION DES TRAVAUX

1. Objectifs généraux de la recherche

Chez les patients sous traitement antirétroviral efficace (charge virale plasmatique en dessous des seuils de détection des techniques usuelles) et prolongé, coexistent des phénomènes complexes de persistance virale, dont les mécanismes et les interrelations ne sont que très partiellement connus. Ces phénomènes signent la limite des combinaisons antirétrovirales et sont à l'origine de la reprise quasi-systématique de la réplication virale après l'arrêt thérapeutique, malgré de très longues périodes où la charge virale plasmatique est indétectable. Par ailleurs, les traitements antirétroviraux présentent des phénomènes de toxicité chronique qui rendent problématique leur utilisation au long cours chez certains patients. La persistance virale sous traitement efficace et prolongé constitue un des problèmes majeurs de l'infection par le VIH en rendant son éradication impossible. Il est essentiel de maintenir l'effort de compréhension de ces phénomènes afin d'envisager de nouvelles approches thérapeutiques visant leur réduction et l'éradication du VIH.

Le laboratoire INSERM U 802 s'est investi dans cette thématique de recherche depuis plusieurs années, principalement autour de deux phénomènes identifiés de persistance virale : le réservoir lymphocytaire latent et la réplication virale résiduelle.

2. Travaux du laboratoire et présentation du travail de thèse

138

2.1. Caractérisation du réservoir circulant du VIH

Les combinaisons antirétrovirales actuelles ont permis de réduire significativement la morbidité et la mortalité des patients infectés par le VIH (2). Ces effets positifs sont obtenus grâce à une réduction prolongée de la réplication virale en dessous des seuils de détection des techniques de quantification virale usuelles (139). Cette efficacité apparente des combinaisons antirétrovirales a fait initialement évoquer la possibilité d'une éradication du VIH (68). Cependant, la perspective théorique d'éradication virale s'est toutefois heurtée très rapidement, dès 1997, à la mise en évidence, chez les patients sous traitement antirétroviral efficace et prolongé, d'un compartiment de lymphocytes T CD4$^+$ quiescents (lymphocytes T CD4$^+$ DR$^-$), de longue durée de vie, infectés de manière latente et stable par du virus compétent pour la réplication : « lymphocytes réservoirs du VIH » (40, 225, 226). La demi-vie de décroissance virale de ce réservoir a été estimée aux alentours de 44 mois (148, 150). Sur la base de cette demi-vie, la durée nécessaire pour la clairance de 10^5 lymphocytes réservoirs, chez un patient sous traitement antirétroviral efficace et prolongé, a été évaluée aux alentours de 60 ans (148). La taille totale de ce réservoir latent a été initialement estimée à 10^6 cellules (155, 225). Il est formé dès la primo-infection et il est relativement stable dans le temps d'un point de vue quantitatif (148, 225). Les approches pouvant potentiellement conduire à la réduction du réservoir lymphocytaire consistent en l'activation de ces cellules quiescentes tout en maintenant le traitement antirétroviral optimal : la stimulation de ces cellules est susceptible d'induire une reprise de la réplication virale sans entraîner de nouvelles infections cellulaires du fait du maintien du traitement efficace. Les cellules réservoirs ainsi activées

139

et exprimant des antigènes viraux voire répliquant du virus, seraient détruits du fait soit de réponse immune cytotoxique, soit de l'effet cytopathogène du virus. Cependant, le raisonnement concernant l'évolution de ce réservoir circulant, jusqu'à ce jour, suppose qu'il soit homogène et suive une évolution commune. Or les lymphocytes comportent plusieurs sous-types ayant des rôles et des comportements différents vis-à-vis des pathogènes incluant le VIH. Par conséquent, chaque sous-type pourrait avoir sa propre évolution et ses impératifs thérapeutiques spécifiques.

Dès 1998, les travaux du laboratoire ont eu pour objectif de caractériser plus en détail le réservoir circulant du VIH sur les plans immunologique et virologique. Ainsi, nous, comme d'autres (224, 268), avons trouvé que ce réservoir lymphocytaire semble être constitué majoritairement de cellules T CD4$^+$ mémoire (323) de spécificité anti-VIH (434). Les cellules de phénotype naïf n'y figurent que de façon nettement minoritaire (323). Par ailleurs, ce réservoir semble présenter une certaine dynamique avec un phénomène d'archivage des souches virales à l'origine d'un aspect mosaïque, d'un point de vue des séquences virales (595).

Depuis quelques années, les lymphocytes T régulateurs, un sous-type de lymphocytes T CD4$^+$, sont de plus en plus étudiés dans la régulation des réponses immunitaires vis-à-vis des infections à cause de leurs caractéristiques particulières (567, 596). In vitro, ces cellules sont anergiques à la stimulation conventionnelle des lymphocytes T (539, 547). Activés, ils inhibent la réponse immunitaire anti-infectieuse des lymphocytes T CD4$^+$ et CD8$^+$ (95, 533, 568, 571, 572, 593, 594, 597). Leur présence bénéfique ou nocive pour l'infection par le virus du SIDA est un débat passionnant qui n'a actuellement pas encore abouti à une conclusion claire. Pour les uns, les Tregs empêcheraient la clairance virale à cause de leurs propriétés inhibitrices vis-à-vis des lymphocytes ; pour les autres, les Tregs auraient un rôle bénéfique en contrôlant l'activation voire l'hyperactivation immune chronique causée par le VIH, responsable de l'épuisement des cellules T VIH-spécifiques et des lésions tissulaires de l'hôte (cf Introduction 5.5).

La place des Tregs en tant que réservoir du VIH n'a pas encore été étudiée. Or, d'un point de vue phénotypique, ils peuvent être infectés par ce virus et permettre sa réplication (571, 579, 585). Une fois activés, y compris par des stratégies de réduction du réservoir viral, ils pourraient échapper à la destruction par cytotoxicité à cause de leurs capacités suppressives. La première partie de ma thèse va donc consister à étudier la place du lymphocyte T régulateur dans la persistance du VIH chez les patients sous traitement antirétroviral efficace et prolongé, avant de fournir des pistes thérapeutiques en vue d'éradiquer ce réservoir particulier.

2.2. La réplication résiduelle chez les patients sous traitement antirétroviral efficace prolongé

Notre équipe a été la première à analyser l'infection des monocytes chez les patients sous traitement antirétroviral prolongé (247). Chez la majorité des patients testés, du virus compétent pour la réplication a été mis en évidence. Aucune mutation associée à une résistance aux antirétroviraux utilisés n'a été retrouvée. Les monocytes sont des cellules sanguines qui circulent avec une demi-vie brève, aux alentours de 70 heures, avant de pénétrer dans les tissus et de se différencier en macrophages, sans phénomène de recirculation connu. La présence de monocytes infectés chez les patients sous traitement antirétroviral prolongé suggère deux hypothèses non exclusives : 1/ la présence de précurseurs médullaires infectés de manière latente avec transmission du virus intégré aux cellules filles, 2/ la persistance d'une réplication virale résiduelle à bas bruit, indétectable par les techniques usuelles. L'hypothèse de la présence d'une réplication virale à bas bruit a été confortée par des travaux, basés sur des approches différentes. Ils incluent des méthodes optimisées de RT-PCR avec une sensibilité accrue en dessous du seuil des 20 copies/ml (140), la démonstration d'une évolution virale sous traitement antirétroviral (130), la présence d'ARN messagers viraux traduisant une réplication virale active dans les cellules mononuclées du sang périphérique et dans les organes lymphoïdes secondaires (242, 243) (bien que la présence de ces transcrits viraux ne signifie pas nécessairement une infection de novo) ou la détection de formes virales épisomales double LTR (50).

La présence des ADN viraux épisomaux double LTR initialement décrits comme labiles suggère une infection récente et justifie leur utilisation comme marqueurs de réplication résiduelle (50, 598, 599, 600). Toutefois, la labilité de ces ADN circulaires a été remise en question par d'autres études réalisées sur des infections cellulaires in vitro (52, 53) ou des déterminations quantitatives du niveau des ADN épisomaux (51). Ces travaux ont trouvé que cet ADN était très stable et pourrait persister indéfiniment si les cellules infectées pouvaient survivre et rester dans le compartiment étudié.

Plus récemment, chez des patients sous traitement antirétroviral sub-optimal, une analyse de l'apparition d'une mutation de résistance (M184V) a montré un remplacement rapide et complet des épisomes de type VIH sauvage, après l'apparition de la mutation au niveau plasmatique, par des épisomes présentant la mutation, alors même que l'essentiel des souches d'ADN proviral restait de type sauvage. Ceci suggère que le renouvellement de l'ADN épisomal se fait par dégradation plutôt que par mort ou redistribution tissulaire des cellules infectées et que l'évolution de l'ADN épisomal est un marqueur valable de la réplication virale active (601). La deuxième partie de ma thèse tente donc d'éclaircir cette controverse par l'analyse comparative des séquences d'ADN viraux épisomaux, des PBMC obtenus chez des patients sous traitement antirétroviral efficace et prolongé et de celles des virus plasmatiques de la période pré-thérapeutique.

3. Résultats

3.1. Etude de la place du lymphocyte T régulateur dans la persistance du VIH chez les patients sous traitement antirétroviral efficace et prolongé

Article 1 : Cellules T régulatrices quiescentes : un site pour la persistance du VIH chez les patients sous traitement antirétroviral efficace et prolongé

In: Resting Regulatory CD4 T Cells: A Site of HIV Persistence in Patients on Long-Term Effective Antiretroviral Therapy

143

Tu-Anh Tran, Marie-Ghislaine de Goër de Herve, Houria Hendel-Chavez, Bamory Dembele, Emilie Le Névot, Karim Abbed, Coralie Pallier, Cécile Goujard, Jean-François Delfraissy, Jacques Gasnault, Anne-Marie Balazuc & Yassine Taoufik

PLoS ONE. 2008 Oct 1; 3(10)e3305 (Annexe 2)

Introduction

Bien que les antirétroviraux soient efficaces pour supprimer la réplication virale du VIH jusqu'à un niveau indétectable dans le sang pour de longues périodes, ils ne permettent pas d'éradiquer le virus. Toute interruption du traitement est suivie de façon invariable d'un rebond de réplication virale. Ceci amène à poser la question : comment le VIH non défectif et non résistant aux médicaments peut persister sous traitement efficace au long cours ? Celle-ci est partiellement résolue par l'identification d'un petit compartiment stable de lymphocytes T CD4[+] quiescents (lymphocytes T CD4[+] HLADR[-]), de longue durée de vie et infectés de manière latente par du virus compétent pour la réplication (40, 225, 226). Ce réservoir est principalement composé de cellules de phénotype mémoire (224, 268, 323) avec une proportion significative de cellules spécifiques du VIH (84, 434). La quiescence cellulaire, en favorisant la latence virale, réduit le risque de reconnaissance de la cellule hôte par les cellules T CD8[+] cytotoxiques et sa destruction par CTL ou par effet cytopathogène direct du virus. Les cellules T régulatrices (« naturally occuring Tregs ») constituent un sous-groupe de cellules T CD4[+] avec des caractéristiques particulières : in vitro, ils ne répondent pas aux stimulations conventionnelles des cellules T comme l'anti-CD3. Cependant, une co-stimulation avec l'anti-CD28 ou l'IL-2 peut en partie lever cette anergie (539, 547). Chez l'homme et la souris, ces cellules expriment le CD25 de façon constitutive et ont une action suppressive sur les cellules T et B (567, 602). L'expression du gène codant pour le facteur de transcription FoxP3 est nécessaire pour leur développement et fonction (548). Des atteintes auto-immunes multiples peuvent survenir quand les Tregs sont enlevés chez la souris normale ou quand le gène FoxP3 est muté chez l'homme ou chez la souris (548). Les Tregs inhibent également la réponse immunitaire des lymphocytes T $CD4^+$ et $CD8^+$ vis-à-vis des infections parasitaires et virales, y compris l'infection au VIH (95, 533, 568, 571, 572, 593, 594, 597). Durant l'infection par le SIV, les Tregs peuvent disparaître de la lamina propria de l'intestin (592). Les lymphocytes T régulateurs peuvent être infectés par le VIH et permettre leur réplication (571, 579, 585). Nous étudions le rôle de ces cellules dans la persistance du VIH chez les patients sous antirétroviraux au long cours.

Travail réalisé

Nous avons travaillé sur les cellules Tregs quiescentes obtenues chez les patients sous antirétroviraux au long cours et dont la virémie est indétectable depuis 2 à 8 ans et sans aucune virémie VIH intermittente (Tableau 1, cf article Annexe 2). Les cellules T $CD4^+CD25^{hi}HLA\ DR^-$ de petite taille ont été triées par cytométrie en flux dans une fenêtre prédéfinie sur la base de l'expression intracellulaire de FoxP3 (>99% de $FoxP3^+$) (Figure 1A). L'expression du FoxP3 a été ensuite confirmée par RT-PCR (Figure 1B). L'expression des marqueurs d'activation, membranaires (CD30, CD69) et intracellulaires (CD40 ligand) des cellules triées est inférieure à 0,6%. Ces cellules sont en majorité

145

CD127^{low} (Figure 1A), comme cela a été décrit pour les Tregs (551, 552) et inhibent la prolifération des lymphocytes T CD4$^+$ suite à une stimulation polyclonale avec l'anti-CD3 (Figure 1C). Les Tregs sont également anergiques à l'activation polyclonale et en réponse à la stimulation spécifique par des antigènes de rappel, présentés par des cellules dendritiques matures (Figure 1D et E). Pour l'analyse virologique, les Tregs quiescents sélectionnés ont été triés en plus sur une base d'expression négative de CD69.

1/ Les Tregs constituent un réservoir pour le VIH chez les patients sous traitement antirétroviral efficace et prolongé

Par des méthodes de PCR ciblant la boucle V3 du VIH et de PCR-Alu ciblant les séquences LTR du virus (61), nous avons démontré que les Tregs sont infectés de façon stable par du VIH intégré (Figure 2A et résultats supplémentaires).

Nous avons ensuite comparé le niveau d'infection dans les Tregs et les cellules non-Tregs quiescentes (cellules T CD4$^+$CD25$^-$ HLADR$^-$ CD69$^-$ de petite taille), chez 6 patients sous antirétroviraux depuis 3 à 7 ans, en mesurant l'ADN proviral du VIH par PCR ciblant les séquences LTR du virus (247). Les Tregs étaient significativement plus infectés que les non-Tregs (p=0,02) (Figure 2B).

Nous avons ensuite confirmé cette observation sur une série de 12 patients par méthode de dilution-limite, suivie d'une PCR ciblant la boucle V3 du VIH (Figure 2C). La fréquence des cellules infectées dans le réservoir Tregs est de 1,5 à 8 fois plus élevée (p=0,002) que celle des non-Tregs (1/1000 à 1/15000 équivalent-cellules [médiane 1/10000] versus 1/5000 à 1/40000 cellules [médiane 1/25000]).

146

Sur une série de 49 patients sous antirétroviraux incluant les patients testés pour l'ADN proviral du VIH, nous avons trouvé dans les cellules T CD4$^+$ HLADR$^-$, par cytométrie en flux, une proportion de cellules FoxP3$^+$, CD25$^+$FoxP3$^+$ et CD25^{hi}FoxP3$^+$ respectivement égale à 4,6%, 3,3% et 1,6%, en médiane (tableau 1). Ceci nous permet d'estimer que la taille relative du réservoir des cellules CD25^{hi}FoxP3$^+$ est comprise entre 1,6% à 17% du réservoir total de cellules T CD4$^+$ quiescentes. Si nous assumons que toutes les cellules FoxP3$^+$ (qu'elles soient CD25$^+$ ou non) ont le même taux de cellules infectées que les cellules T CD4$^+$CD25^{hi}FoxP3$^+$, nous pouvons estimer que la taille relative du réservoir Treg se situe potentiellement entre 3,1 et 38,6% du réservoir T CD4$^+$ total.

En considérant la durée du traitement antirétroviral des patients testés et la fréquence des cellules infectées dans les 2 sous-groupes de cellules, nous constatons que les deux réservoirs Treg et non-Treg décroissent en fonction de la durée du traitement antirétroviral (R=-0,692 et -0,602 respectivement, p<0,05, selon le test de Spearman) et quelque soit la durée du traitement, la proportion des cellules infectées est plus élevée dans le réservoir Treg (Figures 2C et D). Cependant, la cinétique de décroissance est similaire dans les deux compartiments. La demi-vie de ces deux réservoirs est estimée à 20 mois pour les Tregs et 23 mois pour les non-Tregs (Figure 2D).

Au total, nos résultats ont montré que 1/ chez les patients sous traitement antirétroviral au long cours, le sous groupe des Tregs contient des cellules infectées par le VIH, 2/ les cellules contenant de l'ADN proviral sont plus abondantes dans le sous-groupe des Tregs que dans celui des non-Tregs mais ces 2 réservoirs ont une demi-vie équivalente.

2/ Les Tregs infectés peuvent produire du virus dans des conditions d'activation qui permettent de rompre leur latence

Des études antérieures ont montré qu'in vitro, même après une stimulation forte avec du PHA+IL-2 en co-culture avec des PBMC allogéniques déplétés en cellules T CD8$^+$, seul 1% des cellules T CD4$^+$ quiescentes contenant de l'ADN du VIH peut transcrire du virus et probablement un pourcentage moindre serait capable de produire du virus (148, 603, 604). Le taux de cellules infectées parmi des Tregs est estimé à 1/10000. Comme les Tregs représentent 2 à 7% des cellules T CD4$^+$ HLADR$^-$, nous n'avons pu obtenir que 300 000 à 400 000 Tregs à partir de 30ml de sang. Ainsi, 150 000 à 200 000 cellules ont été utilisées pour chacune des conditions d'expérimentation suivantes : 1/activation cellulaire et 2/contrôle sans stimulation. Les cellules ont été stimulées avec du PHA+IL-2. Cette condition a été testée au préalable et a permis d'induire une prolifération détectable de Tregs (Figure 1D). La méthode d'amplification virale par coculture directe des Tregs avec les PBMC allogéniques provenant de sujets VIH$^-$ et déplétés en cellules T CD8$^+$ n'a pas été utilisée, car les Tregs activés auraient pu inhiber la prolifération des cellules T CD4$^+$ (Figure 1C). Aucune production virale n'a été détectée dans le groupe contrôle, malgré l'utilisation des techniques de RT-PCR ultra-sensibles (limite de détection 20 copies/ml) attestant l'état de latence virale dans les Tregs quiescentes (Tableau 2). Après 21 jours d'activation, de l'ARN du VIH a été trouvé dans le surnageant de culture des Tregs provenant de 7 patients sur les 21 testés (33%). Chez 4 de ces patients, un prélèvement a été effectué de nouveau pour réaliser la culture des Tregs en présence de PHA+IL-2 pendant 3 semaines. Les surnageants obtenus ont ensuite été utilisés pour infecter des PBMC

148

allogéniques de sujets VIH⁻, déplétés en cellules T CD8⁺, préalablement activés par du PHA+IL-2. De très grandes quantités d'antigène P24 viral (>400 pg/ml) ont été trouvées dans les surnageants de culture attestant qu'il y a eu amplification virale. Comme contrôle, 200 000 cellules non-Tregs quiescentes ont été traitées dans les mêmes conditions. La production d'ARN VIH a été observée chez seulement 3 patients sur les 23 testés après activation cellulaire (tableau 2). L'amplification virale n'a été obtenue que pour 2 de ces 3 patients (antigène p24>400 pg/ml). Ces résultats suggèrent que les Tregs infectés peuvent produire du virus dans des conditions qui rompent leur latence et leur anergie.

Des études récentes ont suggéré que les inhibiteurs d'histone déacétylase peuvent lever la latence et induire une expression virale sans activation cellulaire (491). Nous avons mis en culture 150 000 à 200 000 Tregs quiescents en présence d'acide valproïque pendant 7 jours. Il y a eu production de virus détectable (limite de détection : 20 copies d'ARN/ml) chez 5 des 10 patients testés, mais à un niveau très faible (1,46 $\log_{10}$ copies/ml en moyenne ± 0,16) sans prolifération cellulaire ni expression de marqueur d'activation HLA DR. Ce niveau bas d'ARN viral retrouvé est probablement lié à la rareté des cellules infectées et aux effets limités de l'acide valproïque dans l'activation des cellules non infectées. Au total, le point important est que l'acide valproïque peut potentiellement induire une expression virale chez les Tregs infectés de façon latente, les rendant visibles aux lymphocytes T CD8⁺ cytotoxiques par la formation des complexes CMH de classe 1-peptides virales.

3/ Le réservoir Treg est composé de phénomènes d'archivage de virus

Dans une étude précédemment effectuée au laboratoire, il a été démontré que le réservoir de cellules T CD4$^+$ est dynamique et que la diversité virale observée résulte de l'archivage successif des virus circulants dans le plasma durant l'histoire de l'infection au VIH (595). Nous avons séquencé la région C2V4 du gène Env des cellules Tregs et non-Tregs quiescentes. L'analyse phylogénétique a montré une diversité des séquences dans les deux sous groupes de cellules. Cette diversité est similaire voire plus élevée dans les Tregs par rapport aux non-Tregs. Ceci suggère que le réservoir Treg et non-Treg peuvent être composés d'archivages successifs de virus tout au long de l'évolution de l'infection (Figure S1).

4/ Approches visant à éradiquer le réservoir Treg : les contraintes spécifiques

Les stratégies visant à réduire le réservoir VIH circulant se basent essentiellement sur l'activation cellulaire, qui entraîne l'expression de l'antigène viral par la cellule infectée. Celle-ci est alors détruite par effet cytopathogène du virus ou par cytotoxicité T CD8$^+$, l'infection de nouvelles cellules ayant été empêchée par le maintien d'une thérapie antirétrovirale efficace. Cependant, cette stratégie pourrait ne pas être adaptée pour les Tregs : ces cellules sont anergiques à la stimulation conventionnelle et, une fois activées, elles inhibent les lymphocytes T CD4$^+$ et CD8$^+$. Le Granzyme B est directement impliqué dans la cytotoxicité. Nous avons observé que la déplétion des cellules T CD4$^+$CD25$^+$ entraîne une augmentation significative de la sécrétion du Granzyme B par les cellules T CD8$^+$, en réponse à une stimulation non spécifique avec de la PMA+ionomycine (Figure 3A) et également à la suite d'une activation spécifique avec des pools de peptides chevauchant 15-mer du VIH, correspondant aux produits des gènes RT, P24 et Nef (Figures 3B). Ces peptides ont pu activer les Tregs spécifiques, qui ont exercé ensuite leur pouvoir inhibiteur. Cet effet suppresseur peut aussi être lié à l'existence, parmi les PBMC, de Tregs activés qui sont continuellement stimulés par l'interaction avec des peptides du soi. Cela expliquerait le pourcentage élevé des cellules HLA DR$^+$ parmi les cellules T CD4$^+$CD25^{hi}FoxP3$^+$ (médiane = 51%, n=15 patients sous traitement efficace depuis plus de 2 ans). En résumé, les Tregs activés peuvent créer un environnement dans lequel les lymphocytes T CD8$^+$ sont inaptes à exercer pleinement leurs fonctions cytotoxiques. Par contre, les Tregs quiescents (HLA DR$^-$) n'ont pas d'effet inhibiteur significatif sur la sécrétion de Granzyme B par les cellules T CD8$^+$ activées (Figure 4A).

Nous avons démontré que les inhibiteurs d'histone désacétylase peuvent induire l'expression virale au niveau des Tregs sans activation cellulaire (cf supra). Cette approche serait intéressante pour réduire le réservoir Tregs. Pour examiner si les Tregs quiescents, exprimant les peptides du VIH, sont détruits par CTL, nous avons créé un modèle in vitro comme suit. Sachant que les cellules infectées et des lymphocytes T CD8$^+$ spécifiques sont rares, nous avons sélectionné par ELISPOT un pool de peptides chevauchants du VIH (correspondant à des séquences Gag, Pol, Nef) et induisant la sécrétion la plus importante d'IFN-γ par les cellules T CD8$^+$ (PBMC déplétés en cellules T CD4$^+$). Ces peptides ont été ensuite utilisés pour activer les lymphocytes T CD8$^+$ pendant 10 jours. Au 10$^\text{è}$ jour, les Tregs et non-Tregs quiescents chargés des mêmes

151

peptides ont alors été mis en co-culture avec les cellules T CD8$^+$ stimulées. Le taux d'apoptose induite a été estimé par cytométrie en flux, par la mesure d'Annexine V produite. Nous avons trouvé que ce taux est similaire dans les deux sous-groupes de cellules, suggérant que les Tregs quiescents exprimant l'antigène du VIH sont aussi sensibles au CTL que les non-Tregs (Figure 4B).

Discussion

Ce travail a permis d'identifier un réservoir VIH latent et spécifique à l'intérieur de la population des cellules T régulatrices quiescentes chez les patients sous antirétroviraux efficaces au long cours.

1/ Nous avons montré la présence de virus intégré dans les Tregs. Ces Tregs infectées peuvent avoir plusieurs origines :

- Les cellules peuvent être infectées durant leur réversion du stade activé vers un stade de quiescence (217) permettant une intégration du virus sans progression avancée dans le cycle de réplication virale.

- Les Tregs infectés de façon latente peuvent aussi dériver des Tregs et des non-Tregs partiellement activés pendant que l'infection cellulaire est en cours (272, 605, 606).

- Des études récentes ont également montré que les lymphocytes CD4$^+$CD25$^-$ activés par les cellules dendritiques dans des conditions antigéniques sub-optimales peuvent devenir des cellules T régulatrices FoxP3$^+$CD25$^+$ (607). Il est actuellement clair qu'il existe une altération de la fonction des cellules dendritiques chez les patients en phase active d'infection par le VIH (608).

Cela suggère que le réservoir Treg peut comporter des cellules avec des caractéristiques de Tregs et provenant de diverses origines, comme les Tregs « naturels » d'origine thymique et les Tregs « adaptatifs » générés à partir des lymphocytes CD25⁻ périphériques.

2/ Nous avons trouvé que les Tregs quiescents sont plus infectés que les non-Tregs.

Ceci peut être dû au fait que les Tregs sont plus anergiques que les T $CD4^+$ conventionnels en terme de prolifération en réponse à une activation polyclonale (anti-CD3, anti-CD3+anti-CD28) ou spécifique par antigènes de rappel, incluant les antigènes VIH, présentés par des cellules dendritiques matures. Bien que les Tregs partagent plusieurs caractéristiques biochimiques avec les cellules anergiques (609), plusieurs travaux sur les modèles de souris suggèrent qu'in vivo, au moins quelques Tregs peuvent être activés et proliférer aussi fortement que les cellules T conventionnelles (610). Les taux d'IL-2 disponibles plus élevés in vivo pourraient être capables de compenser les défauts biochimiques sus-mentionnés des Tregs (609). Cependant, le défaut de production de l'IL-2 durant la phase active de l'infection par le VIH (611) peut rendre l'environnement des Tregs in vivo semblable aux conditions in vitro. Cette anergie des Tregs peut potentiellement favoriser le blocage du cycle viral à la phase intégrative conduisant à la latence post-intégrative. De plus, le FoxP3 pouvait également inhiber l'activation du LTR du VIH en ciblant la voie NFκB (612).

Bien que les Tregs quiescents soient intrinsèquement sensibles à la cytotoxicité médiée par les cellules T $CD8^+$, une fois activés, ils inhibent les fonctions cytotoxiques de ces cellules, comme la sécrétion du granzyme B. Ce processus peut les protéger du CTL, favoriser la survie des Tregs infectés et leur permettre de retourner au stade quiescent. L'efficacité des antirétroviraux peut favoriser la persistance à un stade quiescent des Tregs spécifiques à des antigènes du VIH ou à des infections opportunistes, en réduisant leur probabilité de rencontrer ces antigènes.

L'équipe de Chase et Siliciano n'a pas observé de différence de fréquence des cellules infectées dans les deux populations Tregs et non-Tregs (585). Cependant cette comparaison a été effectuée chez des patients virémiques et pas chez des patients sous traitement effectif. Chez les patients traités et non virémiques, cette équipe a rapporté une fréquence de Tregs infectés équivalente à la nôtre, autour de 1/15 000. Celle-ci est en revanche, 14 fois plus basse chez des patients « Elite suppressor » et 20-130 fois plus élevée chez les patients virémiques (585). Ceci suggère que le processus de formation du réservoir Tregs et non-Tregs du VIH pourrait être différent selon l'environnement immuno-virologique des cellules.

3/ Nous avons trouvé que la décroissance de la taille du réservoir Treg chez les patients sous antirétroviraux efficaces est similaire à celle du réservoir non-Tregs. Ceci suggère que les facteurs responsables de ce niveau plus élevé d'infection observé chez les Tregs agissent plutôt au niveau de la formation du réservoir Tregs qu'en ralentissant sa décroissance. Cependant, ce processus peut être plus complexe. La demi-vie du réservoir Tregs et non-Tregs peut résulter de deux phénomènes distincts voire antagonistes : la diminution du nombre de cellules infectées dans les deux sous-groupes de cellules et le remplissage viral des réservoirs par la réplication résiduelle (149, 613) comme cela été suggéré chez les patients sous antirétroviraux au long cours (145). Ramratnam et collaborateurs ont rapporté une demi-vie plus courte du réservoir latent chez les patients sous régime antirétroviral intensifié (lequel peut réduire la réplication résiduelle) par rapport aux patients sous régime antirétroviral standard (613). Nous avons estimé la demi-vie du réservoir latent des Tregs et non-Tregs à 20 et 23 mois respectivement. Cette demi-vie est légèrement plus brève que les 44 mois énoncés par Siliciano et collaborateurs pour le réservoir cellulaire total (150), mais elle est globalement du même ordre de grandeur, indiquant que son éradication chez les patients sous antirétroviraux efficaces pourrait prendre plusieurs décades.

Le moment de l'initiation du traitement est d'une grande importance. Une étude récente (238) a montré une demi-vie plus courte du réservoir lymphocytaire du VIH chez les patients qui pris des antirétroviraux très précocement (moins de 5 mois) après leur séroconversion. Ce n'est pas le cas des patients de notre étude, puisque le traitement a été débuté en moyenne deux ans après le diagnostic de l'infection.

4/ Nous avons étudié la question « Comment éliminer ce réservoir spécifique ? »

Des contraintes spécifiques liées à la biologie des Tregs peuvent limiter les options thérapeutiques. L'activation cellulaire, avec l'IL-2 ou anti-CD3, a été proposée pour purger le réservoir latent. Malgré quelques résultats encourageants initialement, ces approches se sont révélées inefficaces pour éradiquer le virus (614). Le rationnel de cette approche est que l'activation cellulaire pourrait induire l'expression du virus à partir des cellules infectées de façon latente, le traitement antirétroviral étant maintenu pour empêcher de nouvelles infections cellulaires. Ces cellules infectées, ainsi « dévoilées », pourraient être détruites par effet cytopathogène direct du virus ou par des lymphocytes T cytotoxiques (452, 614). Cependant, les Tregs activés peuvent inhiber la cytotoxicité spécifique des lymphocytes T CD8$^+$. La question est de savoir si l'IL-2 peut activer directement les Tregs in vivo.

In vitro, dans notre expérience, contrairement à la combinaison PHA+IL-2, l'IL-2 seule ne conduit pas à une prolifération significative de Tregs ni à une production détectable de virus. Cependant, l'IL-2 est connue en cancérologie pour être capable d'entraîner une expansion de Tregs avec une activité inhibitrice puissante in vitro (615). Cet effet pourrait être relatif à l'augmentation de la génération de Tregs dans le thymus (616). Dans le sang, l'IL-2 exogène pourrait rompre la latence virale seulement chez les Tregs préalablement stimulés par des antigènes physiologiques, en favorisant leur prolifération (617). Cet effet peut ne représenter qu'une petite fraction de Tregs quiescents infectés de façon latente. L'ajout de l'anti-CD3 à l'IL-2 pourrait augmenter l'activation du réservoir Treg. Cependant, en plus des effets secondaires relatifs à une activation immune généralisée non spécifique, cette approche ne peut pas aller au delà des propriétés suppressives des Tregs activés.

L'effet de l'IL-7 dans la réactivation du virus latent reste à déterminer. Chez les patients sous traitement antirétroviral, cette cytokine a été démontrée capable de réactiver le VIH dans les lymphocytes T CD4$^+$ quiescents (PBMC déplétés en cellules T CD8$^+$ et lymphocytes T CD4$^+$CD25$^-$HLADR$^-$) (462). Une activation et une prolifération cellulaire partielle pourraient être l'un des mécanismes d'action de l'IL-7 sur la latence virale (462). Des données récentes ont montré que l'IL-7 augmentait la survie des Tregs murins en inhibant leur apoptose sans avoir d'effet sur leur prolifération (618). Cependant, dans les Tregs, le récepteur à l'IL-7 (CD127) est « down-régulé » (551, 552).

Les inhibiteurs d'histone déacétylase, comme l'acide valproïque, sont capables d'induire l'expression du virus in vitro à partir des cellules T CD4$^+$ quiescentes sans activation cellulaire complète (473) et de réduire in vivo le réservoir latent (491). Cet espoir a été récemment tempéré par les résultats d'autres études, qui n'ont pas montré d'effet de l'acide valproïque sur la taille du réservoir in vivo (493, 494). Néanmoins, ces thérapeutiques ont pour cible la quiescence virale, au lieu de la quiescence cellulaire comme dans les approches conventionnelles et elles pourraient être, en théorie, plus appropriées pour purger le réservoir Treg. Ces cellules sont en effet anergiques à la stimulation conventionnelle et une fois activées, inhibent la cytotoxicité T spécifique.

Nous avons montré que l'acide valproïque est capable d'induire la production de virus par les Tregs infectés de façon latente in vitro. Nous avons également montré que ces Tregs quiescents exprimant des peptides du VIH sont aussi sensibles à la cytotoxicité T CD8$^+$ que les non-Tregs, ouvrant la voie à de futures investigations in vivo en vue de réduire le réservoir Treg.

Au total, nos travaux ont identifié les Tregs comme un compartiment spécifique à l'intérieur du réservoir latent et posé le problème de l'hétérogénéité immunologique du réservoir latent, qui reflète la diversité fonctionnelle des cellules T CD4$^+$. Ils soulèvent également la question de l'utilisation de thérapeutiques spécifiques et de la combinaison de plusieurs traitements au lieu d'un seul en vue de purger ce réservoir.

3.2. Etude de la réplication résiduelle chez les patients sous traitement antirétroviral efficace prolongé.

> **Article 2 : Absence de preuve d'une stabilité prolongée in vivo de l'ADN épisomal double LTR du VIH**

In: Lack of evidence for prolonged double-long terminal repeat episomal HIV DNA stability in vivo

Houria Hendel-Chavez*, Tu-Anh Tran*, Bamory Dembele, Nadine Nasreddine, Olivier Lambotte, Brigitte Gubler, Emilie Le Névot, Jean-François Delfraissy, Yassine Taoufik

*participation égale à ce travail

J. Acquir. Immune. Defic. Syndr. 2007 Jun 1; 45(2):247-9

Introduction

Un niveau bas de réplication du VIH semble persister sous traitement antirétroviral efficace et prolongé. Les sites de cette réplication ne sont pas bien déterminés et le niveau de virémie est trop bas pour être détecté avec des méthodes conventionnelles. Il a été proposé que les cellules T $CD4^+$ quiescentes infectées pourraient re-larguer du virus une fois activées, ou que la réplication virale pourrait continuer à persister dans des sanctuaires anatomiques peu accessibles aux antirétroviraux. L'ADN épisomal double LTR (Long terminal Repeat) du VIH apparaît, quand l'ADN obtenu par réverse-transcription échoue à intégrer le génome de la cellule hôte et se circularise. Sharkey ME et al. et d'autres ont suggéré d'utiliser cette forme d'ADN circulaire comme marqueur d'infection cellulaire récente, sur la base de son instabilité observée in vitro et in vivo (50, 600, 601). Cependant, d'autres études in vitro ont observé le contraire : cet ADN est très stable et peut persister indéfiniment si les cellules infectées survivent et restent dans le compartiment étudié (52, 53). Ceci implique que l'ADN circulaire double LTR du VIH, trouvé chez les patients sous traitement antirétroviral au long cours, pourrait provenir principalement de la période avant l'initiation du traitement, quand le niveau de réplication virale était élevé.

Pour résoudre cette controverse, nous avons comparé les séquences de la région hypervariable de la boucle V3 de la protéine gp120 de l'ARN viral, obtenu dans la période avant l'instauration du traitement, à celles de l'ADN épisomal du VIH dans des PBMC obtenu après la mise sous antirétroviraux au long cours.

Travail réalisé

Nous avons sélectionné trois patients sous antirétroviraux efficaces au long cours dont la charge virale plasmatique était < 20 copies/ml depuis 2 à 5 ans sans aucun blip.

Nous avons extrait l'ADN épisomal à partir des PBMC. Nous avons réalisé une PCR avec une paire d'amorces ciblant les jonctions double LTR circulaires (50, 601). Nous avons ensuite cloné et séquencé le produit de PCR obtenu. Les séquences de la jonction double LTR circulaire ont été déterminées pour chacun des patients et utilisées pour dessiner 1 ou 2 amorces spécifiques, qui ont ensuite été regroupées pour être utilisées. L'ADN épisomal est ainsi amplifié avec les amorces ciblant la jonction double-LTR d'une part et l'Env 13, situé sur le gène de l'enveloppe virale *Env*, d'autre part. La séquence amplifiée inclut les régions situées entre C2 et V4 de la gp120. Nous avons effectué une PCR nichée sur le produit PCR obtenu en utilisant une paire d'amorces ciblant la boucle V3 de la gp120.

L'ARN est extrait à partir des plasmas congelés stockés, 3 ou 4 semaines avant l'initiation de la première ligne de traitement antirétroviral. L'ARN est ensuite réverse-transcrit et la boucle V3 amplifiée avec les amorces sus-décrites. Le produit de PCR correspondant est ensuite cloné, séquencé et analysé sur le plan phylogénétique.

Nous avons trouvé que les séquences de l'ADN double LTR du VIH, isolé durant la période sous traitement efficace, comportent une hétérogénéité limitée, en défaveur d'un processus d'archivage à long terme, lequel demande une stabilité élevée, comme cela a été démontré pour le réservoir T CD4$^+$ latent (595). Comparées à celles des virus de la période avant traitement antirétroviral, les séquences de l'ADN épisomal sont moins diversifiées. Cette diversité est d'autant moins importante que le traitement a été instauré plus précocement dans l'histoire de l'infection par le VIH et que le régime antirétroviral a été intensif (quadrithérapie versus trithérapie). Un point également très important est que chez tous les patients étudiés, les séquences épisomales sont clairement distinctes de celles du virus de la période pré-traitement. Ceci suggère que l'ADN épisomal du VIH trouvé durant la période sous antirétroviraux ne provient pas de l'archivage des souches en réplication de la période précédent le traitement antirétroviral efficace.

Discussion

Les études suggérant que l'ADN épisomal VIH est très stable, sont basées sur le monitorage quantitatif de cet ADN après infection in vitro des cellules (44, 52) et peuvent ne pas refléter les conditions in vivo. D'autres auteurs ont également mesuré l'ADN épisomal VIH avant et après traitement antirétroviral (51). L'impact du traitement sur le niveau de l'ADN double LTR du VIH est faible. Ceci pourrait être expliqué par un remplissage continu de ce pool à partir de la réplication virale résiduelle. Il a été également rapporté que les séquences *Env* du provirus dans les PBMC évoluent malgré un traitement antirétroviral efficace, phénomène que certains auteurs attribuent à la réplication virale résiduelle (130, 619). Cette évolution est mieux représentée par l'ADN double LTR circulaire du VIH que par l'ADN proviral total. Nous avons par ailleurs démontré que l'ADN proviral total inclut des virus intégrés du réservoir latent et qu'il suit un processus d'archivage au cours du temps (595).

Tous ces résultats, y compris les nôtres, sont en défaveur d'une stabilité prolongée de l'ADN circulaire double LTR VIH. Par conséquent, ces formes virales peuvent être utilisées comme des marqueurs potentiels de la réplication virale résiduelle durant la thérapie antirétrovirale.

DISCUSSION GENERALE

1. Identification du réservoir du VIH

Malgré l'utilisation des antirétroviraux hautement efficaces, l'éradication du VIH est actuellement impossible à cause de la présence d'un compartiment stable de lymphocytes T CD4$^+$ quiescents (lymphocytes T CD4$^+$ DR$^-$), de longue durée de vie et infectés de manière latente par du virus compétent pour la réplication (40, 225, 226). Ce réservoir est principalement composé de cellules de phénotype mémoire (224, 268, 323) avec une proportion significative de cellules spécifiques du VIH (84, 434). La quiescence cellulaire, en favorisant la latence virale, réduit le risque de destruction de la cellule hôte par les cellules T CD8$^+$ cytotoxiques ou par effet cytopathogène direct du virus. Dans ce réservoir, il existe un phénomène d'archivage des souches virales incluant des souches résistantes. Ce compartiment représente, par conséquent, une mémoire virologique retraçant le parcours virologique et thérapeutique du patient (595).

Jusqu'à ce jour, le réservoir circulant était considéré comme homogène et suivait une évolution commune. Par ailleurs, les stratégies thérapeutiques ayant pour but de le réduire avaient plutôt un objectif unique appliqué à tout le réservoir. Par exemple, la stratégie la plus utilisée ces dernières années visait à rompre la quiescence des cellules infectées de façon latente en les activant pour faire exprimer les virus à leur surface et les rendre accessibles aux mécanismes de défense anti-VIH de l'organisme. En revanche, nous avons démontré dans ce travail qu'un

162

sous-type de lymphocytes T CD4$^+$, les cellules T régulatrices CD4$^+$CD25^{hi}FoxP3$^+$ quiescentes (HLADR$^-$, CD69$^-$, CD30$^-$) constituent un sous-réservoir privilégié pour le VIH à cause de ses caractéristiques particulières : ces cellules sont anergiques à la stimulation lymphocytaire conventionnelle et une fois activées, elles inhibent l'action des cellules T CD4 et la cytotoxicité médiée par les cellules T CD8. C'est sans doute en raison de ces propriétés que les Tregs ont été retrouvés infectés de manière latente par du virus intégré compétent pour la réplication à une fréquence jusqu'à 8 fois supérieure à celle observée au niveau des lymphocytes T CD4$^+$ conventionnels CD25$^-$.

Nous avons trouvé que la cinétique de décroissance de ce réservoir Tregs est similaire à celle des non-Tregs. Ceci suggère que les facteurs responsables du niveau plus élevé d'infection des Tregs agissent principalement en favorisant la formation du réservoir Tregs, plutôt qu'en ralentissant sa décroissance. Aussi, par déduction, nous pouvons penser que ce réservoir Tregs persistera quand son équivalent non-Tregs sera complètement éradiqué, celui-ci étant parti avec un niveau d'infection plus élevé et une vitesse de décroissance similaire.

Par conséquent, les Tregs pourraient constituer le dernier « bastion » pour la persistance du VIH dans le réservoir cellulaire circulant.

Ces résultats signifient également que les thérapeutiques, visant à activer les cellules quiescentes pour les rendre accessibles à la cytotoxicité T CD8, peuvent n'avoir aucune action sur les Tregs, parce qu'ils sont difficiles à stimuler et capables d'inhiber la CTL une fois activés. Ils constituent par conséquent un modèle intéressant pour l'étude des stratégies d'éradication du VIH ayant accumulé en eux des obstacles majeurs à franchir pour leur éradication. Les stratégies visant à rompre la quiescence cellulaire doivent désormais montrer la preuve qu'elles sont efficaces sur le réservoir Tregs.

En tenant compte des caractéristiques de ce sous-réservoir, un nouveau concept thérapeutique peut être défini à partir du modèle Treg : pour « réveiller » le réservoir latent du VIH, il faut rompre la latence virale plutôt que la quiescence cellulaire. Cette stratégie permet également de limiter l'activation des cellules non infectées, ce qui va diminuer leur possibilité d'être la cible des virus re-largués dans la circulation à partir du réservoir suite à la stimulation.

La tendance actuelle va dans ce sens puisque de nombreuses molécules de la classe des inhibiteurs d'histone déacétylase, qui peuvent induire l'expression génique du virus à partir des lymphocytes T CD4$^+$ quiescents sans activer les cellules, sont en cours d'étude aussi bien in vitro qu'in vivo. L'observation du comportement du réservoir Tregs en particulier vis-à-vis de ces médicaments peut fournir des informations précieuses sur leur réelle efficacité.

Notre étude a introduit donc une nouvelle notion : le réservoir lymphocytaire latent du VIH n'est pas homogène, mais comporte des sous-groupes de cellules ayant des caractéristiques particulières qui doivent être prises en compte.

Ce concept révèle de nouveaux problèmes à résoudre pour bien comprendre le réservoir lymphocytaire : les cellules qui ont des propriétés des Tregs naturels (« nTregs » ou « Naturally occuring Tregs ») comportent également les cellules Tr1 sécrétant l'IL-10, cellules Th3 sécrétant du TGFβ, les lymphocytes T CD8$^+$ restreints en Qa-1, les cellules T CD8$^+$CD28$^-$, CD8$^+$CD122$^+$, γ/δ et les cellules NKT (524, 525, 526, 527, 528). Il existe aussi des cellules régulatrices induites à partir des cellules T naïves de façon adaptative, conséquence d'un mode d'exposition antigénique particulier dans un milieu cytokinique donné (524). Il a été récemment montré que le traitement des cellules T CD4$^+$ CD25$^-$ avec du TGF-β durant l'activation cellulaire aboutit à l'inhibition transitoire de la phosphorylation de ERK, suivi d'une induction de l'expression de FoxP3 et confère à ces cellules une fonction suppressive (620).

Cette hétérogénéité et cette apparente redondance sont nécessaires pour maintenir l'homéostasie immunitaire et la tolérance du soi. La participation de toutes ces cellules dans le réservoir latent du VIH reste à explorer. De même, des autres sous-groupes de lymphocytes T CD4$^+$ doivent être systématiquement étudiés, comme les cellules T CD4$^+$ Th17$^+$ par exemple. Ces cellules sont des cellules activées et sécrètent de l'IL-17. Il a été observé que les cellules Th17 sont augmentées chez les patients infectés par le VIH par rapport aux sujets non-infectés (621). De plus, elles sont identifiées comme de phénotype T mémoire CD4$^+$CCR2$^+$ et CCR5$^-$ ce qui les distingue des lymphocytes Th1 (622). Peuvent-elles être infectées par le VIH qui a besoin du récepteur CCR5 pour entrer dans la cellule? Et dans le cas où elles ne peuvent pas être infectées, quels rôles jouent-elles dans l'infection par le VIH et la constitution du réservoir ? Seraient-elles par leurs caractéristiques uniquement infectées par les souches R4 du VIH et en constituent un réservoir privilégié ?

Nous avons quantifié les cellules infectées dans le réservoir Tregs et non-Tregs sanguins. Cependant, cette quantification dans le sang reflète-t-elle la réalité du réservoir du VIH ? Il a été récemment démontré qu'il existe un haut niveau de réplication virale et une déplétion profonde du nombre des cellules T CD4$^+$ dans les tissus lymphoïdes associés aux intestins (GALT : gut-associated lymphoid tissue) chez l'homme et dans les modèles simiens infectés par le SIV (427, 428, 429, 430). Cette déplétion est beaucoup plus sévère comparativement au compartiment circulant et par rapport aux ganglions lymphoïdes. Elle survient très précocement lors de la primo-infection et se poursuit lors des stades chroniques de l'infection (428). La mise sous traitement antirétroviral efficace ne restaure que partiellement le déficit CD4 au niveau de ce site (428), même après de très longues périodes avirémiques (9,9 ans) (623). Il a été montré récemment que la fréquence de cellules infectées était plus élevée au niveau des GALT par rapport aux cellules mononucléées sanguines et qu'il existait une infection mutuelle entre ces deux compartiments chez les patients dont la charge virale est indétectable depuis des années (623). Ces résultats suggèrent que les tissus lymphoïdes associés aux intestins pourraient jouer un rôle majeur dans la persistance du VIH. Par conséquent, étudier et quantifier le réservoir Tregs du VIH serait-il plus approprié au niveau des intestins et des organes lymphoïdes qu'au niveau sanguin ? En effet les études préliminaires chez le macaque montrent une diminution significative de l'expression FoxP3 à tous les stades d'infection par le SIV, accompagnée d'une baisse de l'activité suppressive des cellules T CD4$^+$ iléales (592). D'autres études montrent que l'ARNm FoxP3 et le CTLA-4 sont augmentés dans les leucocytes de la rate, des ganglions et des muqueuses intestinales des macaques infectés avec du SIV et qu'ils sont directement corrélés avec le niveau de la charge virale SIV dans les tissus (576). Nos résultats posent la question suivante : Faut-il désormais toujours étudier en parallèle le réservoir cellulaire circulant avec celui des organes lymphoïdes ? Cette approche permettra d'avoir une idée plus précise du réservoir à éradiquer, des interrelations entre ces deux compartiments, et des obstacles à franchir pour atteindre cet objectif, notamment la prise en compte de la biodisponibilité des médicaments au niveau de ces compartiments (624).

2. Réplication résiduelle du VIH

Nous avons démontré que l'ADN épisomal double LTR du VIH peut être utilisé comme marqueur de la réplication résiduelle du VIH.

Chez les patients sous traitement antirétroviral efficace et prolongé, l'origine (ou les origines) de la réplication virale résiduelle observée au niveau circulant demeure(nt) obscure(s). Au moins 2 hypothèses non exclusives peuvent être évoquées. La première implique l'existence de sites anatomiques où la biodisponibilité des antirétroviraux ne serait pas optimale et autoriserait la présence d'une réplication virale à bas bruit. Cette possibilité reste pour l'instant au stade de simple hypothèse du fait des difficultés évidentes à l'explorer directement. La seconde hypothèse relie cette activité virale résiduelle à la réactivation de cellules provenant de cette autre forme de persistance virale que représente le réservoir lymphocytaire latent. La plus grande part de ce réservoir viral correspond probablement à du virus défectif, mais, très clairement, une partie est constituée par du virus compétent pour la réplication, pouvant être réactivé in vitro et donc potentiellement in vivo. L'activation antigénique de lymphocytes réservoirs et la réactivation virale consécutive pourraient être à l'origine de la réplication virale résiduelle, en particulier si cette activation cellulaire a lieu au niveau de sites où la biodisponibilité des drogues antirétrovirales est réduite.

Par conséquent, les interrelations entre le réservoir lymphocytaire latent et la réplication virale résiduelle doivent être étudiées. Un projet est en cours dans notre laboratoire ayant pour objectif de démontrer que la réplication virale résiduelle proviendrait effectivement du réservoir lymphocytaire circulant. Seront comparées les souches virales issues de la réplication virale résiduelle (ARN viral plasmatique et ADN épisomal double LTR des PBMC circulants) et celles issues de la fraction du réservoir lymphocytaire latent capable d'expression virale après activation cellulaire. Cette fraction sera identifiée dans les cellules T CD4$^+$DR$^-$CD69$^-$ sanguins ayant exprimé l'Ag P24 intra-cellulaire après stimulation par du PHA+IL-2. La présence d'une réplication résiduelle impliquant des souches virales distinctes de celles archivées dans le réservoir lymphocytaire latent sera en faveur d'une origine se situant au niveau d'un ou plusieurs sanctuaires anatomiques. L'étude pourra se poursuivre par la comparaison des souches virales issues de la réplication virale résiduelle avec, cette fois ci, celles issues des lymphocytes du réservoir lymphocytaire latent issus des sites anatomiques tels que les intestins ou les organes génitaux. L'hypothèse que les sanctuaires anatomiques sont à l'origine de cette production virale résiduelle permettra d'orienter la thérapie antivirale vers l'utilisation de médicaments présentant une meilleure biodisponibilité pour des compartiments réputés comme peu accessibles aux antirétroviraux comme le système nerveux central par exemple. Dans le cas où la réplication résiduelle de souches virales est issue du réservoir lymphocytaire latent, la stratégie d'éradication du réservoir lymphocytaire menée jusqu'à présent devra être intensifiée.

3. Stratégies d'éradication du réservoir du VIH

Notre travail permet d'imaginer des stratégies futures en vue de réduire ou d'éradiquer le réservoir latent. Leurs principes peuvent être énoncés en cinq formules :

1/ « La nature hétérogène du réservoir tu considéreras »

Les stratégies en vue de réduire le réservoir ne doivent pas s'élaborer sans tenir compte des caractéristiques particulières de certaines sous-catégories cellulaires du réservoir sous peine d'échec. Par exemple, réveiller le virus par l'activation de la cellule quiescente infectée pour le rendre accessible aux défenses de l'organisme serait certainement inadapté pour le réservoir Tregs, comme nous l'avons vu précédemment. Dans ce cas précis, il faut privilégier les thérapeutiques ciblant la latence virale plutôt que la quiescence cellulaire.

2/ « Au profil de résistance des virus du réservoir tu penseras »

Nous avons vu que le réservoir lymphocytaire contient des virus archivés tout au long de l'histoire de l'infection par le VIH. Ce sont ces souches qui s'exprimeront après l'interruption du traitement antirétroviral. Par conséquent, toute thérapeutique visant à réduire ce réservoir doit tenir compte du profil de résistance de ces virus. Par exemple, si l'une des souches virales archivées est de phénotype R4, l'intensification du régime antirétroviral en complément d'un traitement réactivant la latence virale, ne doit pas comporter uniquement un inhibiteur de CCR5. Elle doit recourir à une ou plusieurs autres molécules, comme un inhibiteur de fusion ou une anti-intégrase. D'ailleurs, comme tout est archivé, le profil des virus du réservoir peut être deviné en tenant compte du passé thérapeutique du patient, ou étudié par le génotypage des souches virales, à partir de l'ADN proviral intégré dans les lymphocytes infectés de manière latente.

3/ « Le commencement et la durée du traitement antirétroviral, point tu n'oublieras »

La précocité de l'initiation du traitement antirétroviral efficace conditionne deux paramètres du réservoir : la fréquence des cellules infectées qui s'y trouvent et la diversité des souches archivées. Nous avons vu que, plus l'infection par le VIH évolue, plus le réservoir est diversifié. Cette diversité continue d'évoluer même après l'instauration d'un traitement efficace à cause des phénomènes de réplication virale résiduelle. Nous avons observé dans notre travail, chez 3 patients, que cette diversité est d'autant moins importante que le traitement a été instauré plus précocement dans l'histoire de l'infection au VIH et que le régime antirétroviral a été plus intensif (quadrithérapie versus trithérapie) (625). Elle est aussi conditionnée par les caractéristiques intrinsèques des sous-groupes de cellules du réservoir lymphocytaire. Ainsi, nous avons observé que la diversité virale dans le réservoir Tregs est plus élevée ou similaire à celle des non-Tregs. Par conséquent, chaque catégorie de cellules du réservoir peut avoir une évolution différente selon sa façon de réagir dans le « concert immunologique » face à l'infection par le VIH.

Il est également actuellement admis que le réservoir lymphocytaire du VIH décroit avec le temps si la réplication virale est complètement contrôlée (148, 150). Nous avons trouvé que la demi-vie des lymphocytes quiescents infectés était de 20 à 23 mois, du même ordre que celle estimée à 44 mois par l'équipe de Siliciano (148, 150). L'élimination de ce réservoir nécessiterait 60 ans de traitement antirétroviral efficace. Pour les équipes qui travaillent à l'éradication du réservoir VIH, l'objectif est de réduire cette durée (236, 237). Les travaux de Margolis et collaborateurs suggèrent que le réservoir peut être diminué en utilisant un traitement complémentaire ayant un effet réducteur sur la masse des cellules infectées de manière latente, comme l'utilisation d'un inhibiteur d'Histone déacétylase (491). Par contre, un travail récent de Chun en 2007 (238) estime que la demi-vie des lymphocytes réservoirs est de 4,6 mois seulement, chez les patients qui ont été mis sous traitement antirétroviral très précocement (2,7 mois en moyenne) après la séroconversion VIH. Par modélisation mathématique, la durée de traitement antirétroviral nécessaire pour éliminer complètement le virus persistant est ainsi estimé à 7,7 ans. Si nous tenons compte de toutes ces données, il est logique de proposer la stratégie suivante : il faut débuter le traitement le plus tôt possible après la séroconversion VIH, avec une combinaison de médicaments le plus efficace possible (permettant de réduire au minimum la probabilité de réplication résiduelle et ses conséquences) et en l'associant à une thérapie complémentaire ciblant le réservoir (par exemple les inhibiteurs d'Histone déacétylase). En agissant et sur la formation du réservoir et sur sa purge, on peut espérer aboutir à l'éradication complète de ce dernier. On peut ainsi imaginer débuter un régime antirétroviral dès la primo-infection avec une quadri ou penta-thérapie associant 2 INRT avec une antiprotéase, un anti-intégrase plus ou moins un inhibiteur de fusion et/ou un antagoniste du CCR5, le tout combiné avec un inhibiteur d'HDAC.

171

4/ « La capacité de lutte contre le VIH de l'organisme, tu évalueras »

Toute stratégie de purge du réservoir lymphocytaire vise à réveiller le pool de cellules dormantes pour l'exposer à la cytotoxicité T CD8$^+$. Or, nous, comme d'autres, avons montré que la majorité des lymphocytes réservoirs sont de spécificité anti-VIH (84, 434). Dans l'hypothèse où les thérapies visant à activer le réservoir arrivent à faire augmenter l'expression virale à la surface de ces cellules, le système immunitaire arrivera-t-il à le contenir ? Il est démontré qu'un traitement antirétroviral débuté très précocement peut altérer les défenses T CD8 spécifiques qui ont à peine le temps de se mettre en place (91). De même, après un traitement antiretroviral efficace très prolongé, les chances pour les lymphocytes T CD8 de rencontrer un antigène VIH sont extrêmement réduites. Par conséquent, le pool des cellules T CD8 VIH spécifiques diminue aussi de façon importante (187, 188, 189), jusqu'à ne plus être détectable par des méthodes comme la cytométrie en flux ou l'ELISPOT (191).

Ces cellules arriveront-elles à s'activer et contenir l'assaut des virus libérés à partir des réservoirs suite à une stimulation ? Nous avons montré in vitro que les lymphocytes cytotoxiques ne sont capables de remplir leur rôle que s'ils sont activés au préalable avec les mêmes antigènes du VIH exprimés par les lymphocytes T réservoirs. Par conséquent, avant d'activer le réservoir latent, ne faut-il pas faire l'état des lieux de la capacité de réponse des T CD8 spécifiques du VIH ? Dans le cas où cette réponse est faible, faut-il la stimuler par une vaccination préalable, préparée avec des antigènes identifiés à partir de l'analyse des souches virales du réservoir ? Cette préparation des cellules T CD8 spécifiques du VIH pourrait aussi passer par une meilleure présentation des même antigènes VIH en utilisant des cellules dendritiques présentatrices autologues (512, 513, 515).

5/ « Des réservoirs anatomiques, tu te souviendras »

L'éradication du réservoir lymphocytaire circulant ne sera pas possible sans une action sur les réservoirs anatomiques. Ces compartiments peuvent alimenter le compartiment sanguin et vice versa. Le système nerveux central et les organes génitaux ont été suspectés d'être des sanctuaires du VIH, sans avoir de preuve formelle. Actuellement, les intestins, sièges d'organes lymphoïdes sous muqueux et grands réservoirs de lymphocytes quiescents infectés, sont de plus en plus incriminés comme ayant des relations importantes avec le compartiment sanguin (623). Dans l'optique d'une éradication virale, le contrôle parfait de la réplication résiduelle du VIH à partir de ces sites doit être assuré. Par conséquent, le régime antirétroviral doit tenir compte de la pharmacocinétique des molécules et notamment de leur biodisponibilité dans les sites critiques (624).

Au total en tenant compte de ces 5 principes nous pouvons proposer deux stratégies « maximalistes » d'éradication du VIH comme suit (Figure 13) :

1/ Pour les patients pris en charge dès la primo-infection : initier sans tarder un régime antirétroviral efficace ayant pour cible plusieurs composants nécessaires à la pénétration et au développement du VIH. Le régime médicamenteux peut être composé d'un inhibiteur de fusion, un anti-CCR5, un ou deux inhibiteurs de la transcriptase inverse, une anti-protéase et un anti-intégrase virale. Le régime est à discuter selon les souches de VIH identifiées. Une fois la charge virale devenue indétectable, il faut associer au régime initial un inhibiteur d'histone déacétylase à visée de purge du réservoir résiduel. Ce régime peut être complété par une vaccination ayant pour but de renforcer les lymphocytes T CD8 spécifiques du VIH (vaccination par des antigènes spécifiques ou par des cellules dendritiques autologues chargées en peptides VIH du patient).

2/ Pour les patients pris en charge à la phase chronique, il est important de connaître d'abord le profil de résistance des virus du réservoir par un séquençage de l'ADN proviral. Ce profil permet de décider du régime d'antirétroviraux à administrer pour intensifier le régime existant et doit tenir compte de la pharmacologie des molécules vis-à-vis des sanctuaires anatomiques potentiels. En parallèle, les capacités de réponse des cellules T CD8 du patient seront évaluées. Une vaccination pour stimuler la lymphotoxicité T CD8 sera effectuée même moment que l'intensification de la combinaison antirétrovirale. Une fois que les « conditions d'accueil » du VIH latent seront réunies, un traitement par inhibiteur d'histone déacétylase sera débuté.

Ces deux schémas thérapeutiques doivent être monitorés pour évaluer leur efficacité sur le plan du contrôle virologique et de la purge du réservoir résiduel.

CONCLUSION

Depuis 10 ans, l'espoir d'éradiquer le VIH chez les patients sous antirétroviraux efficaces et prolongés rencontre des obstacles majeurs que sont les mécanismes de persistance du VIH. Le virus persiste sous forme d'infection latente des lymphocytes T CD4$^+$ quiescents. Il est présent sous forme d'ADN intégré dans le génome cellulaire et reste compétent pour la réplication quand les conditions favorables à son expression seront réunies. Ce réservoir est d'une grande stabilité du fait de la longue demi-vie intrinsèque de ces lymphocytes, mais aussi à cause d'une réplication virale résiduelle qui constamment le réalimente. Cette réplication résiduelle peut provenir de l'activation de ces cellules circulantes infectées de façon latente, ou autre possibilité, à partir des réservoirs anatomiques, sites dans lesquels la diffusion des médicaments est mauvaise.

La dernière décennie a vu les stratégies de réduction, voire de purge de ce réservoir, tourner autour de deux axes : réactiver le réservoir circulant quiescent tout en intensifiant le régime antirétroviral. Ces stratégies, après quelques soubresauts d'espoirs sur des cas isolés de malades, s'avèrent inefficaces à éradiquer le virus. Ceci est dû en partie au fait que les réservoirs circulants du VIH sont encore à l'heure actuelle incomplètement décrits et répertoriés. L'étude des sanctuaires anatomiques rencontrent des obstacles techniques évidents pour sa réalisation. Les connaissances fondamentales manquent également pour répondre à la question « comment stimuler la capacité de contrôle du virus par un système immunitaire qui, naturellement s'est montré incapable de remplir sa tâche, sauf chez quelques chez les sujets « élites » ou « non progresseurs à long terme » ? ». L'échec dans l'élaboration des vaccins anti-VIH en est une conséquence. L'effort doit être maintenu pour progresser dans les connaissances des deux domaines cités.

A l'heure actuelle, en 2008, l'éradication du virus reste encore une utopie. En attendant de nouvelles données indispensables pour trouver un traitement curatif, des stratégies thérapeutiques peuvent néanmoins être proposées. Elles doivent combiner tous les moyens disponibles aujourd'hui de manière raisonnée. Elles passent par un contrôle drastique de la réplication résiduelle par des nouvelles molécules d'antirétroviraux, l'activation du réservoir latent par les inhibiteurs d'histone déacétylase et la stimulation des défenses T $CD8^+$. Cette stratégie « traiter tôt, traiter fort et traiter tout » mériterait d'être essayée en clinique humaine.

BIBLIOGRAPHIE

1. UNAIDS. Report on the global AIDS epidemic 2007. 2007.

2. Palella FJ, Jr., Delaney KM, Moorman AC, Loveless MO, Fuhrer J, Satten GA, et al. Declining morbidity and mortality among patients with advanced human immunodeficiency virus infection. HIV Outpatient Study Investigators. N Engl J Med 1998;338(13):853-60.

3. Doms RW, Moore JP. HIV-1 membrane fusion: targets of opportunity. J Cell Biol 2000;151(2):F9-14.

4. Wyatt R, Kwong PD, Desjardins E, Sweet RW, Robinson J, Hendrickson WA, et al. The antigenic structure of the HIV gp120 envelope glycoprotein. Nature 1998;393(6686):705-11.

5. Berger EA, Murphy PM, Farber JM. Chemokine receptors as HIV-1 coreceptors: roles in viral entry, tropism, and disease. Annu Rev Immunol 1999;17:657-700.

6. Cairns JS, D'Souza MP. Chemokines and HIV-1 second receptors: the therapeutic connection. Nat Med 1998;4(5):563-8.

7. Cocchi F, DeVico AL, Garzino-Demo A, Cara A, Gallo RC, Lusso P. The V3 domain of the HIV-1 gp120 envelope glycoprotein is critical for chemokine-mediated blockade of infection. Nat Med 1996;2(11):1244-7.

8. Berger EA, Doms RW, Fenyo EM, Korber BT, Littman DR, Moore JP, et al. A new classification for HIV-1. Nature 1998;391(6664):240.

9. Kreisberg JF, Kwa D, Schramm B, Trautner V, Connor R, Schuitemaker H, et al. Cytopathicity of human immunodeficiency virus

type 1 primary isolates depends on coreceptor usage and not patient disease status. J Virol 2001;75(18):8842-7.

10. Kwa D, Vingerhoed J, Boeser-Nunnink B, Broersen S, Schuitemaker H. Cytopathic effects of non-syncytium-inducing and syncytium-inducing human immunodeficiency virus type 1 variants on different CD4(+)-T-cell subsets are determined only by coreceptor expression. J Virol 2001;75(21):10455-9.

11. Jekle A, Keppler OT, De Clercq E, Schols D, Weinstein M, Goldsmith MA. In vivo evolution of human immunodeficiency virus type 1 toward increased pathogenicity through CXCR4-mediated killing of uninfected CD4 T cells. J Virol 2003;77(10):5846-54.

12. Milich L, Margolin BH, Swanstrom R. Patterns of amino acid variability in NSI-like and SI-like V3 sequences and a linked change in the CD4-binding domain of the HIV-1 Env protein. Virology 1997;239(1):108-18.

13. Fouchier RA, Groenink M, Kootstra NA, Tersmette M, Huisman HG, Miedema F, et al. Phenotype-associated sequence variation in the third variable domain of the human immunodeficiency virus type 1 gp120 molecule. J Virol 1992;66(5):3183-7.

14. De Jong JJ, De Ronde A, Keulen W, Tersmette M, Goudsmit J. Minimal requirements for the human immunodeficiency virus type 1 V3 domain to support the syncytium-inducing phenotype: analysis by single amino acid substitution. J Virol 1992;66(11):6777-80.

15. Shioda T, Levy JA, Cheng-Mayer C. Small amino acid changes in the V3 hypervariable region of gp120 can affect the T-cell-line and macrophage tropism of human immunodeficiency virus type 1. Proc Natl Acad Sci U S A 1992;89(20):9434-8.

16. Xiao L, Owen SM, Goldman I, Lal AA, deJong JJ, Goudsmit J, et al. CCR5 coreceptor usage of non-syncytium-inducing primary HIV-1 is independent of phylogenetically distinct global HIV-1 isolates: delineation of consensus motif in the V3 domain that predicts CCR-5 usage. Virology 1998;240(1):83-92.

17. Hwang SS, Boyle TJ, Lyerly HK, Cullen BR. Identification of envelope V3 loop as the major determinant of CD4 neutralization sensitivity of HIV-1. Science 1992;257(5069):535-7.

18. Koito A, Stamatatos L, Cheng-Mayer C. Small amino acid sequence changes within the V2 domain can affect the function of a T-cell line-tropic human immunodeficiency virus type 1 envelope gp120. Virology 1995;206(2):878-84.

19. Miedema F, Meyaard L, Koot M, Klein MR, Roos MT, Groenink M, et al. Changing virus-host interactions in the course of HIV-1 infection. Immunol Rev 1994;140:35-72.

20. Learn GH, Muthui D, Brodie SJ, Zhu T, Diem K, Mullins JI, et al. Virus population homogenization following acute human immunodeficiency virus type 1 infection. J Virol 2002;76(23):11953-9.

21. Shankarappa R, Margolick JB, Gange SJ, Rodrigo AG, Upchurch D, Farzadegan H, et al. Consistent viral evolutionary changes associated with the progression of human immunodeficiency virus type 1 infection. J Virol 1999;73(12):10489-502.

22. Liu R, Paxton WA, Choe S, Ceradini D, Martin SR, Horuk R, et al. Homozygous defect in HIV-1 coreceptor accounts for resistance of some multiply-exposed individuals to HIV-1 infection. Cell 1996;86(3):367-77.

23. Meyer L, Magierowska M, Hubert JB, Rouzioux C, Deveau C, Sanson F, et al. Early protective effect of CCR-5 delta 32 heterozygosity on HIV-1 disease progression: relationship with viral load. The SEROCO Study Group. Aids 1997;11(11):F73-8.

24. Misrahi M, Teglas JP, N'Go N, Burgard M, Mayaux MJ, Rouzioux C, et al. CCR5 chemokine receptor variant in HIV-1 mother-to-child transmission and disease progression in children. French Pediatric HIV Infection Study Group. Jama 1998;279(4):277-80.

25. Lin YL, Mettling C, Portales P, Reynes J, Clot J, Corbeau P. Cell surface CCR5 density determines the postentry efficiency of R5 HIV-1 infection. Proc Natl Acad Sci U S A 2002;99(24):15590-5.

26. Koot M, Keet IP, Vos AH, de Goede RE, Roos MT, Coutinho RA, et al. Prognostic value of HIV-1 syncytium-inducing phenotype for rate of CD4+ cell depletion and progression to AIDS. Ann Intern Med 1993;118(9):681-8.

27. Scarlatti G, Tresoldi E, Bjorndal A, Fredriksson R, Colognesi C, Deng HK, et al. In vivo evolution of HIV-1 co-receptor usage and sensitivity to chemokine-mediated suppression. Nat Med 1997;3(11):1259-65.

28. Lu Z, Berson JF, Chen Y, Turner JD, Zhang T, Sharron M, et al. Evolution of HIV-1 coreceptor usage through interactions with distinct CCR5 and CXCR4 domains. Proc Natl Acad Sci U S A 1997;94(12):6426-31.

29. Connor RI, Mohri H, Cao Y, Ho DD. Increased viral burden and cytopathicity correlate temporally with CD4+ T-lymphocyte decline and clinical progression in human immunodeficiency virus type 1-infected individuals. J Virol 1993;67(4):1772-7.

30.   Li S, Juarez J, Alali M, Dwyer D, Collman R, Cunningham A, et al. Persistent CCR5 utilization and enhanced macrophage tropism by primary blood human immunodeficiency virus type 1 isolates from advanced stages of disease and comparison to tissue-derived isolates. J Virol 1999;73(12):9741-55.

31.   van Rij RP, Blaak H, Visser JA, Brouwer M, Rientsma R, Broersen S, et al. Differential coreceptor expression allows for independent evolution of non-syncytium-inducing and syncytium-inducing HIV-1. J Clin Invest 2000;106(8):1039-52.

32.   Bleul CC, Wu L, Hoxie JA, Springer TA, Mackay CR. The HIV coreceptors CXCR4 and CCR5 are differentially expressed and regulated on human T lymphocytes. Proc Natl Acad Sci U S A 1997;94(5):1925-30.

33.   Lazzarin A, Clotet B, Cooper D, Reynes J, Arasteh K, Nelson M, et al. Efficacy of enfuvirtide in patients infected with drug-resistant HIV-1 in Europe and Australia. N Engl J Med 2003;348(22):2186-95.

34.   Marechal V, Prevost MC, Petit C, Perret E, Heard JM, Schwartz O. Human immunodeficiency virus type 1 entry into macrophages mediated by macropinocytosis. J Virol 2001;75(22):11166-77.

35.   Pang S, Yu D, An DS, Baldwin GC, Xie Y, Poon B, et al. Human immunodeficiency virus Env-independent infection of human CD4(-) cells. J Virol 2000;74(23):10994-1000.

36.   Hioe CE, Chien PC, Jr., Lu C, Springer TA, Wang XH, Bandres J, et al. LFA-1 expression on target cells promotes human immunodeficiency virus type 1 infection and transmission. J Virol 2001;75(2):1077-82.

37.   Bobardt MD, Saphire AC, Hung HC, Yu X, Van der Schueren B, Zhang Z, et al. Syndecan captures, protects, and transmits HIV to T lymphocytes. Immunity 2003;18(1):27-39.

38.   Turville SG, Cameron PU, Handley A, Lin G, Pohlmann S, Doms RW, et al. Diversity of receptors binding HIV on dendritic cell subsets. Nat Immunol 2002;3(10):975-83.

39.   Segura-Totten M, Wilson KL. Virology. HIV--breaking the rules for nuclear entry. Science 2001;294(5544):1016-7.

40.   Chun TW, Carruth L, Finzi D, Shen X, DiGiuseppe JA, Taylor H, et al. Quantification of latent tissue reservoirs and total body viral load in HIV-1 infection. Nature 1997;387(6629):183-8.

41.   Wu Y, Marsh JW. Early transcription from nonintegrated DNA in human immunodeficiency virus infection. J Virol 2003;77(19):10376-82.

42.   Wu Y, Marsh JW. Selective transcription and modulation of resting T cell activity by preintegrated HIV DNA. Science 2001;293(5534):1503-6.

43.   Sanchez G, Xu X, Chermann JC, Hirsch I. Accumulation of defective viral genomes in peripheral blood mononuclear cells of human immunodeficiency virus type 1-infected individuals. J Virol 1997;71(3):2233-40.

44.   Pierson TC, Zhou Y, Kieffer TL, Ruff CT, Buck C, Siliciano RF. Molecular characterization of preintegration latency in human immunodeficiency virus type 1 infection. J Virol 2002;76(17):8518-31.

45.   Zhou Y, Zhang H, Siliciano JD, Siliciano RF. Kinetics of human immunodeficiency virus type 1 decay following entry into resting CD4+ T cells. J Virol 2005;79(4):2199-210.

46.	Petitjean G, Al Tabaa Y, Tuaillon E, Mettling C, Baillat V, Reynes J, et al. Unintegrated HIV-1 provides an inducible and functional reservoir in untreated and highly active antiretroviral therapy-treated patients. Retrovirology 2007;4:60.

47.	Bukrinsky MI, Sharova N, Dempsey MP, Stanwick TL, Bukrinskaya AG, Haggerty S, et al. Active nuclear import of human immunodeficiency virus type 1 preintegration complexes. Proc Natl Acad Sci U S A 1992;89(14):6580-4.

48.	Zack JA, Arrigo SJ, Weitsman SR, Go AS, Haislip A, Chen IS. HIV-1 entry into quiescent primary lymphocytes: molecular analysis reveals a labile, latent viral structure. Cell 1990;61(2):213-22.

49.	Jordan A, Bisgrove D, Verdin E. HIV reproducibly establishes a latent infection after acute infection of T cells in vitro. Embo J 2003;22(8):1868-77.

50.	Sharkey ME, Teo I, Greenough T, Sharova N, Luzuriaga K, Sullivan JL, et al. Persistence of episomal HIV-1 infection intermediates in patients on highly active anti-retroviral therapy. Nat Med 2000;6(1):76-81.

51.	Brussel A, Mathez D, Broche-Pierre S, Lancar R, Calvez T, Sonigo P, et al. Longitudinal monitoring of 2-long terminal repeat circles in peripheral blood mononuclear cells from patients with chronic HIV-1 infection. Aids 2003;17(5):645-52.

52.	Butler SL, Johnson EP, Bushman FD. Human immunodeficiency virus cDNA metabolism: notable stability of two-long terminal repeat circles. J Virol 2002;76(8):3739-47.

53. Pierson TC, Kieffer TL, Ruff CT, Buck C, Gange SJ, Siliciano RF. Intrinsic stability of episomal circles formed during human immunodeficiency virus type 1 replication. J Virol 2002;76(8):4138-44.

54. Bushman F. Measuring covert HIV replication during HAART: the abundance of 2-LTR circles is not a reliable marker. Aids 2003;17(5):749-50.

55. Greene WC, Peterlin BM. Charting HIV's remarkable voyage through the cell: Basic science as a passport to future therapy. Nat Med 2002;8(7):673-80.

56. Burgard M, Izopet J, Dumon B, Tamalet C, Descamps D, Ruffault A, et al. HIV RNA and HIV DNA in peripheral blood mononuclear cells are consistent markers for estimating viral load in patients undergoing long-term potent treatment. AIDS Res Hum Retroviruses 2000;16(18):1939-47.

57. Ibanez A, Puig T, Elias J, Clotet B, Ruiz L, Martinez MA. Quantification of integrated and total HIV-1 DNA after long-term highly active antiretroviral therapy in HIV-1-infected patients. Aids 1999;13(9):1045-9.

58. Izopet J, Salama G, Pasquier C, Sandres K, Marchou B, Massip P, et al. Decay of HIV-1 DNA in patients receiving suppressive antiretroviral therapy. J Acquir Immune Defic Syndr Hum Retrovirol 1998;19(5):478-83.

59. Ngo-Giang-Huong N, Deveau C, Da Silva I, Pellegrin I, Venet A, Harzic M, et al. Proviral HIV-1 DNA in subjects followed since primary HIV-1 infection who suppress plasma viral load after one year of highly active antiretroviral therapy. Aids 2001;15(6):665-73.

60.   Vandegraaff N, Kumar R, Burrell CJ, Li P. Kinetics of human immunodeficiency virus type 1 (HIV) DNA integration in acutely infected cells as determined using a novel assay for detection of integrated HIV DNA. J Virol 2001;75(22):11253-60.

61.   Brussel A, Sonigo P. Analysis of early human immunodeficiency virus type 1 DNA synthesis by use of a new sensitive assay for quantifying integrated provirus. J Virol 2003;77(18):10119-24.

62.   Wei X, Ghosh SK, Taylor ME, Johnson VA, Emini EA, Deutsch P, et al. Viral dynamics in human immunodeficiency virus type 1 infection. Nature 1995;373(6510):117-22.

63.   Pantaleo G, Graziosi C, Demarest JF, Butini L, Montroni M, Fox CH, et al. HIV infection is active and progressive in lymphoid tissue during the clinically latent stage of disease. Nature 1993;362(6418):355-8.

64.   Dang Q, Chen J, Unutmaz D, Coffin JM, Pathak VK, Powell D, et al. Nonrandom HIV-1 infection and double infection via direct and cell-mediated pathways. Proc Natl Acad Sci U S A 2004;101(2):632-7.

65.   Chen J, Dang Q, Unutmaz D, Pathak VK, Maldarelli F, Powell D, et al. Mechanisms of nonrandom human immunodeficiency virus type 1 infection and double infection: preference in virus entry is important but is not the sole factor. J Virol 2005;79(7):4140-9.

66.   Jung A, Maier R, Vartanian JP, Bocharov G, Jung V, Fischer U, et al. Multiply infected spleen cells in HIV patients. Nature 2002;418(6894):144.

67.   Rambaut A, Posada D, Crandall KA, Holmes EC. The causes and consequences of HIV evolution. Nat Rev Genet 2004;5(1):52-61.

68. Perelson AS, Essunger P, Cao Y, Vesanen M, Hurley A, Saksela K, et al. Decay characteristics of HIV-1-infected compartments during combination therapy. Nature 1997;387(6629):188-91.

69. Nowak MA MR. Virus Dynamics. Oxford Univ. Press. 2000.

70. Dixit NM, Markowitz M, Ho DD, Perelson AS. Estimates of intracellular delay and average drug efficacy from viral load data of HIV-infected individuals under antiretroviral therapy. Antivir Ther 2004;9(2):237-46.

71. Dixit NM, Perelson AS. Complex patterns of viral load decay under antiretroviral therapy: influence of pharmacokinetics and intracellular delay. J Theor Biol 2004;226(1):95-109.

72. Borrow P, Lewicki H, Hahn BH, Shaw GM, Oldstone MB. Virus-specific CD8+ cytotoxic T-lymphocyte activity associated with control of viremia in primary human immunodeficiency virus type 1 infection. J Virol 1994;68(9):6103-10.

73. Koup RA. Virus escape from CTL recognition. J Exp Med 1994;180(3):779-82.

74. Yang OO, Kalams SA, Trocha A, Cao H, Luster A, Johnson RP, et al. Suppression of human immunodeficiency virus type 1 replication by CD8+ cells: evidence for HLA class I-restricted triggering of cytolytic and noncytolytic mechanisms. J Virol 1997;71(4):3120-8.

75. Schmitz JE, Kuroda MJ, Santra S, Sasseville VG, Simon MA, Lifton MA, et al. Control of viremia in simian immunodeficiency virus infection by CD8+ lymphocytes. Science 1999;283(5403):857-60.

76. Jin X, Bauer DE, Tuttleton SE, Lewin S, Gettie A, Blanchard J, et al. Dramatic rise in plasma viremia after CD8(+) T cell depletion in

simian immunodeficiency virus-infected macaques. J Exp Med 1999;189(6):991-8.

77.   Ogg GS, Jin X, Bonhoeffer S, Dunbar PR, Nowak MA, Monard S, et al. Quantitation of HIV-1-specific cytotoxic T lymphocytes and plasma load of viral RNA. Science 1998;279(5359):2103-6.

78.   Zajac AJ, Blattman JN, Murali-Krishna K, Sourdive DJ, Suresh M, Altman JD, et al. Viral immune evasion due to persistence of activated T cells without effector function. J Exp Med 1998;188(12):2205-13.

79.   Walter EA, Greenberg PD, Gilbert MJ, Finch RJ, Watanabe KS, Thomas ED, et al. Reconstitution of cellular immunity against cytomegalovirus in recipients of allogeneic bone marrow by transfer of T-cell clones from the donor. N Engl J Med 1995;333(16):1038-44.

80.   Spiegel HM, Ogg GS, DeFalcon E, Sheehy ME, Monard S, Haslett PA, et al. Human immunodeficiency virus type 1- and cytomegalovirus-specific cytotoxic T lymphocytes can persist at high frequency for prolonged periods in the absence of circulating peripheral CD4(+) T cells. J Virol 2000;74(2):1018-22.

81.   Saez-Cirion A, Lacabaratz C, Lambotte O, Versmisse P, Urrutia A, Boufassa F, et al. HIV controllers exhibit potent CD8 T cell capacity to suppress HIV infection ex vivo and peculiar cytotoxic T lymphocyte activation phenotype. Proc Natl Acad Sci U S A 2007;104(16):6776-81.

82.   Potter SJ, Lacabaratz C, Lambotte O, Perez-Patrigeon S, Vingert B, Sinet M, et al. Preserved central memory and activated effector memory CD4+ T-cell subsets in human immunodeficiency virus controllers: an ANRS EP36 study. J Virol 2007;81(24):13904-15.

83.   Pitcher CJ, Quittner C, Peterson DM, Connors M, Koup RA, Maino VC, et al. HIV-1-specific CD4+ T cells are detectable in most individuals with active HIV-1 infection, but decline with prolonged viral suppression. Nat Med 1999;5(5):518-25.

84.   Douek DC, Brenchley JM, Betts MR, Ambrozak DR, Hill BJ, Okamoto Y, et al. HIV preferentially infects HIV-specific CD4+ T cells. Nature 2002;417(6884):95-8.

85.   Lane HC, Depper JM, Greene WC, Whalen G, Waldmann TA, Fauci AS. Qualitative analysis of immune function in patients with the acquired immunodeficiency syndrome. Evidence for a selective defect in soluble antigen recognition. N Engl J Med 1985;313(2):79-84.

86.   Murray HW, Rubin BY, Masur H, Roberts RB. Impaired production of lymphokines and immune (gamma) interferon in the acquired immunodeficiency syndrome. N Engl J Med 1984;310(14):883-9.

87.   Musey LK, Krieger JN, Hughes JP, Schacker TW, Corey L, McElrath MJ. Early and persistent human immunodeficiency virus type 1 (HIV-1)-specific T helper dysfunction in blood and lymph nodes following acute HIV-1 infection. J Infect Dis 1999;180(2):278-84.

88.   Wahren B, Morfeldt-Mansson L, Biberfeld G, Moberg L, Sonnerborg A, Ljungman P, et al. Characteristics of the specific cell-mediated immune response in human immunodeficiency virus infection. J Virol 1987;61(6):2017-23.

89.   Krowka JF, Stites DP, Jain S, Steimer KS, George-Nascimento C, Gyenes A, et al. Lymphocyte proliferative responses to human immunodeficiency virus antigens in vitro. J Clin Invest 1989;83(4):1198-203.

90.   Dybul M, Mercier G, Belson M, Hallahan CW, Liu S, Perry C, et al. CD40 ligand trimer and IL-12 enhance peripheral blood mononuclear cells and CD4+ T cell proliferation and production of IFN-gamma in response to p24 antigen in HIV-infected individuals: potential contribution of anergy to HIV-specific unresponsiveness. J Immunol 2000;165(3):1685-91.

91.   McMichael AJ, Rowland-Jones SL. Cellular immune responses to HIV. Nature 2001;410(6831):980-7.

92.   Appay V, Nixon DF, Donahoe SM, Gillespie GM, Dong T, King A, et al. HIV-specific CD8(+) T cells produce antiviral cytokines but are impaired in cytolytic function. J Exp Med 2000;192(1):63-75.

93.   Hamann D, Baars PA, Rep MH, Hooibrink B, Kerkhof-Garde SR, Klein MR, et al. Phenotypic and functional separation of memory and effector human CD8+ T cells. J Exp Med 1997;186(9):1407-18.

94.   Leng Q, Bentwich Z, Magen E, Kalinkovich A, Borkow G. CTLA-4 upregulation during HIV infection: association with anergy and possible target for therapeutic intervention. Aids 2002;16(4):519-29.

95.   Weiss L, Donkova-Petrini V, Caccavelli L, Balbo M, Carbonneil C, Levy Y. Human immunodeficiency virus-driven expansion of CD4+CD25+ regulatory T cells, which suppress HIV-specific CD4 T-cell responses in HIV-infected patients. Blood 2004;104(10):3249-56.

96.   Levy Y, Durier C, Krzysiek R, Rabian C, Capitant C, Lascaux AS, et al. Effects of interleukin-2 therapy combined with highly active antiretroviral therapy on immune restoration in HIV-1 infection: a randomized controlled trial. Aids 2003;17(3):343-51.

97.   Iannello A, Debbeche O, Samarani S, Ahmad A. Antiviral NK cell responses in HIV infection: II. viral strategies for evasion and lessons for immunotherapy and vaccination. J Leukoc Biol 2008;84(1):27-49.

98.   Yeni. Prise en charge médicale des personnes infectées par le VIH. Paris: Médecine-Sciences Flammarion 2006.

99.   Lalezari JP, Henry K, O'Hearn M, Montaner JS, Piliero PJ, Trottier B, et al. Enfuvirtide, an HIV-1 fusion inhibitor, for drug-resistant HIV infection in North and South America. N Engl J Med 2003;348(22):2175-85.

100.   Nelson M FG, Konourina I, Lazzarin A, Clumeck N, Horban A, Tawadrous M, Sullivan J, Mayer H, Van der Ryst E. Efficacy and safety of Maraviroc plus optimized background therapy in viremic, ART-experienced patients infected with CCR5-tropic HIV-1 in Europe, Australia and North America: 24 week results. 14th Conference on Retroviruses and Opportunistic infections. Los Angeles 2007 2007:Abstract 104aLB.

101.   Lalezari J GJ, DeJesus E, Lampiris H, Gulick R, Saag M, Ridgway C, McHale M, Van der Ryst E, Mayer H. Efficacy and safety of Maraviroc plus optimized background therapy in viremic, ART-experienced patients infected with CCR5-tropic HIV-1: 24 week results of a phase 2b/3 study in the US and Canada. 14th Conference on Retroviruses and Opportunistic infections. Los Angeles 2007 2007:Abstract 104bLB.

102.   Cooper D GJ, Rockstroh J, Katlama C, Yeni P, Lazzarin A, Chen J, Isaacs R, Teppler H, Nguyen BY. Results of BENCHMRK-1, a phase III study evaluating the efficacy and safety of MK-0518, a novel HIV-1 integrase inhibitor, in patients with triple-class resistant virus. 14th

Conference on Retroviruses and Opportunistic infections. Los Angeles 2007 2007:Abstract 105aLB.

103. Steigbigel R KP, Eron J, Schechter M, Markowitz M, Loutfy M, Zhao J, Isaacs R, Nguyen BY, Teppler H. Results of BENCHMRK-2, a phase III study evaluating the efficacy and safety of MK-0518, a novel HIV-1 integrase inhibitor, in patients with triple-class resistant virus. 14th Conference on Retroviruses and Opportunistic infections. Los Angeles 2007

2007:Abstract 105bLB.

104. Zolopa A MM, Berger D, Ruane P, Hawkins T, Zhong L, Chuck S, Enejosa J, Kearney B, Cheng A. The HIV integrase inhibitor GS-9137 demonstrates potent ARV activity in treatment experienced patients. 14th Conference on Retroviruses and Opportunistic infections. Los Angeles 2007 2007:Abstract 143LB.

105. Piatak M, Jr., Saag MS, Yang LC, Clark SJ, Kappes JC, Luk KC, et al. High levels of HIV-1 in plasma during all stages of infection determined by competitive PCR. Science 1993;259(5102):1749-54.

106. Coffin JM. HIV population dynamics in vivo: implications for genetic variation, pathogenesis, and therapy. Science 1995;267(5197):483-9.

107. Ho DD, Neumann AU, Perelson AS, Chen W, Leonard JM, Markowitz M. Rapid turnover of plasma virions and CD4 lymphocytes in HIV-1 infection. Nature 1995;373(6510):123-6.

108. Perelson AS, Neumann AU, Markowitz M, Leonard JM, Ho DD. HIV-1 dynamics in vivo: virion clearance rate, infected cell life-span, and viral generation time. Science 1996;271(5255):1582-6.

109. Cavert W, Notermans DW, Staskus K, Wietgrefe SW, Zupancic M, Gebhard K, et al. Kinetics of response in lymphoid tissues to antiretroviral therapy of HIV-1 infection. Science 1997;276(5314):960-4.

110. Haase AT. Population biology of HIV-1 infection: viral and CD4+ T cell demographics and dynamics in lymphatic tissues. Annu Rev Immunol 1999;17:625-56.

111. Koga Y, Sasaki M, Yoshida H, Oh-Tsu M, Kimura G, Nomoto K. Disturbance of nuclear transport of proteins in CD4+ cells expressing gp160 of human immunodeficiency virus. J Virol 1991;65(10):5609-12.

112. Laurent-Crawford AG, Krust B, Muller S, Riviere Y, Rey-Cuille MA, Bechet JM, et al. The cytopathic effect of HIV is associated with apoptosis. Virology 1991;185(2):829-39.

113. Terai C, Kornbluth RS, Pauza CD, Richman DD, Carson DA. Apoptosis as a mechanism of cell death in cultured T lymphoblasts acutely infected with HIV-1. J Clin Invest 1991;87(5):1710-5.

114. Todd BJ, Kedar P, Pope JH. Syncytium induction in primary CD4+ T-cell lines from normal donors by human immunodeficiency virus type 1 isolates with non-syncytium-inducing genotype and phenotype in MT-2 cells. J Virol 1995;69(11):7099-105.

115. Cao J, Park IW, Cooper A, Sodroski J. Molecular determinants of acute single-cell lysis by human immunodeficiency virus type 1. J Virol 1996;70(3):1340-54.

116. Stewart SA, Poon B, Jowett JB, Chen IS. Human immunodeficiency virus type 1 Vpr induces apoptosis following cell cycle arrest. J Virol 1997;71(7):5579-92.

117. Yao XJ, Mouland AJ, Subbramanian RA, Forget J, Rougeau N, Bergeron D, et al. Vpr stimulates viral expression and induces cell killing in human immunodeficiency virus type 1-infected dividing Jurkat T cells. J Virol 1998;72(6):4686-93.

118. Plata F, Autran B, Martins LP, Wain-Hobson S, Raphael M, Mayaud C, et al. AIDS virus-specific cytotoxic T lymphocytes in lung disorders. Nature 1987;328(6128):348-51.

119. Walker BD, Chakrabarti S, Moss B, Paradis TJ, Flynn T, Durno AG, et al. HIV-specific cytotoxic T lymphocytes in seropositive individuals. Nature 1987;328(6128):345-8.

120. Altman JD, Moss PA, Goulder PJ, Barouch DH, McHeyzer-Williams MG, Bell JI, et al. Phenotypic analysis of antigen-specific T lymphocytes. Science 1996;274(5284):94-6.

121. Rabin RL, Roederer M, Maldonado Y, Petru A, Herzenberg LA, Herzenberg LA. Altered representation of naive and memory CD8 T cell subsets in HIV-infected children. J Clin Invest 1995;95(5):2054-60.

122. Roederer M, Dubs JG, Anderson MT, Raju PA, Herzenberg LA, Herzenberg LA. CD8 naive T cell counts decrease progressively in HIV-infected adults. J Clin Invest 1995;95(5):2061-6.

123. Su L, Kaneshima H, Bonyhadi M, Salimi S, Kraft D, Rabin L, et al. HIV-1-induced thymocyte depletion is associated with indirect cytopathogenicity and infection of progenitor cells in vivo. Immunity 1995;2(1):25-36.

124. Douek DC, McFarland RD, Keiser PH, Gage EA, Massey JM, Haynes BF, et al. Changes in thymic function with age and during the treatment of HIV infection. Nature 1998;396(6712):690-5.

125. Vieillard V, Strominger JL, Debre P. NK cytotoxicity against CD4+ T cells during HIV-1 infection: a gp41 peptide induces the expression of an NKp44 ligand. Proc Natl Acad Sci U S A 2005;102(31):10981-6.

126. Nicholson JK, Cross GD, Callaway CS, McDougal JS. In vitro infection of human monocytes with human T lymphotropic virus type III/lymphadenopathy-associated virus (HTLV-III/LAV). J Immunol 1986;137(1):323-9.

127. van Furth R. Origin and turnover of monocytes and macrophages. Curr Top Pathol 1989;79:125-50.

128. Sierra-Madero JG, Toossi Z, Hom DL, Finegan CK, Hoenig E, Rich EA. Relationship between load of virus in alveolar macrophages from human immunodeficiency virus type 1-infected persons, production of cytokines, and clinical status. J Infect Dis 1994;169(1):18-27.

129. McIlroy D, Autran B, Cheynier R, Clauvel JP, Oksenhendler E, Debre P, et al. Low infection frequency of macrophages in the spleens of HIV+ patients. Res Virol 1996;147(2-3):115-21.

130. Zhang L, Ramratnam B, Tenner-Racz K, He Y, Vesanen M, Lewin S, et al. Quantifying residual HIV-1 replication in patients receiving combination antiretroviral therapy. N Engl J Med 1999;340(21):1605-13.

131. Fox CH, Tenner-Racz K, Racz P, Firpo A, Pizzo PA, Fauci AS. Lymphoid germinal centers are reservoirs of human immunodeficiency virus type 1 RNA. J Infect Dis 1991;164(6):1051-7.

132. Embretson J, Zupancic M, Ribas JL, Burke A, Racz P, Tenner-Racz K, et al. Massive covert infection of helper T lymphocytes and

macrophages by HIV during the incubation period of AIDS. Nature 1993;362(6418):359-62.

133. Yasutomi Y, Reimann KA, Lord CI, Miller MD, Letvin NL. Simian immunodeficiency virus-specific CD8+ lymphocyte response in acutely infected rhesus monkeys. J Virol 1993;67(3):1707-11.

134. Burton GF, Masuda A, Heath SL, Smith BA, Tew JG, Szakal AK. Follicular dendritic cells (FDC) in retroviral infection: host/pathogen perspectives. Immunol Rev 1997;156:185-97.

135. Grouard G, Clark EA. Role of dendritic and follicular dendritic cells in HIV infection and pathogenesis. Curr Opin Immunol 1997;9(4):563-7.

136. Reinhart TA, Rogan MJ, Huddleston D, Rausch DM, Eiden LE, Haase AT. Simian immunodeficiency virus burden in tissues and cellular compartments during clinical latency and AIDS. J Infect Dis 1997;176(5):1198-208.

137. Heath SL, Tew JG, Tew JG, Szakal AK, Burton GF. Follicular dendritic cells and human immunodeficiency virus infectivity. Nature 1995;377(6551):740-4.

138. Gulick RM, Mellors JW, Havlir D, Eron JJ, Gonzalez C, McMahon D, et al. Treatment with indinavir, zidovudine, and lamivudine in adults with human immunodeficiency virus infection and prior antiretroviral therapy. N Engl J Med 1997;337(11):734-9.

139. Hammer SM, Squires KE, Hughes MD, Grimes JM, Demeter LM, Currier JS, et al. A controlled trial of two nucleoside analogues plus indinavir in persons with human immunodeficiency virus infection and CD4 cell counts of 200 per cubic millimeter or less. AIDS Clinical Trials Group 320 Study Team. N Engl J Med 1997;337(11):725-33.

140. Dornadula G, Zhang H, VanUitert B, Stern J, Livornese L, Jr., Ingerman MJ, et al. Residual HIV-1 RNA in blood plasma of patients taking suppressive highly active antiretroviral therapy. Jama 1999;282(17):1627-32.

141. Yerly S, Perneger TV, Vora S, Hirschel B, Perrin L. Decay of cell-associated HIV-1 DNA correlates with residual replication in patients treated during acute HIV-1 infection. Aids 2000;14(18):2805-12.

142. Di Mascio M, Dornadula G, Zhang H, Sullivan J, Xu Y, Kulkosky J, et al. In a subset of subjects on highly active antiretroviral therapy, human immunodeficiency virus type 1 RNA in plasma decays from 50 to <5 copies per milliliter, with a half-life of 6 months. J Virol 2003;77(3):2271-5.

143. Palmer S, Wiegand AP, Maldarelli F, Bazmi H, Mican JM, Polis M, et al. New real-time reverse transcriptase-initiated PCR assay with single-copy sensitivity for human immunodeficiency virus type 1 RNA in plasma. J Clin Microbiol 2003;41(10):4531-6.

144. Kepler TB, Perelson AS. Drug concentration heterogeneity facilitates the evolution of drug resistance. Proc Natl Acad Sci U S A 1998;95(20):11514-9.

145. Pomerantz RJ. Reservoirs, sanctuaries, and residual disease: the hiding spots of HIV-1. HIV Clin Trials 2003;4(2):137-43.

146. Finzi D, Siliciano RF. Viral dynamics in HIV-1 infection. Cell 1998;93(5):665-71.

147. Nettles RE, Kieffer TL, Kwon P, Monie D, Han Y, Parsons T, et al. Intermittent HIV-1 viremia (Blips) and drug resistance in patients receiving HAART. Jama 2005;293(7):817-29.

148. Finzi D, Blankson J, Siliciano JD, Margolick JB, Chadwick K, Pierson T, et al. Latent infection of CD4+ T cells provides a mechanism for lifelong persistence of HIV-1, even in patients on effective combination therapy. Nat Med 1999;5(5):512-7.

149. Ramratnam B, Mittler JE, Zhang L, Boden D, Hurley A, Fang F, et al. The decay of the latent reservoir of replication-competent HIV-1 is inversely correlated with the extent of residual viral replication during prolonged anti-retroviral therapy. Nat Med 2000;6(1):82-5.

150. Siliciano JD, Kajdas J, Finzi D, Quinn TC, Chadwick K, Margolick JB, et al. Long-term follow-up studies confirm the stability of the latent reservoir for HIV-1 in resting CD4+ T cells. Nat Med 2003;9(6):727-8.

151. Strain MC, Gunthard HF, Havlir DV, Ignacio CC, Smith DM, Leigh-Brown AJ, et al. Heterogeneous clearance rates of long-lived lymphocytes infected with HIV: intrinsic stability predicts lifelong persistence. Proc Natl Acad Sci U S A 2003;100(8):4819-24.

152. Strain MC, Little SJ, Daar ES, Havlir DV, Gunthard HF, Lam RY, et al. Effect of treatment, during primary infection, on establishment and clearance of cellular reservoirs of HIV-1. J Infect Dis 2005;191(9):1410-8.

153. Kim H, Perelson AS. Viral and latent reservoir persistence in HIV-1-infected patients on therapy. PLoS Comput Biol 2006;2(10):e135.

154. Palmer S, Maldarelli F, Wiegand A, Bernstein B, Hanna GJ, Brun SC, et al. Low-level viremia persists for at least 7 years in patients on suppressive antiretroviral therapy. Proc Natl Acad Sci U S A 2008;105(10):3879-84.

155. Blankson JN, Persaud D, Siliciano RF. The challenge of viral reservoirs in HIV-1 infection. Annu Rev Med 2002;53:557-93.

156. Persaud D, Pierson T, Ruff C, Finzi D, Chadwick KR, Margolick JB, et al. A stable latent reservoir for HIV-1 in resting CD4(+) T lymphocytes in infected children. J Clin Invest 2000;105(7):995-1003.

157. Hermankova M, Ray SC, Ruff C, Powell-Davis M, Ingersoll R, D'Aquila RT, et al. HIV-1 drug resistance profiles in children and adults with viral load of <50 copies/ml receiving combination therapy. Jama 2001;286(2):196-207.

158. Tobin NH, Learn GH, Holte SE, Wang Y, Melvin AJ, McKernan JL, et al. Evidence that low-level viremias during effective highly active antiretroviral therapy result from two processes: expression of archival virus and replication of virus. J Virol 2005;79(15):9625-34.

159. Chun TW, Finzi D, Margolick J, Chadwick K, Schwartz D, Siliciano RF. In vivo fate of HIV-1-infected T cells: quantitative analysis of the transition to stable latency. Nat Med 1995;1(12):1284-90.

160. Couzigou C PR, Le Strat Y. Survie des patients atteints de SIDA diagnostiqués dans les hôpitaux parisiens: facteurs pronostics et évolution, 1994-2001. BEH 2005;23:112-4.

161. Gulick RM, Ribaudo HJ, Shikuma CM, Lalama C, Schackman BR, Meyer WA, 3rd, et al. Three- vs four-drug antiretroviral regimens for the initial treatment of HIV-1 infection: a randomized controlled trial. Jama 2006;296(7):769-81.

162. Pakker NG, Notermans DW, de Boer RJ, Roos MT, de Wolf F, Hill A, et al. Biphasic kinetics of peripheral blood T cells after triple combination therapy in HIV-1 infection: a composite of redistribution and proliferation. Nat Med 1998;4(2):208-14.

163. Richman DD. HIV chemotherapy. Nature 2001;410(6831):995-1001.

164. Kaufmann GR, Bloch M, Zaunders JJ, Smith D, Cooper DA. Long-term immunological response in HIV-1-infected subjects receiving potent antiretroviral therapy. Aids 2000;14(8):959-69.

165. Kaufmann GR, Bloch M, Finlayson R, Zaunders J, Smith D, Cooper DA. The extent of HIV-1-related immunodeficiency and age predict the long-term CD4 T lymphocyte response to potent antiretroviral therapy. Aids 2002;16(3):359-67.

166. Walker RE, Carter CS, Muul L, Natarajan V, Herpin BR, Leitman SF, et al. Peripheral expansion of pre-existing mature T cells is an important means of CD4+ T-cell regeneration HIV-infected adults. Nat Med 1998;4(7):852-6.

167. Autran B, Carcelain G, Li TS, Blanc C, Mathez D, Tubiana R, et al. Positive effects of combined antiretroviral therapy on CD4+ T cell homeostasis and function in advanced HIV disease. Science 1997;277(5322):112-6.

168. Bucy RP, Hockett RD, Derdeyn CA, Saag MS, Squires K, Sillers M, et al. Initial increase in blood CD4(+) lymphocytes after HIV antiretroviral therapy reflects redistribution from lymphoid tissues. J Clin Invest 1999;103(10):1391-8.

169. Powderly WG, Landay A, Lederman MM. Recovery of the immune system with antiretroviral therapy: the end of opportunism? Jama 1998;280(1):72-7.

170. Kestens L, Vanham G, Vereecken C, Vandenbruaene M, Vercauteren G, Colebunders RL, et al. Selective increase of activation

antigens HLA-DR and CD38 on CD4+ CD45RO+ T lymphocytes during HIV-1 infection. Clin Exp Immunol 1994;95(3):436-41.

171. Liu Z, Cumberland WG, Hultin LE, Prince HE, Detels R, Giorgi JV. Elevated CD38 antigen expression on CD8+ T cells is a stronger marker for the risk of chronic HIV disease progression to AIDS and death in the Multicenter AIDS Cohort Study than CD4+ cell count, soluble immune activation markers, or combinations of HLA-DR and CD38 expression. J Acquir Immune Defic Syndr Hum Retrovirol 1997;16(2):83-92.

172. Zhang ZQ, Notermans DW, Sedgewick G, Cavert W, Wietgrefe S, Zupancic M, et al. Kinetics of CD4+ T cell repopulation of lymphoid tissues after treatment of HIV-1 infection. Proc Natl Acad Sci U S A 1998;95(3):1154-9.

173. Lederman MM, Connick E, Landay A, Kuritzkes DR, Spritzler J, St Clair M, et al. Immunologic responses associated with 12 weeks of combination antiretroviral therapy consisting of zidovudine, lamivudine, and ritonavir: results of AIDS Clinical Trials Group Protocol 315. J Infect Dis 1998;178(1):70-9.

174. Andersson J, Fehniger TE, Patterson BK, Pottage J, Agnoli M, Jones P, et al. Early reduction of immune activation in lymphoid tissue following highly active HIV therapy. Aids 1998;12(11):F123-9.

175. Giorgi JV, Majchrowicz MA, Johnson TD, Hultin P, Matud J, Detels R. Immunologic effects of combined protease inhibitor and reverse transcriptase inhibitor therapy in previously treated chronic HIV-1 infection. Aids 1998;12(14):1833-44.

176. Lederman MM, McKinnis R, Kelleher D, Cutrell A, Mellors J, Neisler M, et al. Cellular restoration in HIV infected persons treated with

abacavir and a protease inhibitor: age inversely predicts naive CD4 cell count increase. Aids 2000;14(17):2635-42.

177. Smith KY, Valdez H, Landay A, Spritzler J, Kessler HA, Connick E, et al. Thymic size and lymphocyte restoration in patients with human immunodeficiency virus infection after 48 weeks of zidovudine, lamivudine, and ritonavir therapy. J Infect Dis 2000;181(1):141-7.

178. Bartlett JA, DeMasi R, Quinn J, Moxham C, Rousseau F. Overview of the effectiveness of triple combination therapy in antiretroviral-naive HIV-1 infected adults. Aids 2001;15(11):1369-77.

179. Piketty C, Weiss L, Thomas F, Mohamed AS, Belec L, Kazatchkine MD. Long-term clinical outcome of human immunodeficiency virus-infected patients with discordant immunologic and virologic responses to a protease inhibitor-containing regimen. J Infect Dis 2001;183(9):1328-35.

180. Renaud M, Katlama C, Mallet A, Calvez V, Carcelain G, Tubiana R, et al. Determinants of paradoxical CD4 cell reconstitution after protease inhibitor-containing antiretroviral regimen. Aids 1999;13(6):669-76.

181. Connick E, Lederman MM, Kotzin BL, Spritzler J, Kuritzkes DR, St Clair M, et al. Immune reconstitution in the first year of potent antiretroviral therapy and its relationship to virologic response. J Infect Dis 2000;181(1):358-63.

182. Angel JB, Kumar A, Parato K, Filion LG, Diaz-Mitoma F, Daftarian P, et al. Improvement in cell-mediated immune function during potent anti-human immunodeficiency virus therapy with ritonavir plus saquinavir. J Infect Dis 1998;177(4):898-904.

183. Gorochov G, Neumann AU, Kereveur A, Parizot C, Li T, Katlama C, et al. Perturbation of CD4+ and CD8+ T-cell repertoires during progression to AIDS and regulation of the CD4+ repertoire during antiviral therapy. Nat Med 1998;4(2):215-21.

184. Weiss L, Ancuta P, Girard PM, Bouhlal H, Roux A, Cavaillon NH, et al. Restoration of normal interleukin-2 production by CD4+ T cells of human immunodeficiency virus-infected patients after 9 months of highly active antiretroviral therapy. J Infect Dis 1999;180(4):1057-63.

185. Zhang ZQ, Schuler T, Cavert W, Notermans DW, Gebhard K, Henry K, et al. Reversibility of the pathological changes in the follicular dendritic cell network with treatment of HIV-1 infection. Proc Natl Acad Sci U S A 1999;96(9):5169-72.

186. Macias J, Japon MA, Leal M, Saez C, Pineda JA, Segura DI, et al. Structural normalization of the lymphoid tissue in asymptomatic HIV-infected patients after 48 weeks of potent antiretroviral therapy. Aids 2001;15(18):2371-8.

187. Dalod M, Harzic M, Pellegrin I, Dumon B, Hoen B, Sereni D, et al. Evolution of cytotoxic T lymphocyte responses to human immunodeficiency virus type 1 in patients with symptomatic primary infection receiving antiretroviral triple therapy. J Infect Dis 1998;178(1):61-9.

188. Casazza JP, Betts MR, Picker LJ, Koup RA. Decay kinetics of human immunodeficiency virus-specific CD8+ T cells in peripheral blood after initiation of highly active antiretroviral therapy. J Virol 2001;75(14):6508-16.

189. Ogg GS, Jin X, Bonhoeffer S, Moss P, Nowak MA, Monard S, et al. Decay kinetics of human immunodeficiency virus-specific effector

cytotoxic T lymphocytes after combination antiretroviral therapy. J Virol 1999;73(1):797-800.

190. Seth A, Markee J, Hoering A, Sevin A, Sabath DE, Schmitz JE, et al. Alterations in T cell phenotype and human immunodeficiency virus type 1-specific cytotoxicity after potent antiretroviral therapy. J Infect Dis 2001;183(5):722-9.

191. Alter G, Hatzakis G, Tsoukas CM, Pelley K, Rouleau D, LeBlanc R, et al. Longitudinal assessment of changes in HIV-specific effector activity in HIV-infected patients starting highly active antiretroviral therapy in primary infection. J Immunol 2003;171(1):477-88.

192. Gorochov G, Neumann AU, Parizot C, Li T, Katlama C, Debre P. Down-regulation of CD8+ T-cell expansions in patients with human immunodeficiency virus infection receiving highly active combination therapy. Blood 2001;97(6):1787-95.

193. Oxenius A, Price DA, Easterbrook PJ, O'Callaghan CA, Kelleher AD, Whelan JA, et al. Early highly active antiretroviral therapy for acute HIV-1 infection preserves immune function of CD8+ and CD4+ T lymphocytes. Proc Natl Acad Sci U S A 2000;97(7):3382-7.

194. Mollet L, Li TS, Samri A, Tournay C, Tubiana R, Calvez V, et al. Dynamics of HIV-specific CD8+ T lymphocytes with changes in viral load.The RESTIM and COMET Study Groups. J Immunol 2000;165(3):1692-704.

195. Lacabaratz-Porret C, Urrutia A, Doisne JM, Goujard C, Deveau C, Dalod M, et al. Impact of antiretroviral therapy and changes in virus load on human immunodeficiency virus (HIV)-specific T cell responses in primary HIV infection. J Infect Dis 2003;187(5):748-57.

196. Ortiz GM, Hu J, Goldwitz JA, Chandwani R, Larsson M, Bhardwaj N, et al. Residual viral replication during antiretroviral therapy boosts human immunodeficiency virus type 1-specific CD8+ T-cell responses in subjects treated early after infection. J Virol 2002;76(1):411-5.

197. Stranford SA, Ong JC, Martinez-Marino B, Busch M, Hecht FM, Kahn J, et al. Reduction in CD8+ cell noncytotoxic anti-HIV activity in individuals receiving highly active antiretroviral therapy during primary infection. Proc Natl Acad Sci U S A 2001;98(2):597-602.

198. Appay V, Hansasuta P, Sutton J, Schrier RD, Wong JK, Furtado M, et al. Persistent HIV-1-specific cellular responses despite prolonged therapeutic viral suppression. Aids 2002;16(2):161-70.

199. Carini C, Essex M. Interleukin 2-independent interleukin 7 activity enhances cytotoxic immune response of HIV-1-infected individuals. AIDS Res Hum Retroviruses 1994;10(2):121-30.

200. Lubong R, Ng HL, Uittenbogaart CH, Yang OO. Culturing of HIV-1-specific cytotoxic T lymphocytes with interleukin-7 and interleukin-15. Virology 2004;325(2):175-80.

201. Levy Y WL, Viard JP, Molina J, Goujard C, Boué F, Delluc S, Rouzioux C, Morre M, Delfraissy JF. Repeated r-hIL-7 doses improve T-cell recovery in HIV-1 infected patients enrolled in a phase I/II multicentric study. 14th Conference on Retroviruses and Opportunistic infections. Los Angeles 2007. Abstract 127.

202. Mezzaroma I, Carlesimo M, Pinter E, Alario C, Sacco G, Muratori DS, et al. Long-term evaluation of T-cell subsets and T-cell function after HAART in advanced stage HIV-1 disease. Aids 1999;13(10):1187-93.

203. Burgess K, Price P, James IR, Stone SF, Keane NM, Lim AY, et al. Interferon-gamma responses to Candida recover slowly or remain low in immunodeficient HIV patients responding to ART. J Clin Immunol 2006;26(2):160-7.

204. Al-Harthi L, Siegel J, Spritzler J, Pottage J, Agnoli M, Landay A. Maximum suppression of HIV replication leads to the restoration of HIV-specific responses in early HIV disease. Aids 2000;14(7):761-70.

205. Angel JB, Parato KG, Kumar A, Kravcik S, Badley AD, Fex C, et al. Progressive human immunodeficiency virus-specific immune recovery with prolonged viral suppression. J Infect Dis 2001;183(4):546-54.

206. Blankson JN, Gallant JE, Siliciano RF. Proliferative responses to human immunodeficiency virus type 1 (HIV-1) antigens in HIV-1-infected patients with immune reconstitution. J Infect Dis 2001;183(4):657-61.

207. Oxenius A, Price DA, Dawson SJ, Gunthard HF, Fischer M, Perrin L, et al. Residual HIV-specific CD4 and CD8 T cell frequencies after prolonged antiretroviral therapy reflect pretreatment plasma virus load. Aids 2002;16(17):2317-22.

208. Saves M, Raffi F, Capeau J, Rozenbaum W, Ragnaud JM, Perronne C, et al. Factors related to lipodystrophy and metabolic alterations in patients with human immunodeficiency virus infection receiving highly active antiretroviral therapy. Clin Infect Dis 2002;34(10):1396-405.

209. Thiebaut R, Daucourt V, Mercie P, Ekouevi DK, Malvy D, Morlat P, et al. Lipodystrophy, metabolic disorders, and human immunodeficiency virus infection: Aquitaine Cohort, France, 1999.

Groupe d'Epidemiologie Clinique du Syndrome d'Immunodeficience Acquise en Aquitaine. Clin Infect Dis 2000;31(6):1482-7.

210. Gazzaruso C, Sacchi P, Garzaniti A, Fratino P, Bruno R, Filice G. Prevalence of metabolic syndrome among HIV patients. Diabetes Care 2002;25(7):1253-4.

211. Jerico C, Knobel H, Montero M, Ordonez-Llanos J, Guelar A, Gimeno JL, et al. Metabolic syndrome among HIV-infected patients: prevalence, characteristics, and related factors. Diabetes Care 2005;28(1):132-7.

212. Friis-Moller N, Sabin CA, Weber R, d'Arminio Monforte A, El-Sadr WM, Reiss P, et al. Combination antiretroviral therapy and the risk of myocardial infarction. N Engl J Med 2003;349(21):1993-2003.

213. Descamps D, Flandre P, Calvez V, Peytavin G, Meiffredy V, Collin G, et al. Mechanisms of virologic failure in previously untreated HIV-infected patients from a trial of induction-maintenance therapy. Trilege (Agence Nationale de Recherches sur le SIDA 072) Study Team). Jama 2000;283(2):205-11.

214. Wood E, Yip B, Hogg RS, Sherlock CH, Jahnke N, Harrigan RP, et al. Full suppression of viral load is needed to achieve an optimal CD4 cell count response among patients on triple drug antiretroviral therapy. Aids 2000;14(13):1955-60.

215. Deeks SG, Barbour JD, Martin JN, Swanson MS, Grant RM. Sustained CD4+ T cell response after virologic failure of protease inhibitor-based regimens in patients with human immunodeficiency virus infection. J Infect Dis 2000;181(3):946-53.

216. Le Moing V, Chene G, Leport C, Lewden C, Duran S, Garre M, et al. Impact of discontinuation of initial protease inhibitor therapy on

further virological response in a cohort of human immunodeficiency virus-infected patients. Clin Infect Dis 2002;34(2):239-47.

217. Siliciano RF. Scientific rationale for antiretroviral therapy in 2005: viral reservoirs and resistance evolution. Top HIV Med 2005;13(3):96-100.

218. Costagliola D, Descamps D, Assoumou L, Ph M, Morand-Joubert L, Marcelin AG, et al. Prevalence of HIV-1 Drug Resistance in Treated Patients: A French Nationwide Study. J Acquir Immune Defic Syndr 2007.

219. Zaccarelli M, Tozzi V, Lorenzini P, Trotta MP, Forbici F, Visco-Comandini U, et al. Multiple drug class-wide resistance associated with poorer survival after treatment failure in a cohort of HIV-infected patients. Aids 2005;19(10):1081-9.

220. Davey RT, Jr., Bhat N, Yoder C, Chun TW, Metcalf JA, Dewar R, et al. HIV-1 and T cell dynamics after interruption of highly active antiretroviral therapy (HAART) in patients with a history of sustained viral suppression. Proc Natl Acad Sci U S A 1999;96(26):15109-14.

221. Garcia F, Plana M, Vidal C, Cruceta A, O'Brien WA, Pantaleo G, et al. Dynamics of viral load rebound and immunological changes after stopping effective antiretroviral therapy. Aids 1999;13(11):F79-86.

222. Harrigan PR, Whaley M, Montaner JS. Rate of HIV-1 RNA rebound upon stopping antiretroviral therapy. Aids 1999;13(8):F59-62.

223. Chun TW, Fauci AS. Latent reservoirs of HIV: obstacles to the eradication of virus. Proc Natl Acad Sci U S A 1999;96(20):10958-61.

224. Chun TW, Stuyver L, Mizell SB, Ehler LA, Mican JA, Baseler M, et al. Presence of an inducible HIV-1 latent reservoir during highly

active antiretroviral therapy. Proc Natl Acad Sci U S A 1997;94(24):13193-7.

225. Finzi D, Hermankova M, Pierson T, Carruth LM, Buck C, Chaisson RE, et al. Identification of a reservoir for HIV-1 in patients on highly active antiretroviral therapy. Science 1997;278(5341):1295-300.

226. Wong JK, Hezareh M, Gunthard HF, Havlir DV, Ignacio CC, Spina CA, et al. Recovery of replication-competent HIV despite prolonged suppression of plasma viremia. Science 1997;278(5341):1291-5.

227. Cohen OJ, Fauci AS. HIV/AIDS in 1998--gaining the upper hand? Jama 1998;280(1):87-8.

228. Ho DD. Toward HIV eradication or remission: the tasks ahead. Science 1998;280(5371):1866-7.

229. Siliciano JD, Siliciano RF. A long-term latent reservoir for HIV-1: discovery and clinical implications. J Antimicrob Chemother 2004;54(1):6-9.

230. Garcia-Blanco MA, Cullen BR. Molecular basis of latency in pathogenic human viruses. Science 1991;254(5033):815-20.

231. Crabtree GR. Contingent genetic regulatory events in T lymphocyte activation. Science 1989;243(4889):355-61.

232. Lenardo M, Chan KM, Hornung F, McFarland H, Siegel R, Wang J, et al. Mature T lymphocyte apoptosis--immune regulation in a dynamic and unpredictable antigenic environment. Annu Rev Immunol 1999;17:221-53.

233. Kuo CT, Veselits ML, Leiden JM. LKLF: A transcriptional regulator of single-positive T cell quiescence and survival. Science 1997;277(5334):1986-90.

234. Marrack P, Mitchell T, Bender J, Hildeman D, Kedl R, Teague K, et al. T-cell survival. Immunol Rev 1998;165:279-85.

235. Dooms H, Abbas AK. Control of CD4+ T-cell memory by cytokines and costimulators. Immunol Rev 2006;211:23-38.

236. Sedaghat AR, Siliciano RF, Wilke CO. Low-level HIV-1 replication and the dynamics of the resting CD4+ T cell reservoir for HIV-1 in the setting of HAART. BMC Infect Dis 2008;8:2.

237. Sedaghat AR, Siliciano JD, Brennan TP, Wilke CO, Siliciano RF. Limits on replenishment of the resting CD4+ T cell reservoir for HIV in patients on HAART. PLoS Pathog 2007;3(8):e122.

238. Chun TW, Justement JS, Moir S, Hallahan CW, Maenza J, Mullins JI, et al. Decay of the HIV reservoir in patients receiving antiretroviral therapy for extended periods: implications for eradication of virus. J Infect Dis 2007;195(12):1762-4.

239. McLean AR, Michie CA. In vivo estimates of division and death rates of human T lymphocytes. Proc Natl Acad Sci U S A 1995;92(9):3707-11.

240. Han Y, Wind-Rotolo M, Yang HC, Siliciano JD, Siliciano RF. Experimental approaches to the study of HIV-1 latency. Nat Rev Microbiol 2007;5(2):95-106.

241. Grossman Z, Feinberg MB, Paul WE. Multiple modes of cellular activation and virus transmission in HIV infection: a role for chronically and latently infected cells in sustaining viral replication. Proc Natl Acad Sci U S A 1998;95(11):6314-9.

242. Furtado MR, Callaway DS, Phair JP, Kunstman KJ, Stanton JL, Macken CA, et al. Persistence of HIV-1 transcription in peripheral-blood

mononuclear cells in patients receiving potent antiretroviral therapy. N Engl J Med 1999;340(21):1614-22.

243. Hockett RD, Kilby JM, Derdeyn CA, Saag MS, Sillers M, Squires K, et al. Constant mean viral copy number per infected cell in tissues regardless of high, low, or undetectable plasma HIV RNA. J Exp Med 1999;189(10):1545-54.

244. Lafeuillade A, Chollet L, Hittinger G, Profizi N, Costes O, Poggi C. Residual human immunodeficiency virus type 1 RNA in lymphoid tissue of patients with sustained plasma RNA of <200 copies/mL. J Infect Dis 1998;177(1):235-8.

245. Zhang J, Crumpacker CS. Human immunodeficiency virus type 1 RNA in peripheral blood mononuclear cells of patients receiving prolonged highly active antiretroviral therapy. J Infect Dis 2001;184(10):1341-4.

246. Gunthard HF, Wong JK, Ignacio CC, Guatelli JC, Riggs NL, Havlir DV, et al. Human immunodeficiency virus replication and genotypic resistance in blood and lymph nodes after a year of potent antiretroviral therapy. J Virol 1998;72(3):2422-8.

247. Lambotte O, Taoufik Y, de Goer MG, Wallon C, Goujard C, Delfraissy JF. Detection of infectious HIV in circulating monocytes from patients on prolonged highly active antiretroviral therapy. J Acquir Immune Defic Syndr 2000;23(2):114-9.

248. Petitjean G, Becquart P, Tuaillon E, Al Tabaa Y, Valea D, Huguet MF, et al. Isolation and characterization of HIV-1-infected resting CD4+ T lymphocytes in breast milk. J Clin Virol 2007;39(1):1-8.

249. Persaud D, Siberry GK, Ahonkhai A, Kajdas J, Monie D, Hutton N, et al. Continued production of drug-sensitive human

immunodeficiency virus type 1 in children on combination antiretroviral therapy who have undetectable viral loads. J Virol 2004;78(2):968-79.

250. Kieffer TL, Finucane MM, Nettles RE, Quinn TC, Broman KW, Ray SC, et al. Genotypic analysis of HIV-1 drug resistance at the limit of detection: virus production without evolution in treated adults with undetectable HIV loads. J Infect Dis 2004;189(8):1452-65.

251. Shen L, Siliciano RF. Viral reservoirs, residual viremia, and the potential of highly active antiretroviral therapy to eradicate HIV infection. J Allergy Clin Immunol 2008;122(1):22-8.

252. Maldarelli F, Palmer S, King MS, Wiegand A, Polis MA, Mican J, et al. ART suppresses plasma HIV-1 RNA to a stable set point predicted by pretherapy viremia. PLoS Pathog 2007;3(4):e46.

253. Swiggard WJ, Baytop C, Yu JJ, Dai J, Li C, Schretzenmair R, et al. Human immunodeficiency virus type 1 can establish latent infection in resting CD4+ T cells in the absence of activating stimuli. J Virol 2005;79(22):14179-88.

254. Agosto LM, Yu JJ, Dai J, Kaletsky R, Monie D, O'Doherty U. HIV-1 integrates into resting CD4(+) T cells even at low inoculums as demonstrated with an improved assay for HIV-1 integration. Virology 2007.

255. Lassen K, Han Y, Zhou Y, Siliciano J, Siliciano RF. The multifactorial nature of HIV-1 latency. Trends Mol Med 2004;10(11):525-31.

256. Jordan A, Defechereux P, Verdin E. The site of HIV-1 integration in the human genome determines basal transcriptional activity and response to Tat transactivation. Embo J 2001;20(7):1726-38.

257. Nabel G, Baltimore D. An inducible transcription factor activates expression of human immunodeficiency virus in T cells. Nature 1987;326(6114):711-3.

258. Tong-Starksen SE, Luciw PA, Peterlin BM. Human immunodeficiency virus long terminal repeat responds to T-cell activation signals. Proc Natl Acad Sci U S A 1987;84(19):6845-9.

259. Bohnlein E, Lowenthal JW, Siekevitz M, Ballard DW, Franza BR, Greene WC. The same inducible nuclear proteins regulates mitogen activation of both the interleukin-2 receptor-alpha gene and type 1 HIV. Cell 1988;53(5):827-36.

260. Duh EJ, Maury WJ, Folks TM, Fauci AS, Rabson AB. Tumor necrosis factor alpha activates human immunodeficiency virus type 1 through induction of nuclear factor binding to the NF-kappa B sites in the long terminal repeat. Proc Natl Acad Sci U S A 1989;86(15):5974-8.

261. Coull JJ, Romerio F, Sun JM, Volker JL, Galvin KM, Davie JR, et al. The human factors YY1 and LSF repress the human immunodeficiency virus type 1 long terminal repeat via recruitment of histone deacetylase 1. J Virol 2000;74(15):6790-9.

262. He G, Margolis DM. Counterregulation of chromatin deacetylation and histone deacetylase occupancy at the integrated promoter of human immunodeficiency virus type 1 (HIV-1) by the HIV-1 repressor YY1 and HIV-1 activator Tat. Mol Cell Biol 2002;22(9):2965-73.

263. Kao SY, Calman AF, Luciw PA, Peterlin BM. Anti-termination of transcription within the long terminal repeat of HIV-1 by tat gene product. Nature 1987;330(6147):489-93.

264. Adams M, Sharmeen L, Kimpton J, Romeo JM, Garcia JV, Peterlin BM, et al. Cellular latency in human immunodeficiency virus-infected individuals with high CD4 levels can be detected by the presence of promoter-proximal transcripts. Proc Natl Acad Sci U S A 1994;91(9):3862-6.

265. Herrmann CH, Rice AP. Lentivirus Tat proteins specifically associate with a cellular protein kinase, TAK, that hyperphosphorylates the carboxyl-terminal domain of the large subunit of RNA polymerase II: candidate for a Tat cofactor. J Virol 1995;69(3):1612-20.

266. Pomerantz RJ, Trono D, Feinberg MB, Baltimore D. Cells nonproductively infected with HIV-1 exhibit an aberrant pattern of viral RNA expression: a molecular model for latency. Cell 1990;61(7):1271-6.

267. Bukrinsky MI, Stanwick TL, Dempsey MP, Stevenson M. Quiescent T lymphocytes as an inducible virus reservoir in HIV-1 infection. Science 1991;254(5030):423-7.

268. Pierson T, Hoffman TL, Blankson J, Finzi D, Chadwick K, Margolick JB, et al. Characterization of chemokine receptor utilization of viruses in the latent reservoir for human immunodeficiency virus type 1. J Virol 2000;74(17):7824-33.

269. Spina CA, Guatelli JC, Richman DD. Establishment of a stable, inducible form of human immunodeficiency virus type 1 DNA in quiescent CD4 lymphocytes in vitro. J Virol 1995;69(5):2977-88.

270. Korin YD, Zack JA. Nonproductive human immunodeficiency virus type 1 infection in nucleoside-treated G0 lymphocytes. J Virol 1999;73(8):6526-32.

271. Unutmaz D, KewalRamani VN, Marmon S, Littman DR. Cytokine signals are sufficient for HIV-1 infection of resting human T lymphocytes. J Exp Med 1999;189(11):1735-46.

272. Swingler S, Brichacek B, Jacque JM, Ulich C, Zhou J, Stevenson M. HIV-1 Nef intersects the macrophage CD40L signalling pathway to promote resting-cell infection. Nature 2003;424(6945):213-9.

273. Swiggard WJ, O'Doherty U, McGain D, Jeyakumar D, Malim MH. Long HIV type 1 reverse transcripts can accumulate stably within resting CD4+ T cells while short ones are degraded. AIDS Res Hum Retroviruses 2004;20(3):285-95.

274. Schwartz O, Marechal V, Friguet B, Arenzana-Seisdedos F, Heard JM. Antiviral activity of the proteasome on incoming human immunodeficiency virus type 1. J Virol 1998;72(5):3845-50.

275. Chun TW, Justement JS, Lempicki RA, Yang J, Dennis G, Jr., Hallahan CW, et al. Gene expression and viral prodution in latently infected, resting CD4+ T cells in viremic versus aviremic HIV-infected individuals. Proc Natl Acad Sci U S A 2003;100(4):1908-13.

276. Han Y, Lassen K, Monie D, Sedaghat AR, Shimoji S, Liu X, et al. Resting CD4+ T cells from human immunodeficiency virus type 1 (HIV-1)-infected individuals carry integrated HIV-1 genomes within actively transcribed host genes. J Virol 2004;78(12):6122-33.

277. Schroder AR, Shinn P, Chen H, Berry C, Ecker JR, Bushman F. HIV-1 integration in the human genome favors active genes and local hotspots. Cell 2002;110(4):521-9.

278. Lewinski MK, Bisgrove D, Shinn P, Chen H, Hoffmann C, Hannenhalli S, et al. Genome-wide analysis of chromosomal features

215

repressing human immunodeficiency virus transcription. J Virol 2005;79(11):6610-9.

279. Misteli T. Spatial positioning; a new dimension in genome function. Cell 2004;119(2):153-6.

280. Kim SH, McQueen PG, Lichtman MK, Shevach EM, Parada LA, Misteli T. Spatial genome organization during T-cell differentiation. Cytogenet Genome Res 2004;105(2-4):292-301.

281. Spilianakis CG, Lalioti MD, Town T, Lee GR, Flavell RA. Interchromosomal associations between alternatively expressed loci. Nature 2005;435(7042):637-45.

282. Gilbert N, Boyle S, Fiegler H, Woodfine K, Carter NP, Bickmore WA. Chromatin architecture of the human genome: gene-rich domains are enriched in open chromatin fibers. Cell 2004;118(5):555-66.

283. Greger IH, Proudfoot NJ. Poly(A) signals control both transcriptional termination and initiation between the tandem GAL10 and GAL7 genes of Saccharomyces cerevisiae. Embo J 1998;17(16):4771-9.

284. Pereira LA, Bentley K, Peeters A, Churchill MJ, Deacon NJ. A compilation of cellular transcription factor interactions with the HIV-1 LTR promoter. Nucleic Acids Res 2000;28(3):663-8.

285. Weil R, Israel A. T-cell-receptor- and B-cell-receptor-mediated activation of NF-kappaB in lymphocytes. Curr Opin Immunol 2004;16(3):374-81.

286. Hogan PG, Chen L, Nardone J, Rao A. Transcriptional regulation by calcium, calcineurin, and NFAT. Genes Dev 2003;17(18):2205-32.

287. Kinoshita S, Su L, Amano M, Timmerman LA, Kaneshima H, Nolan GP. The T cell activation factor NF-ATc positively regulates

HIV-1 replication and gene expression in T cells. Immunity 1997;6(3):235-44.

288. Pessler F, Cron RQ. Reciprocal regulation of the nuclear factor of activated T cells and HIV-1. Genes Immun 2004;5(3):158-67.

289. Ganesh L, Burstein E, Guha-Niyogi A, Louder MK, Mascola JR, Klomp LW, et al. The gene product Murr1 restricts HIV-1 replication in resting CD4+ lymphocytes. Nature 2003;426(6968):853-7.

290. Jones KA, Peterlin BM. Control of RNA initiation and elongation at the HIV-1 promoter. Annu Rev Biochem 1994;63:717-43.

291. Zhu Y, Pe'ery T, Peng J, Ramanathan Y, Marshall N, Marshall T, et al. Transcription elongation factor P-TEFb is required for HIV-1 tat transactivation in vitro. Genes Dev 1997;11(20):2622-32.

292. Berkhout B, Gatignol A, Rabson AB, Jeang KT. TAR-independent activation of the HIV-1 LTR: evidence that tat requires specific regions of the promoter. Cell 1990;62(4):757-67.

293. Berkhout B, Silverman RH, Jeang KT. Tat trans-activates the human immunodeficiency virus through a nascent RNA target. Cell 1989;59(2):273-82.

294. Wei P, Garber ME, Fang SM, Fischer WH, Jones KA. A novel CDK9-associated C-type cyclin interacts directly with HIV-1 Tat and mediates its high-affinity, loop-specific binding to TAR RNA. Cell 1998;92(4):451-62.

295. Isel C, Karn J. Direct evidence that HIV-1 Tat stimulates RNA polymerase II carboxyl-terminal domain hyperphosphorylation during transcriptional elongation. J Mol Biol 1999;290(5):929-41.

296. Herrmann CH, Gold MO, Rice AP. Viral transactivators specifically target distinct cellular protein kinases that phosphorylate the

RNA polymerase II C-terminal domain. Nucleic Acids Res 1996;24(3):501-8.

297. Zhou M, Halanski MA, Radonovich MF, Kashanchi F, Peng J, Price DH, et al. Tat modifies the activity of CDK9 to phosphorylate serine 5 of the RNA polymerase II carboxyl-terminal domain during human immunodeficiency virus type 1 transcription. Mol Cell Biol 2000;20(14):5077-86.

298. McCracken S, Fong N, Yankulov K, Ballantyne S, Pan G, Greenblatt J, et al. The C-terminal domain of RNA polymerase II couples mRNA processing to transcription. Nature 1997;385(6614):357-61.

299. Chiu YL, Ho CK, Saha N, Schwer B, Shuman S, Rana TM. Tat stimulates cotranscriptional capping of HIV mRNA. Mol Cell 2002;10(3):585-97.

300. Pumfery A, Deng L, Maddukuri A, de la Fuente C, Li H, Wade JD, et al. Chromatin remodeling and modification during HIV-1 Tat-activated transcription. Curr HIV Res 2003;1(3):343-62.

301. Marzio G, Tyagi M, Gutierrez MI, Giacca M. HIV-1 tat transactivator recruits p300 and CREB-binding protein histone acetyltransferases to the viral promoter. Proc Natl Acad Sci U S A 1998;95(23):13519-24.

302. Deng L, Wang D, de la Fuente C, Wang L, Li H, Lee CG, et al. Enhancement of the p300 HAT activity by HIV-1 Tat on chromatin DNA. Virology 2001;289(2):312-26.

303. Hottiger MO, Nabel GJ. Interaction of human immunodeficiency virus type 1 Tat with the transcriptional coactivators p300 and CREB binding protein. J Virol 1998;72(10):8252-6.

304. Ott M, Schnolzer M, Garnica J, Fischle W, Emiliani S, Rackwitz HR, et al. Acetylation of the HIV-1 Tat protein by p300 is important for its transcriptional activity. Curr Biol 1999;9(24):1489-92.

305. Kiernan RE, Vanhulle C, Schiltz L, Adam E, Xiao H, Maudoux F, et al. HIV-1 tat transcriptional activity is regulated by acetylation. Embo J 1999;18(21):6106-18.

306. Bres V, Kiernan RE, Linares LK, Chable-Bessia C, Plechakova O, Treand C, et al. A non-proteolytic role for ubiquitin in Tat-mediated transactivation of the HIV-1 promoter. Nat Cell Biol 2003;5(8):754-61.

307. Ghose R, Liou LY, Herrmann CH, Rice AP. Induction of TAK (cyclin T1/P-TEFb) in purified resting CD4(+) T lymphocytes by combination of cytokines. J Virol 2001;75(23):11336-43.

308. Lassen KG, Bailey JR, Siliciano RF. Analysis of human immunodeficiency virus type 1 transcriptional elongation in resting CD4+ T cells in vivo. J Virol 2004;78(17):9105-14.

309. Emiliani S, Van Lint C, Fischle W, Paras P, Jr., Ott M, Brady J, et al. A point mutation in the HIV-1 Tat responsive element is associated with postintegration latency. Proc Natl Acad Sci U S A 1996;93(13):6377-81.

310. Emiliani S, Fischle W, Ott M, Van Lint C, Amella CA, Verdin E. Mutations in the tat gene are responsible for human immunodeficiency virus type 1 postintegration latency in the U1 cell line. J Virol 1998;72(2):1666-70.

311. Demonte D, Quivy V, Colette Y, Van Lint C. Administration of HDAC inhibitors to reactivate HIV-1 expression in latent cellular reservoirs: implications for the development of therapeutic strategies. Biochem Pharmacol 2004;68(6):1231-8.

312. Fire A, Xu S, Montgomery MK, Kostas SA, Driver SE, Mello CC. Potent and specific genetic interference by double-stranded RNA in Caenorhabditis elegans. Nature 1998;391(6669):806-11.

313. Bartel DP. MicroRNAs: genomics, biogenesis, mechanism, and function. Cell 2004;116(2):281-97.

314. Griffiths-Jones S. The microRNA Registry. Nucleic Acids Res 2004;32(Database issue):D109-11.

315. Novina CD, Murray MF, Dykxhoorn DM, Beresford PJ, Riess J, Lee SK, et al. siRNA-directed inhibition of HIV-1 infection. Nat Med 2002;8(7):681-6.

316. Das AT, Brummelkamp TR, Westerhout EM, Vink M, Madiredjo M, Bernards R, et al. Human immunodeficiency virus type 1 escapes from RNA interference-mediated inhibition. J Virol 2004;78(5):2601-5.

317. Bednarik DP, Cook JA, Pitha PM. Inactivation of the HIV LTR by DNA CpG methylation: evidence for a role in latency. Embo J 1990;9(4):1157-64.

318. Tyagi M, Karn J. CBF-1 promotes transcriptional silencing during the establishment of HIV-1 latency. Embo J 2007;26(24):4985-95.

319. Roederer M, Raju PA, Mitra DK, Herzenberg LA, Herzenberg LA. HIV does not replicate in naive CD4 T cells stimulated with CD3/CD28. J Clin Invest 1997;99(7):1555-64.

320. Lee WT, Pelletier WJ. Visualizing memory phenotype development after in vitro stimulation of CD4(+) T cells. Cell Immunol 1998;188(1):1-11.

321. Ostrowski MA, Chun TW, Justement SJ, Motola I, Spinelli MA, Adelsberger J, et al. Both memory and CD45RA+/CD62L+ naive

CD4(+) T cells are infected in human immunodeficiency virus type 1-infected individuals. J Virol 1999;73(8):6430-5.

322. Blaak H, van't Wout AB, Brouwer M, Hooibrink B, Hovenkamp E, Schuitemaker H. In vivo HIV-1 infection of CD45RA(+)CD4(+) T cells is established primarily by syncytium-inducing variants and correlates with the rate of CD4(+) T cell decline. Proc Natl Acad Sci U S A 2000;97(3):1269-74.

323. Lambotte O, Demoustier A, de Goer MG, Wallon C, Gasnault J, Goujard C, et al. Persistence of replication-competent HIV in both memory and naive CD4 T cell subsets in patients on prolonged and effective HAART. Aids 2002;16(16):2151-7.

324. Eckstein DA, Penn ML, Korin YD, Scripture-Adams DD, Zack JA, Kreisberg JF, et al. HIV-1 actively replicates in naive CD4(+) T cells residing within human lymphoid tissues. Immunity 2001;15(4):671-82.

325. Brooks DG, Kitchen SG, Kitchen CM, Scripture-Adams DD, Zack JA. Generation of HIV latency during thymopoiesis. Nat Med 2001;7(4):459-64.

326. Gurney KB, Uittenbogaart CH. Human immunodeficiency virus persistence and production in T-cell development. Clin Vaccine Immunol 2006;13(11):1237-45.

327. Scott-Algara D, Vuillier F, Cayota A, Rame V, Guetard D, Moncany ML, et al. In vitro non-productive infection of purified natural killer cells by the BRU isolate of the human immunodeficiency virus type 1. J Gen Virol 1993;74 (Pt 4):725-31.

328. Valentin A, Rosati M, Patenaude DJ, Hatzakis A, Kostrikis LG, Lazanas M, et al. Persistent HIV-1 infection of natural killer cells in

221

patients receiving highly active antiretroviral therapy. Proc Natl Acad Sci U S A 2002;99(10):7015-20.

329. Spiegel H, Herbst H, Niedobitek G, Foss HD, Stein H. Follicular dendritic cells are a major reservoir for human immunodeficiency virus type 1 in lymphoid tissues facilitating infection of CD4+ T-helper cells. Am J Pathol 1992;140(1):15-22.

330. Ho J, Moir S, Kulik L, Malaspina A, Donoghue ET, Miller NJ, et al. Role for CD21 in the establishment of an extracellular HIV reservoir in lymphoid tissues. J Immunol 2007;178(11):6968-74.

331. Smith BA, Gartner S, Liu Y, Perelson AS, Stilianakis NI, Keele BF, et al. Persistence of infectious HIV on follicular dendritic cells. J Immunol 2001;166(1):690-6.

332. Hlavacek WS, Stilianakis NI, Notermans DW, Danner SA, Perelson AS. Influence of follicular dendritic cells on decay of HIV during antiretroviral therapy. Proc Natl Acad Sci U S A 2000;97(20):10966-71.

333. Garcia JA, Soto-Ramirez LE, Cocho G, Govezensky T, Jose MV. HIV-1 dynamics at different time scales under antiretroviral therapy. J Theor Biol 2006;238(1):220-9.

334. Alos L, Navarrete P, Morente V, Garcia F, Garrido M, Plana M, et al. Immunoarchitecture of lymphoid tissue in HIV-infection during antiretroviral therapy correlates with viral persistence. Mod Pathol 2005;18(1):127-36.

335. Popovic M, Tenner-Racz K, Pelser C, Stellbrink HJ, van Lunzen J, Lewis G, et al. Persistence of HIV-1 structural proteins and glycoproteins in lymph nodes of patients under highly active

antiretroviral therapy. Proc Natl Acad Sci U S A 2005;102(41):14807-12.

336. Zhang Z, Schuler T, Zupancic M, Wietgrefe S, Staskus KA, Reimann KA, et al. Sexual transmission and propagation of SIV and HIV in resting and activated CD4+ T cells. Science 1999;286(5443):1353-7.

337. MacDougall TH, Shattock RJ, Madsen C, Chain BM, Katz DR. Regulation of primary HIV-1 isolate replication in dendritic cells. Clin Exp Immunol 2002;127(1):66-71.

338. Zaitseva M, Blauvelt A, Lee S, Lapham CK, Klaus-Kovtun V, Mostowski H, et al. Expression and function of CCR5 and CXCR4 on human Langerhans cells and macrophages: implications for HIV primary infection. Nat Med 1997;3(12):1369-75.

339. Popov S, Chenine AL, Gruber A, Li PL, Ruprecht RM. Long-term productive human immunodeficiency virus infection of CD1a-sorted myeloid dendritic cells. J Virol 2005;79(1):602-8.

340. Fritsch L, Marechal V, Schneider V, Barthet C, Rozenbaum W, Moisan-Coppey M, et al. Production of HIV-1 by human B cells infected in vitro: characterization of an EBV genome-negative B cell line chronically synthetizing a low level of HIV-1 after infection. Virology 1998;244(2):542-51.

341. Moir S, Lapointe R, Malaspina A, Ostrowski M, Cole CE, Chun TW, et al. CD40-Mediated induction of CD4 and CXCR4 on B lymphocytes correlates with restricted susceptibility to human immunodeficiency virus type 1 infection: potential role of B lymphocytes as a viral reservoir. J Virol 1999;73(10):7972-80.

342. Moir S, Malaspina A, Li Y, Chun TW, Lowe T, Adelsberger J, et al. B cells of HIV-1-infected patients bind virions through CD21-complement interactions and transmit infectious virus to activated T cells. J Exp Med 2000;192(5):637-46.

343. Belmonte L, Parodi C, Bare P, Corti M, Sanjuan N, de Bracco MM, et al. Spontaneous HIV-1 replication in a B-lymphoblastoid cell line obtained from an HIV-1-positive patient with undetectable plasma viral load. Aids 2006;20(9):1340-2.

344. Thomas ED, Ramberg RE, Sale GE, Sparkes RS, Golde DW. Direct evidence for a bone marrow origin of the alveolar macrophage in man. Science 1976;192(4243):1016-8.

345. Orenstein JM, Fox C, Wahl SM. Macrophages as a source of HIV during opportunistic infections. Science 1997;276(5320):1857-61.

346. Meltzer MS, Skillman DR, Gomatos PJ, Kalter DC, Gendelman HE. Role of mononuclear phagocytes in the pathogenesis of human immunodeficiency virus infection. Annu Rev Immunol 1990;8:169-94.

347. Englund G, Theodore TS, Freed EO, Engelman A, Martin MA. Integration is required for productive infection of monocyte-derived macrophages by human immunodeficiency virus type 1. J Virol 1995;69(5):3216-9.

348. Kootstra NA, Zwart BM, Schuitemaker H. Diminished human immunodeficiency virus type 1 reverse transcription and nuclear transport in primary macrophages arrested in early G(1) phase of the cell cycle. J Virol 2000;74(4):1712-7.

349. Clarke JR, Krishnan V, Bennett J, Mitchell D, Jeffries DJ. Detection of HIV-1 in human lung macrophages using the polymerase chain reaction. Aids 1990;4(11):1133-6.

350. Smith PD, Meng G, Salazar-Gonzalez JF, Shaw GM. Macrophage HIV-1 infection and the gastrointestinal tract reservoir. J Leukoc Biol 2003;74(5):642-9.

351. Perno CF, Newcomb FM, Davis DA, Aquaro S, Humphrey RW, Calio R, et al. Relative potency of protease inhibitors in monocytes/macrophages acutely and chronically infected with human immunodeficiency virus. J Infect Dis 1998;178(2):413-22.

352. Zhu T. HIV-1 genotypes in peripheral blood monocytes. J Leukoc Biol 2000;68(3):338-44.

353. Zhu T, Muthui D, Holte S, Nickle D, Feng F, Brodie S, et al. Evidence for human immunodeficiency virus type 1 replication in vivo in CD14(+) monocytes and its potential role as a source of virus in patients on highly active antiretroviral therapy. J Virol 2002;76(2):707-16.

354. Sonza S, Mutimer HP, Oelrichs R, Jardine D, Harvey K, Dunne A, et al. Monocytes harbour replication-competent, non-latent HIV-1 in patients on highly active antiretroviral therapy. Aids 2001;15(1):17-22.

355. Lewin SR, Kirihara J, Sonza S, Irving L, Mills J, Crowe SM. HIV-1 DNA and mRNA concentrations are similar in peripheral blood monocytes and alveolar macrophages in HIV-1-infected individuals. Aids 1998;12(7):719-27.

356. Whitelaw DM. Observations on human monocyte kinetics after pulse labeling. Cell Tissue Kinet 1972;5(4):311-7.

357. Gunthard HF, Havlir DV, Fiscus S, Zhang ZQ, Eron J, Mellors J, et al. Residual human immunodeficiency virus (HIV) Type 1 RNA and DNA in lymph nodes and HIV RNA in genital secretions and in

cerebrospinal fluid after suppression of viremia for 2 years. J Infect Dis 2001;183(9):1318-27.

358. Glass JD, Johnson RT. Human immunodeficiency virus and the brain. Annu Rev Neurosci 1996;19:1-26.

359. Bacellar H, Munoz A, Miller EN, Cohen BA, Besley D, Selnes OA, et al. Temporal trends in the incidence of HIV-1-related neurologic diseases: Multicenter AIDS Cohort Study, 1985-1992. Neurology 1994;44(10):1892-900.

360. Bossi P, Dupin N, Coutellier A, Bricaire F, Lubetzki C, Katlama C, et al. The level of human immunodeficiency virus (HIV) type 1 RNA in cerebrospinal fluid as a marker of HIV encephalitis. Clin Infect Dis 1998;26(5):1072-3.

361. Tardieu M, Boutet A. HIV-1 and the central nervous system. Curr Top Microbiol Immunol 2002;265:183-95.

362. Takahashi K, Wesselingh SL, Griffin DE, McArthur JC, Johnson RT, Glass JD. Localization of HIV-1 in human brain using polymerase chain reaction/in situ hybridization and immunocytochemistry. Ann Neurol 1996;39(6):705-11.

363. Deiva K, Khiati A, Hery C, Salim H, Leclerc P, Horellou P, et al. CCR5-, DC-SIGN-dependent endocytosis and delayed reverse transcription after human immunodeficiency virus type 1 infection in human astrocytes. AIDS Res Hum Retroviruses 2006;22(11):1152-61.

364. Zink MC, Spelman JP, Robinson RB, Clements JE. SIV infection of macaques--modeling the progression to AIDS dementia. J Neurovirol 1998;4(3):249-59.

365. Gartner S, Markovits P, Markovitz DM, Kaplan MH, Gallo RC, Popovic M. The role of mononuclear phagocytes in HTLV-III/LAV infection. Science 1986;233(4760):215-9.

366. Chesebro B, Wehrly K, Nishio J, Perryman S. Macrophage-tropic human immunodeficiency virus isolates from different patients exhibit unusual V3 envelope sequence homogeneity in comparison with T-cell-tropic isolates: definition of critical amino acids involved in cell tropism. J Virol 1992;66(11):6547-54.

367. Schrager LK, D'Souza MP. Cellular and anatomical reservoirs of HIV-1 in patients receiving potent antiretroviral combination therapy. Jama 1998;280(1):67-71.

368. van der Sandt IC, Vos CM, Nabulsi L, Blom-Roosemalen MC, Voorwinden HH, de Boer AG, et al. Assessment of active transport of HIV protease inhibitors in various cell lines and the in vitro blood--brain barrier. Aids 2001;15(4):483-91.

369. Stahle L, Martin C, Svensson JO, Sonnerborg A. Indinavir in cerebrospinal fluid of HIV-1-infected patients. Lancet 1997;350(9094):1823.

370. Kravcik S, Gallicano K, Roth V, Cassol S, Hawley-Foss N, Badley A, et al. Cerebrospinal fluid HIV RNA and drug levels with combination ritonavir and saquinavir. J Acquir Immune Defic Syndr 1999;21(5):371-5.

371. Groothuis DR, Levy RM. The entry of antiviral and antiretroviral drugs into the central nervous system. J Neurovirol 1997;3(6):387-400.

372. Polli JW, Jarrett JL, Studenberg SD, Humphreys JE, Dennis SW, Brouwer KR, et al. Role of P-glycoprotein on the CNS disposition of

amprenavir (141W94), an HIV protease inhibitor. Pharm Res 1999;16(8):1206-12.

373. Brodt HR, Kamps BS, Gute P, Knupp B, Staszewski S, Helm EB. Changing incidence of AIDS-defining illnesses in the era of antiretroviral combination therapy. Aids 1997;11(14):1731-8.

374. Moore RD, Cheever L, Keruly JC, Chaisson RE. Lack of sex difference in CD4 to HIV-1 RNA viral load ratio. Lancet 1999;353(9151):463-4.

375. Sacktor NC, Lyles RH, Skolasky RL, Anderson DE, McArthur JC, McFarlane G, et al. Combination antiretroviral therapy improves psychomotor speed performance in HIV-seropositive homosexual men. Multicenter AIDS Cohort Study (MACS). Neurology 1999;52(8):1640-7.

376. Price RW, Yiannoutsos CT, Clifford DB, Zaborski L, Tselis A, Sidtis JJ, et al. Neurological outcomes in late HIV infection: adverse impact of neurological impairment on survival and protective effect of antiviral therapy. AIDS Clinical Trial Group and Neurological AIDS Research Consortium study team. Aids 1999;13(13):1677-85.

377. Sacktor N, Lyles RH, Skolasky R, Kleeberger C, Selnes OA, Miller EN, et al. HIV-associated neurologic disease incidence changes:: Multicenter AIDS Cohort Study, 1990-1998. Neurology 2001;56(2):257-60.

378. Gisolf EH, Enting RH, Jurriaans S, de Wolf F, van der Ende ME, Hoetelmans RM, et al. Cerebrospinal fluid HIV-1 RNA during treatment with ritonavir/saquinavir or ritonavir/saquinavir/stavudine. Aids 2000;14(11):1583-9.

379. Letendre SL, van den Brande G, Hermes A, Woods SP, Durelle J, Beck JM, et al. Lopinavir with Ritonavir Reduces the HIV RNA Level in Cerebrospinal Fluid. Clin Infect Dis 2007;45(11).

380. Letendre SL, Capparelli EV, Ellis RJ, McCutchan JA. Indinavir population pharmacokinetics in plasma and cerebrospinal fluid. The HIV Neurobehavioral Research Center Group. Antimicrob Agents Chemother 2000;44(8):2173-5.

381. Marra CM, Lockhart D, Zunt JR, Perrin M, Coombs RW, Collier AC. Changes in CSF and plasma HIV-1 RNA and cognition after starting potent antiretroviral therapy. Neurology 2003;60(8):1388-90.

382. Ellis RJ, Gamst AC, Capparelli E, Spector SA, Hsia K, Wolfson T, et al. Cerebrospinal fluid HIV RNA originates from both local CNS and systemic sources. Neurology 2000;54(4):927-36.

383. Staprans S, Marlowe N, Glidden D, Novakovic-Agopian T, Grant RM, Heyes M, et al. Time course of cerebrospinal fluid responses to antiretroviral therapy: evidence for variable compartmentalization of infection. Aids 1999;13(9):1051-61.

384. Cinque P, Vago L, Ceresa D, Mainini F, Terreni MR, Vagani A, et al. Cerebrospinal fluid HIV-1 RNA levels: correlation with HIV encephalitis. Aids 1998;12(4):389-94.

385. Price RW, Paxinos EE, Grant RM, Drews B, Nilsson A, Hoh R, et al. Cerebrospinal fluid response to structured treatment interruption after virological failure. Aids 2001;15(10):1251-9.

386. McArthur JC, McClernon DR, Cronin MF, Nance-Sproson TE, Saah AJ, St Clair M, et al. Relationship between human immunodeficiency virus-associated dementia and viral load in cerebrospinal fluid and brain. Ann Neurol 1997;42(5):689-98.

387. Gisslen M, Norkrans G, Svennerholm B, Hagberg L. The effect on human immunodeficiency virus type 1 RNA levels in cerebrospinal fluid after initiation of zidovudine or didanosine. J Infect Dis 1997;175(2):434-7.

388. Price RW, Staprans S. Measuring the "viral load" in cerebrospinal fluid in human immunodeficiency virus infection: window into brain infection? Ann Neurol 1997;42(5):675-8.

389. Wong JK, Ignacio CC, Torriani F, Havlir D, Fitch NJ, Richman DD. In vivo compartmentalization of human immunodeficiency virus: evidence from the examination of pol sequences from autopsy tissues. J Virol 1997;71(3):2059-71.

390. Cunningham PH, Smith DG, Satchell C, Cooper DA, Brew B. Evidence for independent development of resistance to HIV-1 reverse transcriptase inhibitors in the cerebrospinal fluid. Aids 2000;14(13):1949-54.

391. Stingele K, Haas J, Zimmermann T, Stingele R, Hubsch-Muller C, Freitag M, et al. Independent HIV replication in paired CSF and blood viral isolates during antiretroviral therapy. Neurology 2001;56(3):355-61.

392. Venturi G, Catucci M, Romano L, Corsi P, Leoncini F, Valensin PE, et al. Antiretroviral resistance mutations in human immunodeficiency virus type 1 reverse transcriptase and protease from paired cerebrospinal fluid and plasma samples. J Infect Dis 2000;181(2):740-5.

393. Pratt RD, Nichols S, McKinney N, Kwok S, Dankner WM, Spector SA. Virologic markers of human immunodeficiency virus type 1

in cerebrospinal fluid of infected children. J Infect Dis 1996;174(2):288-93.

394. Di Stefano M, Monno L, Fiore JR, Buccoliero G, Appice A, Perulli LM, et al. Neurological disorders during HIV-1 infection correlate with viral load in cerebrospinal fluid but not with virus phenotype. Aids 1998;12(7):737-43.

395. Garcia F, Niebla G, Romeu J, Vidal C, Plana M, Ortega M, et al. Cerebrospinal fluid HIV-1 RNA levels in asymptomatic patients with early stage chronic HIV-1 infection: support for the hypothesis of local virus replication. Aids 1999;13(12):1491-6.

396. Cinque P, Presi S, Bestetti A, Pierotti C, Racca S, Boeri E, et al. Effect of genotypic resistance on the virological response to highly active antiretroviral therapy in cerebrospinal fluid. AIDS Res Hum Retroviruses 2001;17(5):377-83.

397. Pialoux G, Fournier S, Moulignier A, Poveda JD, Clavel F, Dupont B. Central nervous system as a sanctuary for HIV-1 infection despite treatment with zidovudine, lamivudine and indinavir. Aids 1997;11(10):1302-3.

398. Lambotte O, Chaix ML, Gasnault J, Goujard C, Lebras P, Delfraissy JF, et al. Persistence of replication-competent HIV in the central nervous system despite long-term effective highly active antiretroviral therapy. Aids 2005;19(2):217-8.

399. Nunnari G, Otero M, Dornadula G, Vanella M, Zhang H, Frank I, et al. Residual HIV-1 disease in seminal cells of HIV-1-infected men on suppressive HAART: latency without on-going cellular infections. Aids 2002;16(1):39-45.

400. Zhang H, Dornadula G, Beumont M, Livornese L, Jr., Van Uitert B, Henning K, et al. Human immunodeficiency virus type 1 in the semen of men receiving highly active antiretroviral therapy. N Engl J Med 1998;339(25):1803-9.

401. Tachet A, Dulioust E, Salmon D, De Almeida M, Rivalland S, Finkielsztejn L, et al. Detection and quantification of HIV-1 in semen: identification of a subpopulation of men at high potential risk of viral sexual transmission. Aids 1999;13(7):823-31.

402. Coombs RW, Reichelderfer PS, Landay AL. Recent observations on HIV type-1 infection in the genital tract of men and women. Aids 2003;17(4):455-80.

403. Cu-Uvin S, Caliendo AM, Reinert S, Chang A, Juliano-Remollino C, Flanigan TP, et al. Effect of highly active antiretroviral therapy on cervicovaginal HIV-1 RNA. Aids 2000;14(4):415-21.

404. Vernazza PL, Troiani L, Flepp MJ, Cone RW, Schock J, Roth F, et al. Potent antiretroviral treatment of HIV-infection results in suppression of the seminal shedding of HIV. The Swiss HIV Cohort Study. Aids 2000;14(2):117-21.

405. Leruez-Ville M, Dulioust E, Costabliola D, Salmon D, Tachet A, Finkielsztejn L, et al. Decrease in HIV-1 seminal shedding in men receiving highly active antiretroviral therapy: an 18 month longitudinal study (ANRS EP012). Aids 2002;16(3):486-8.

406. Kovacs A, Wasserman SS, Burns D, Wright DJ, Cohn J, Landay A, et al. Determinants of HIV-1 shedding in the genital tract of women. Lancet 2001;358(9293):1593-601.

407. Solas C, Lafeuillade A, Halfon P, Chadapaud S, Hittinger G, Lacarelle B. Discrepancies between protease inhibitor concentrations

and viral load in reservoirs and sanctuary sites in human immunodeficiency virus-infected patients. Antimicrob Agents Chemother 2003;47(1):238-43.

408. Taylor S, van Heeswijk RP, Hoetelmans RM, Workman J, Drake SM, White DJ, et al. Concentrations of nevirapine, lamivudine and stavudine in semen of HIV-1-infected men. Aids 2000;14(13):1979-84.

409. Taylor S, Back DJ, Workman J, Drake SM, White DJ, Choudhury B, et al. Poor penetration of the male genital tract by HIV-1 protease inhibitors. Aids 1999;13(7):859-60.

410. Lowe SH, Wensing AM, Droste JA, ten Kate RW, Jurriaans S, Burger DM, et al. No virological failure in semen during properly suppressive antiretroviral therapy despite subtherapeutic local drug concentrations. HIV Clin Trials 2006;7(6):285-90.

411. Reddy YS, Gotzkowsky SK, Eron JJ, Kim JY, Fiske WD, Fiscus SA, et al. Pharmacokinetic and pharmacodynamic investigation of efavirenz in the semen and blood of human immunodeficiency virus type 1-infected men. J Infect Dis 2002;186(9):1339-43.

412. Si-Mohamed A, Kazatchkine MD, Heard I, Goujon C, Prazuck T, Aymard G, et al. Selection of drug-resistant variants in the female genital tract of human immunodeficiency virus type 1-infected women receiving antiretroviral therapy. J Infect Dis 2000;182(1):112-22.

413. Byrn RA, Zhang D, Eyre R, McGowan K, Kiessling AA. HIV-1 in semen: an isolated virus reservoir. Lancet 1997;350(9085):1141.

414. Kemal KS, Foley B, Burger H, Anastos K, Minkoff H, Kitchen C, et al. HIV-1 in genital tract and plasma of women: compartmentalization of viral sequences, coreceptor usage, and glycosylation. Proc Natl Acad Sci U S A 2003;100(22):12972-7.

415. Coombs RW, Speck CE, Hughes JP, Lee W, Sampoleo R, Ross SO, et al. Association between culturable human immunodeficiency virus type 1 (HIV-1) in semen and HIV-1 RNA levels in semen and blood: evidence for compartmentalization of HIV-1 between semen and blood. J Infect Dis 1998;177(2):320-30.

416. Gupta P, Leroux C, Patterson BK, Kingsley L, Rinaldo C, Ding M, et al. Human immunodeficiency virus type 1 shedding pattern in semen correlates with the compartmentalization of viral Quasi species between blood and semen. J Infect Dis 2000;182(1):79-87.

417. Ghosn J, Viard JP, Katlama C, de Almeida M, Tubiana R, Letourneur F, et al. Evidence of genotypic resistance diversity of archived and circulating viral strains in blood and semen of pre-treated HIV-infected men. Aids 2004;18(3):447-57.

418. Tirado G, Jove G, Kumar R, Noel RJ, Reyes E, Sepulveda G, et al. Differential virus evolution in blood and genital tract of HIV-infected females: evidence for the involvement of drug and non-drug resistance-associated mutations. Virology 2004;324(2):577-86.

419. Brandtzaeg P, Farstad IN. Expression of adhesion molecules in human Peyer's patches. Gut 1995;36(6):944-5.

420. Lee SH, Starkey PM, Gordon S. Quantitative analysis of total macrophage content in adult mouse tissues. Immunochemical studies with monoclonal antibody F4/80. J Exp Med 1985;161(3):475-89.

421. Smith PD, Fox CH, Masur H, Winter HS, Alling DW. Quantitative analysis of mononuclear cells expressing human immunodeficiency virus type 1 RNA in esophageal mucosa. J Exp Med 1994;180(4):1541-6.

422. Smith PD, Eisner MS, Manischewitz JF, Gill VJ, Masur H, Fox CF. Esophageal disease in AIDS is associated with pathologic processes rather than mucosal human immunodeficiency virus type 1. J Infect Dis 1993;167(3):547-52.

423. Kewenig S, Schneider T, Hohloch K, Lampe-Dreyer K, Ullrich R, Stolte N, et al. Rapid mucosal CD4(+) T-cell depletion and enteropathy in simian immunodeficiency virus-infected rhesus macaques. Gastroenterology 1999;116(5):1115-23.

424. Guadalupe M, Reay E, Sankaran S, Prindiville T, Flamm J, McNeil A, et al. Severe CD4+ T-cell depletion in gut lymphoid tissue during primary human immunodeficiency virus type 1 infection and substantial delay in restoration following highly active antiretroviral therapy. J Virol 2003;77(21):11708-17.

425. Harriman GR, Smith PD, Horne MK, Fox CH, Koenig S, Lack EE, et al. Vitamin B12 malabsorption in patients with acquired immunodeficiency syndrome. Arch Intern Med 1989;149(9):2039-41.

426. Clayton F, Snow G, Reka S, Kotler DP. Selective depletion of rectal lamina propria rather than lymphoid aggregate CD4 lymphocytes in HIV infection. Clin Exp Immunol 1997;107(2):288-92.

427. Mehandru S, Poles MA, Tenner-Racz K, Horowitz A, Hurley A, Hogan C, et al. Primary HIV-1 infection is associated with preferential depletion of CD4+ T lymphocytes from effector sites in the gastrointestinal tract. J Exp Med 2004;200(6):761-70.

428. Brenchley JM, Schacker TW, Ruff LE, Price DA, Taylor JH, Beilman GJ, et al. CD4+ T cell depletion during all stages of HIV disease occurs predominantly in the gastrointestinal tract. J Exp Med 2004;200(6):749-59.

429. Mattapallil JJ, Douek DC, Hill B, Nishimura Y, Martin M, Roederer M. Massive infection and loss of memory CD4+ T cells in multiple tissues during acute SIV infection. Nature 2005;434(7037):1093-7.

430. Li Q, Duan L, Estes JD, Ma ZM, Rourke T, Wang Y, et al. Peak SIV replication in resting memory CD4+ T cells depletes gut lamina propria CD4+ T cells. Nature 2005;434(7037):1148-52.

431. Haase AT. Perils at mucosal front lines for HIV and SIV and their hosts. Nat Rev Immunol 2005;5(10):783-92.

432. Chase A, Zhou Y, Siliciano RF. HIV-1-induced depletion of CD4+ T cells in the gut: mechanism and therapeutic implications. Trends Pharmacol Sci 2006;27(1):4-7.

433. Johnson RP, Kaur A. HIV: viral blitzkrieg. Nature 2005;434(7037):1080-1.

434. Demoustier A, Gubler B, Lambotte O, de Goer MG, Wallon C, Goujard C, et al. In patients on prolonged HAART, a significant pool of HIV infected CD4 T cells are HIV-specific. Aids 2002;16(13):1749-54.

435. Lehman DA, Chung MH, John-Stewart GC, Richardson BA, Kiarie J, Kinuthia J, et al. HIV-1 persists in breast milk cells despite antiretroviral treatment to prevent mother-to-child transmission. Aids 2008;22(12):1475-85.

436. Ruff CT, Ray SC, Kwon P, Zinn R, Pendleton A, Hutton N, et al. Persistence of wild-type virus and lack of temporal structure in the latent reservoir for human immunodeficiency virus type 1 in pediatric patients with extensive antiretroviral exposure. J Virol 2002;76(18):9481-92.

437. Deeks SG, Wrin T, Liegler T, Hoh R, Hayden M, Barbour JD, et al. Virologic and immunologic consequences of discontinuing

combination antiretroviral-drug therapy in HIV-infected patients with detectable viremia. N Engl J Med 2001;344(7):472-80.

438. Havlir DV, Strain MC, Clerici M, Ignacio C, Trabattoni D, Ferrante P, et al. Productive infection maintains a dynamic steady state of residual viremia in human immunodeficiency virus type 1-infected persons treated with suppressive antiretroviral therapy for five years. J Virol 2003;77(20):11212-9.

439. Prins JM, Jurriaans S, van Praag RM, Blaak H, van Rij R, Schellekens PT, et al. Immuno-activation with anti-CD3 and recombinant human IL-2 in HIV-1-infected patients on potent antiretroviral therapy. Aids 1999;13(17):2405-10.

440. Kulkosky J, Nunnari G, Otero M, Calarota S, Dornadula G, Zhang H, et al. Intensification and stimulation therapy for human immunodeficiency virus type 1 reservoirs in infected persons receiving virally suppressive highly active antiretroviral therapy. J Infect Dis 2002;186(10):1403-11.

441. Unutmaz D, Pileri P, Abrignani S. Antigen-independent activation of naive and memory resting T cells by a cytokine combination. J Exp Med 1994;180(3):1159-64.

442. Chun TW, Engel D, Mizell SB, Ehler LA, Fauci AS. Induction of HIV-1 replication in latently infected CD4+ T cells using a combination of cytokines. J Exp Med 1998;188(1):83-91.

443. Kovacs JA, Baseler M, Dewar RJ, Vogel S, Davey RT, Jr., Falloon J, et al. Increases in CD4 T lymphocytes with intermittent courses of interleukin-2 in patients with human immunodeficiency virus infection. A preliminary study. N Engl J Med 1995;332(9):567-75.

444.   Jacobson EL, Pilaro F, Smith KA. Rational interleukin 2 therapy for HIV positive individuals: daily low doses enhance immune function without toxicity. Proc Natl Acad Sci U S A 1996;93(19):10405-10.

445.   Davey RT, Jr., Chaitt DG, Piscitelli SC, Wells M, Kovacs JA, Walker RE, et al. Subcutaneous administration of interleukin-2 in human immunodeficiency virus type 1-infected persons. J Infect Dis 1997;175(4):781-9.

446.   Sereti I, Herpin B, Metcalf JA, Stevens R, Baseler MW, Hallahan CW, et al. CD4 T cell expansions are associated with increased apoptosis rates of T lymphocytes during IL-2 cycles in HIV infected patients. Aids 2001;15(14):1765-75.

447.   Chun TW, Engel D, Mizell SB, Hallahan CW, Fischette M, Park S, et al. Effect of interleukin-2 on the pool of latently infected, resting CD4+ T cells in HIV-1-infected patients receiving highly active anti-retroviral therapy. Nat Med 1999;5(6):651-5.

448.   Gougeon ML, Rouzioux C, Liberman I, Burgard M, Taoufik Y, Viard JP, et al. Immunological and virological effects of long term IL-2 therapy in HIV-1-infected patients. Aids 2001;15(13):1729-31.

449.   Stellbrink HJ, van Lunzen J, Westby M, O'Sullivan E, Schneider C, Adam A, et al. Effects of interleukin-2 plus highly active antiretroviral therapy on HIV-1 replication and proviral DNA (COSMIC trial). Aids 2002;16(11):1479-87.

450.   Delaugerre C, Gourlain K, Tubiana R, Carcelain G, Marcelin AG, Chouquet C, et al. Increase of HIV-1 pro-viral DNA per million peripheral blood mononuclear cells in patients with advanced HIV disease (CD4<200 cells/mm3) receiving interleukin 2 combined with

HAART versus HAART alone (ANRS-082 trial). Antivir Ther 2003;8(3):233-7.

451. Lafeuillade A, Poggi C, Chadapaud S, Hittinger G, Chouraqui M, Pisapia M, et al. Pilot study of a combination of highly active antiretroviral therapy and cytokines to induce HIV-1 remission. J Acquir Immune Defic Syndr 2001;26(1):44-55.

452. Yang QE. Eradication of HIV in infected patients: some potential approaches. Med Sci Monit 2004;10(7):RA155-65.

453. Natarajan V, Lempicki RA, Sereti I, Badralmaa Y, Adelsberger JW, Metcalf JA, et al. Increased peripheral expansion of naive CD4+ T cells in vivo after IL-2 treatment of patients with HIV infection. Proc Natl Acad Sci U S A 2002;99(16):10712-7.

454. Levy Y, Capitant C, Houhou S, Carriere I, Viard JP, Goujard C, et al. Comparison of subcutaneous and intravenous interleukin-2 in asymptomatic HIV-1 infection: a randomised controlled trial. ANRS 048 study group. Lancet 1999;353(9168):1923-9.

455. Losso MH, Belloso WH, Emery S, Benetucci JA, Cahn PE, Lasala MC, et al. A randomized, controlled, phase II trial comparing escalating doses of subcutaneous interleukin-2 plus antiretrovirals versus antiretrovirals alone in human immunodeficiency virus-infected patients with CD4+ cell counts >/=350/mm3. J Infect Dis 2000;181(5):1614-21.

456. Katlama C, Carcelain G, Duvivier C, Chouquet C, Tubiana R, De Sa M, et al. Interleukin-2 accelerates CD4 cell reconstitution in HIV-infected patients with severe immunosuppression despite highly active antiretroviral therapy: the ILSTIM study--ANRS 082. Aids 2002;16(15):2027-34.

239

457. Marchetti G, Meroni L, Varchetta S, Terzieva V, Bandera A, Manganaro D, et al. Low-dose prolonged intermittent interleukin-2 adjuvant therapy: results of a randomized trial among human immunodeficiency virus-positive patients with advanced immune impairment. J Infect Dis 2002;186(5):606-16.

458. Zanussi S, De Paoli P. The effects of interleukin-2 therapy on the viral reservoir in HIV+ patients. Biomed Pharmacother 2000;54(6):316-20.

459. Fry TJ, Mackall CL. Interleukin-7: from bench to clinic. Blood 2002;99(11):3892-904.

460. Smithgall MD, Wong JG, Critchett KE, Haffar OK. IL-7 up-regulates HIV-1 replication in naturally infected peripheral blood mononuclear cells. J Immunol 1996;156(6):2324-30.

461. Steffens CM, Managlia EZ, Landay A, Al-Harthi L. Interleukin-7-treated naive T cells can be productively infected by T-cell-adapted and primary isolates of human immunodeficiency virus 1. Blood 2002;99(9):3310-8.

462. Wang FX, Xu Y, Sullivan J, Souder E, Argyris EG, Acheampong EA, et al. IL-7 is a potent and proviral strain-specific inducer of latent HIV-1 cellular reservoirs of infected individuals on virally suppressive HAART. J Clin Invest 2005;115(1):128-37.

463. Levy Y. [Cytokine therapies in HIV infection]. Med Sci (Paris) 2006;22(8-9):751-4.

464. Kulkosky J, Culnan DM, Roman J, Dornadula G, Schnell M, Boyd MR, et al. Prostratin: activation of latent HIV-1 expression suggests a potential inductive adjuvant therapy for HAART. Blood 2001;98(10):3006-15.

465. Brooks DG, Hamer DH, Arlen PA, Gao L, Bristol G, Kitchen CM, et al. Molecular characterization, reactivation, and depletion of latent HIV. Immunity 2003;19(3):413-23.

466. Romerio F, Gabriel MN, Margolis DM. Repression of human immunodeficiency virus type 1 through the novel cooperation of human factors YY1 and LSF. J Virol 1997;71(12):9375-82.

467. Coull JJ, He G, Melander C, Rucker VC, Dervan PB, Margolis DM. Targeted derepression of the human immunodeficiency virus type 1 long terminal repeat by pyrrole-imidazole polyamides. J Virol 2002;76(23):12349-54.

468. Drummond DC, Noble CO, Kirpotin DB, Guo Z, Scott GK, Benz CC. Clinical development of histone deacetylase inhibitors as anticancer agents. Annu Rev Pharmacol Toxicol 2005;45:495-528.

469. Monneret C. Histone deacetylase inhibitors. Eur J Med Chem 2005;40(1):1-13.

470. Marks PA, Richon VM, Rifkind RA. Histone deacetylase inhibitors: inducers of differentiation or apoptosis of transformed cells. J Natl Cancer Inst 2000;92(15):1210-6.

471. Byrd JC, Shinn C, Ravi R, Willis CR, Waselenko JK, Flinn IW, et al. Depsipeptide (FR901228): a novel therapeutic agent with selective, in vitro activity against human B-cell chronic lymphocytic leukemia cells. Blood 1999;94(4):1401-8.

472. Piekarz RL, Robey R, Sandor V, Bakke S, Wilson WH, Dahmoush L, et al. Inhibitor of histone deacetylation, depsipeptide (FR901228), in the treatment of peripheral and cutaneous T-cell lymphoma: a case report. Blood 2001;98(9):2865-8.

473. Ylisastigui L, Archin NM, Lehrman G, Bosch RJ, Margolis DM. Coaxing HIV-1 from resting CD4 T cells: histone deacetylase inhibition allows latent viral expression. Aids 2004;18(8):1101-8.

474. Skov S, Rieneck K, Bovin LF, Skak K, Tomra S, Michelsen BK, et al. Histone deacetylase inhibitors: a new class of immunosuppressors targeting a novel signal pathway essential for CD154 expression. Blood 2003;101(4):1430-8.

475. Navikas V, Link J, Persson C, Olsson T, Hojeberg B, Ljungdahl A, et al. Increased mRNA expression of IL-6, IL-10, TNF-alpha, and perforin in blood mononuclear cells in human HIV infection. J Acquir Immune Defic Syndr Hum Retrovirol 1995;9(5):484-9.

476. Collman RG, Perno CF, Crowe SM, Stevenson M, Montaner LJ. HIV and cells of macrophage/dendritic lineage and other non-T cell reservoirs: new answers yield new questions. J Leukoc Biol 2003;74(5):631-4.

477. Dover GJ, Brusilow S, Charache S. Induction of fetal hemoglobin production in subjects with sickle cell anemia by oral sodium phenylbutyrate. Blood 1994;84(1):339-43.

478. Collins AF, Pearson HA, Giardina P, McDonagh KT, Brusilow SW, Dover GJ. Oral sodium phenylbutyrate therapy in homozygous beta thalassemia: a clinical trial. Blood 1995;85(1):43-9.

479. Tunnicliff G. Actions of sodium valproate on the central nervous system. J Physiol Pharmacol 1999;50(3):347-65.

480. Phiel CJ, Zhang F, Huang EY, Guenther MG, Lazar MA, Klein PS. Histone deacetylase is a direct target of valproic acid, a potent anticonvulsant, mood stabilizer, and teratogen. J Biol Chem 2001;276(39):36734-41.

481. Johannessen CU, Johannessen SI. Valproate: past, present, and future. CNS Drug Rev 2003;9(2):199-216.

482. Quivy V, Adam E, Collette Y, Demonte D, Chariot A, Vanhulle C, et al. Synergistic activation of human immunodeficiency virus type 1 promoter activity by NF-kappaB and inhibitors of deacetylases: potential perspectives for the development of therapeutic strategies. J Virol 2002;76(21):11091-103.

483. El Kharroubi A, Piras G, Zensen R, Martin MA. Transcriptional activation of the integrated chromatin-associated human immunodeficiency virus type 1 promoter. Mol Cell Biol 1998;18(5):2535-44.

484. Laughlin MA, Zeichner S, Kolson D, Alwine JC, Seshamma T, Pomerantz RJ, et al. Sodium butyrate treatment of cells latently infected with HIV-1 results in the expression of unspliced viral RNA. Virology 1993;196(2):496-505.

485. Witvrouw M, Schmit JC, Van Remoortel B, Daelemans D, Este JA, Vandamme AM, et al. Cell type-dependent effect of sodium valproate on human immunodeficiency virus type 1 replication in vitro. AIDS Res Hum Retroviruses 1997;13(2):187-92.

486. Moog C, Kuntz-Simon G, Caussin-Schwemling C, Obert G. Sodium valproate, an anticonvulsant drug, stimulates human immunodeficiency virus type 1 replication independently of glutathione levels. J Gen Virol 1996;77 (Pt 9):1993-9.

487. Steger DJ, Eberharter A, John S, Grant PA, Workman JL. Purified histone acetyltransferase complexes stimulate HIV-1 transcription from preassembled nucleosomal arrays. Proc Natl Acad Sci U S A 1998;95(22):12924-9.

243

488. Sheridan PL, Mayall TP, Verdin E, Jones KA. Histone acetyltransferases regulate HIV-1 enhancer activity in vitro. Genes Dev 1997;11(24):3327-40.

489. Wong MC, Suite ND, Labar DR. Seizures in human immunodeficiency virus infection. Arch Neurol 1990;47(6):640-2.

490. Romanelli F, Pomeroy C. Concurrent use of antiretrovirals and anticonvulsants in human immunodeficiency virus (HIV) seropositive patients. Curr Pharm Des 2003;9(18):1433-9.

491. Lehrman G, Hogue IB, Palmer S, Jennings C, Spina CA, Wiegand A, et al. Depletion of latent HIV-1 infection in vivo: a proof-of-concept study. Lancet 2005;366(9485):549-55.

492. Steel A, Clark S, Teo I, Shaunak S, Nelson M, Gazzard B, et al. No change to HIV-1 latency with valproate therapy. Aids 2006;20(12):1681-2.

493. Siliciano JD, Lai J, Callender M, Pitt E, Zhang H, Margolick JB, et al. Stability of the latent reservoir for HIV-1 in patients receiving valproic acid. J Infect Dis 2007;195(6):833-6.

494. Sagot-Lerolle N, Lamine A, Chaix ML, Boufassa F, Aboulker JP, Costagliola D, et al. Prolonged valproic acid treatment does not reduce the size of latent HIV reservoir. Aids 2008;22(10):1125-9.

495. Archin NM, Eron JJ, Palmer S, Hartmann-Duff A, Martinson JA, Wiegand A, et al. Valproic acid without intensified antiviral therapy has limited impact on persistent HIV infection of resting CD4+ T cells. Aids 2008;22(10):1131-5.

496. Mai A. The therapeutic uses of chromatin-modifying agents. Expert Opin Ther Targets 2007;11(6):835-51.

497. Lin X, Irwin D, Kanazawa S, Huang L, Romeo J, Yen TS, et al. Transcriptional profiles of latent human immunodeficiency virus in infected individuals: effects of Tat on the host and reservoir. J Virol 2003;77(15):8227-36.

498. Hamer DH, Bocklandt S, McHugh L, Chun TW, Blumberg PM, Sigano DM, et al. Rational design of drugs that induce human immunodeficiency virus replication. J Virol 2003;77(19):10227-36.

499. Press OW. Prospects for the management of non-Hodgkin's lymphomas with monoclonal antibodies and immunoconjugates. Cancer J Sci Am 1998;4 Suppl 2:S19-26.

500. Kaminski MS, Estes J, Zasadny KR, Francis IR, Ross CW, Tuck M, et al. Radioimmunotherapy with iodine (131)I tositumomab for relapsed or refractory B-cell non-Hodgkin lymphoma: updated results and long-term follow-up of the University of Michigan experience. Blood 2000;96(4):1259-66.

501. Newton DL, Hansen HJ, Liu H, Ruby D, Iordanov MS, Magun BE, et al. Specifically targeting the CD22 receptor of human B-cell lymphomas with RNA damaging agents. Crit Rev Oncol Hematol 2001;39(1-2):79-86.

502. Hursey M, Newton DL, Hansen HJ, Ruby D, Goldenberg DM, Rybak SM. Specifically targeting the CD22 receptor of human B-cell lymphomas with RNA damaging agents: a new generation of therapeutics. Leuk Lymphoma 2002;43(5):953-9.

503. McCoig C, Van Dyke G, Chou CS, Picker LJ, Ramilo O, Vitetta ES. An anti-CD45RO immunotoxin eliminates T cells latently infected with HIV-1 in vitro. Proc Natl Acad Sci U S A 1999;96(20):11482-5.

245

504. Saavedra-Lozano J, McCoig C, Xu J, Cao Y, Keiser P, Ghetie V, et al. An anti-CD45RO immunotoxin kills latently infected human immunodeficiency virus (HIV) CD4 T cells in the blood of HIV-positive persons. J Infect Dis 2002;185(3):306-14.

505. Saavedra-Lozano J, Cao Y, Callison J, Sarode R, Sodora D, Edgar J, et al. An anti-CD45RO immunotoxin kills HIV-latently infected cells from individuals on HAART with little effect on CD8 memory. Proc Natl Acad Sci U S A 2004;101(8):2494-9.

506. Esslinger C, Chapatte L, Finke D, Miconnet I, Guillaume P, Levy F, et al. In vivo administration of a lentiviral vaccine targets DCs and induces efficient CD8(+) T cell responses. J Clin Invest 2003;111(11):1673-81.

507. Lisziewicz J, Gabrilovich DI, Varga G, Xu J, Greenberg PD, Arya SK, et al. Induction of potent human immunodeficiency virus type 1-specific T-cell-restricted immunity by genetically modified dendritic cells. J Virol 2001;75(16):7621-8.

508. Huang XL, Fan Z, Zheng L, Borowski L, Li H, Thomas EK, et al. Priming of human immunodeficiency virus type 1 (HIV-1)-specific CD8+ T cell responses by dendritic cells loaded with HIV-1 proteins. J Infect Dis 2003;187(2):315-9.

509. Robbins GK, Addo MM, Troung H, Rathod A, Habeeb K, Davis B, et al. Augmentation of HIV-1-specific T helper cell responses in chronic HIV-1 infection by therapeutic immunization. Aids 2003;17(8):1121-6.

510. Severino ME, Sarkis PT, Walker BD, Yang OO. Chimeric immune receptor T cells bypass class I requirements and recognize

multiple cell types relevant in HIV-1 infection. Virology 2003;306(2):371-5.

511. Gilliet M, Kleinhans M, Lantelme E, Schadendorf D, Burg G, Nestle FO. Intranodal injection of semimature monocyte-derived dendritic cells induces T helper type 1 responses to protein neoantigen. Blood 2003;102(1):36-42.

512. Lu W, Andrieu JM. In vitro human immunodeficiency virus eradication by autologous CD8(+) T cells expanded with inactivated-virus-pulsed dendritic cells. J Virol 2001;75(19):8949-56.

513. Lu W, Wu X, Lu Y, Guo W, Andrieu JM. Therapeutic dendritic-cell vaccine for simian AIDS. Nat Med 2003;9(1):27-32.

514. Wagner GS, Miller CJ, McChesney MB. CD4+ T cells and monocytes elicited by immunization of rhesus monkeys with antigen-pulsed dendritic cells control SIV replication. AIDS Res Hum Retroviruses 2002;18(2):143-8.

515. Lu W, Arraes LC, Ferreira WT, Andrieu JM. Therapeutic dendritic-cell vaccine for chronic HIV-1 infection. Nat Med 2004;10(12):1359-65.

516. Andrieu JM, Lu W. A dendritic cell-based vaccine for treating HIV infection: background and preliminary results. J Intern Med 2007;261(2):123-31.

517. Lori F, Guallini P, Galluzzi L, Lisziewicz J. Gene therapy approaches to HIV infection. Am J Pharmacogenomics 2002;2(4):245-52.

518. Mautino MR, Morgan RA. Enhanced inhibition of human immunodeficiency virus type 1 replication by novel lentiviral vectors

expressing human immunodeficiency virus type 1 envelope antisense RNA. Hum Gene Ther 2002;13(9):1027-37.

519. Mautino MR, Morgan RA. Gene therapy of HIV-1 infection using lentiviral vectors expressing anti-HIV-1 genes. AIDS Patient Care STDS 2002;16(1):11-26.

520. Zhang L, Yu W, He T, Yu J, Caffrey RE, Dalmasso EA, et al. Contribution of human alpha-defensin 1, 2, and 3 to the anti-HIV-1 activity of CD8 antiviral factor. Science 2002;298(5595):995-1000.

521. Lin SL, Sukasweang S, Chuong CM, Rasheed S, Ying SY. D-RNAi (messenger RNA-antisense DNA interference) as a novel defense system against cancer and viral infections. Curr Cancer Drug Targets 2001;1(3):241-7.

522. Lin SL, Chuong CM, Ying SY. A Novel mRNA-cDNA interference phenomenon for silencing bcl-2 expression in human LNCaP cells. Biochem Biophys Res Commun 2001;281(3):639-44.

523. Seidman MM, Glazer PM. The potential for gene repair via triple helix formation. J Clin Invest 2003;112(4):487-94.

524. Sakaguchi S, Ono M, Setoguchi R, Yagi H, Hori S, Fehervari Z, et al. Foxp3+ CD25+ CD4+ natural regulatory T cells in dominant self-tolerance and autoimmune disease. Immunol Rev 2006;212:8-27.

525. Shevach EM, DiPaolo RA, Andersson J, Zhao DM, Stephens GL, Thornton AM. The lifestyle of naturally occurring CD4+ CD25+ Foxp3+ regulatory T cells. Immunol Rev 2006;212:60-73.

526. Baecher-Allan C, Hafler DA. Human regulatory T cells and their role in autoimmune disease. Immunol Rev 2006;212:203-16.

527. Roncarolo MG, Gregori S, Battaglia M, Bacchetta R, Fleischhauer K, Levings MK. Interleukin-10-secreting type 1 regulatory T cells in rodents and humans. Immunol Rev 2006;212:28-50.

528. Lu L, Werneck MB, Cantor H. The immunoregulatory effects of Qa-1. Immunol Rev 2006;212:51-9.

529. Waldmann H, Adams E, Fairchild P, Cobbold S. Infectious tolerance and the long-term acceptance of transplanted tissue. Immunol Rev 2006;212:301-13.

530. Belkaid Y, Blank RB, Suffia I. Natural regulatory T cells and parasites: a common quest for host homeostasis. Immunol Rev 2006;212:287-300.

531. You S, Thieblemont N, Alyanakian MA, Bach JF, Chatenoud L. Transforming growth factor-beta and T-cell-mediated immunoregulation in the control of autoimmune diabetes. Immunol Rev 2006;212:185-202.

532. Umetsu DT, DeKruyff RH. The regulation of allergy and asthma. Immunol Rev 2006;212:238-55.

533. Rouse BT, Sarangi PP, Suvas S. Regulatory T cells in virus infections. Immunol Rev 2006;212:272-86.

534. Izcue A, Coombes JL, Powrie F. Regulatory T cells suppress systemic and mucosal immune activation to control intestinal inflammation. Immunol Rev 2006;212:256-71.

535. Aluvihare VR, Betz AG. The role of regulatory T cells in alloantigen tolerance. Immunol Rev 2006;212:330-43.

536. Kim JM, Rudensky A. The role of the transcription factor Foxp3 in the development of regulatory T cells. Immunol Rev 2006;212:86-98.

537. Lohr J, Knoechel B, Abbas AK. Regulatory T cells in the periphery. Immunol Rev 2006;212:149-62.

538. Thornton AM, Shevach EM. CD4+CD25+ immunoregulatory T cells suppress polyclonal T cell activation in vitro by inhibiting interleukin 2 production. J Exp Med 1998;188(2):287-96.

539. Takahashi T, Kuniyasu Y, Toda M, Sakaguchi N, Itoh M, Iwata M, et al. Immunologic self-tolerance maintained by CD25+CD4+ naturally anergic and suppressive T cells: induction of autoimmune disease by breaking their anergic/suppressive state. Int Immunol 1998;10(12):1969-80.

540. Godfrey VL, Wilkinson JE, Russell LB. X-linked lymphoreticular disease in the scurfy (sf) mutant mouse. Am J Pathol 1991;138(6):1379-87.

541. Brunkow ME, Jeffery EW, Hjerrild KA, Paeper B, Clark LB, Yasayko SA, et al. Disruption of a new forkhead/winged-helix protein, scurfin, results in the fatal lymphoproliferative disorder of the scurfy mouse. Nat Genet 2001;27(1):68-73.

542. Fontenot JD, Gavin MA, Rudensky AY. Foxp3 programs the development and function of CD4+CD25+ regulatory T cells. Nat Immunol 2003;4(4):330-6.

543. Bennett CL, Christie J, Ramsdell F, Brunkow ME, Ferguson PJ, Whitesell L, et al. The immune dysregulation, polyendocrinopathy, enteropathy, X-linked syndrome (IPEX) is caused by mutations of FOXP3. Nat Genet 2001;27(1):20-1.

544. Li B, Samanta A, Song X, Furuuchi K, Iacono KT, Kennedy S, et al. FOXP3 ensembles in T-cell regulation. Immunol Rev 2006;212:99-113.

545. Chatila TA, Blaeser F, Ho N, Lederman HM, Voulgaropoulos C, Helms C, et al. JM2, encoding a fork head-related protein, is mutated in

X-linked autoimmunity-allergic disregulation syndrome. J Clin Invest 2000;106(12):R75-81.

546. Wildin RS, Ramsdell F, Peake J, Faravelli F, Casanova JL, Buist N, et al. X-linked neonatal diabetes mellitus, enteropathy and endocrinopathy syndrome is the human equivalent of mouse scurfy. Nat Genet 2001;27(1):18-20.

547. Baecher-Allan C, Brown JA, Freeman GJ, Hafler DA. CD4+CD25high regulatory cells in human peripheral blood. J Immunol 2001;167(3):1245-53.

548. Ziegler SF. FOXP3: of mice and men. Annu Rev Immunol 2006;24:209-26.

549. Walker MR, Kasprowicz DJ, Gersuk VH, Benard A, Van Landeghen M, Buckner JH, et al. Induction of FoxP3 and acquisition of T regulatory activity by stimulated human CD4+CD25- T cells. J Clin Invest 2003;112(9):1437-43.

550. Ruprecht CR, Gattorno M, Ferlito F, Gregorio A, Martini A, Lanzavecchia A, et al. Coexpression of CD25 and CD27 identifies FoxP3+ regulatory T cells in inflamed synovia. J Exp Med 2005;201(11):1793-803.

551. Seddiki N, Santner-Nanan B, Martinson J, Zaunders J, Sasson S, Landay A, et al. Expression of interleukin (IL)-2 and IL-7 receptors discriminates between human regulatory and activated T cells. J Exp Med 2006;203(7):1693-700.

552. Liu W, Putnam AL, Xu-Yu Z, Szot GL, Lee MR, Zhu S, et al. CD127 expression inversely correlates with FoxP3 and suppressive function of human CD4+ T reg cells. J Exp Med 2006;203(7):1701-11.

553. Deaglio S, Dwyer KM, Gao W, Friedman D, Usheva A, Erat A, et al. Adenosine generation catalyzed by CD39 and CD73 expressed on regulatory T cells mediates immune suppression. J Exp Med 2007;204(6):1257-65.

554. Mizumoto N, Kumamoto T, Robson SC, Sevigny J, Matsue H, Enjyoji K, et al. CD39 is the dominant Langerhans cell-associated ecto-NTPDase: modulatory roles in inflammation and immune responsiveness. Nat Med 2002;8(4):358-65.

555. Huang CT, Workman CJ, Flies D, Pan X, Marson AL, Zhou G, et al. Role of LAG-3 in regulatory T cells. Immunity 2004;21(4):503-13.

556. Read S, Malmstrom V, Powrie F. Cytotoxic T lymphocyte-associated antigen 4 plays an essential role in the function of CD25(+)CD4(+) regulatory cells that control intestinal inflammation. J Exp Med 2000;192(2):295-302.

557. Bopp T, Becker C, Klein M, Klein-Hessling S, Palmetshofer A, Serfling E, et al. Cyclic adenosine monophosphate is a key component of regulatory T cell-mediated suppression. J Exp Med 2007;204(6):1303-10.

558. Gondek DC, Lu LF, Quezada SA, Sakaguchi S, Noelle RJ. Cutting edge: contact-mediated suppression by CD4+CD25+ regulatory cells involves a granzyme B-dependent, perforin-independent mechanism. J Immunol 2005;174(4):1783-6.

559. Miyara M, Sakaguchi S. Natural regulatory T cells: mechanisms of suppression. Trends Mol Med 2007;13(3):108-16.

560. Bayry J, Triebel F, Kaveri SV, Tough DF. Human dendritic cells acquire a semimature phenotype and lymph node homing potential

through interaction with CD4+CD25+ regulatory T cells. J Immunol 2007;178(7):4184-93.

561. von Boehmer H. Mechanisms of suppression by suppressor T cells. Nat Immunol 2005;6(4):338-44.

562. Scheffold A, Murphy KM, Hofer T. Competition for cytokines: T(reg) cells take all. Nat Immunol 2007;8(12):1285-7.

563. Pandiyan P, Zheng L, Ishihara S, Reed J, Lenardo MJ. CD4+CD25+Foxp3+ regulatory T cells induce cytokine deprivation-mediated apoptosis of effector CD4+ T cells. Nat Immunol 2007;8(12):1353-62.

564. Picca CC, Larkin J, 3rd, Boesteanu A, Lerman MA, Rankin AL, Caton AJ. Role of TCR specificity in CD4+ CD25+ regulatory T-cell selection. Immunol Rev 2006;212:74-85.

565. Wan YY, Flavell RA. The roles for cytokines in the generation and maintenance of regulatory T cells. Immunol Rev 2006;212:114-30.

566. Sansom DM, Walker LS. The role of CD28 and cytotoxic T-lymphocyte antigen-4 (CTLA-4) in regulatory T-cell biology. Immunol Rev 2006;212:131-48.

567. Sakaguchi S. Naturally arising CD4+ regulatory t cells for immunologic self-tolerance and negative control of immune responses. Annu Rev Immunol 2004;22:531-62.

568. Belkaid Y, Piccirillo CA, Mendez S, Shevach EM, Sacks DL. CD4+CD25+ regulatory T cells control Leishmania major persistence and immunity. Nature 2002;420(6915):502-7.

569. Suvas S, Kumaraguru U, Pack CD, Lee S, Rouse BT. CD4+CD25+ T cells regulate virus-specific primary and memory CD8+ T cell responses. J Exp Med 2003;198(6):889-901.

570. Miedema F, Petit AJ, Terpstra FG, Schattenkerk JK, de Wolf F, Al BJ, et al. Immunological abnormalities in human immunodeficiency virus (HIV)-infected asymptomatic homosexual men. HIV affects the immune system before CD4+ T helper cell depletion occurs. J Clin Invest 1988;82(6):1908-14.

571. Kinter AL, Hennessey M, Bell A, Kern S, Lin Y, Daucher M, et al. CD25(+)CD4(+) regulatory T cells from the peripheral blood of asymptomatic HIV-infected individuals regulate CD4(+) and CD8(+) HIV-specific T cell immune responses in vitro and are associated with favorable clinical markers of disease status. J Exp Med 2004;200(3):331-43.

572. Aandahl EM, Michaelsson J, Moretto WJ, Hecht FM, Nixon DF. Human CD4+ CD25+ regulatory T cells control T-cell responses to human immunodeficiency virus and cytomegalovirus antigens. J Virol 2004;78(5):2454-9.

573. Baker CA, Clark R, Ventura F, Jones NG, Guzman D, Bangsberg DR, et al. Peripheral CD4 loss of regulatory T cells is associated with persistent viraemia in chronic HIV infection. Clin Exp Immunol 2007;147(3):533-9.

574. Andersson J, Boasso A, Nilsson J, Zhang R, Shire NJ, Lindback S, et al. The prevalence of regulatory T cells in lymphoid tissue is correlated with viral load in HIV-infected patients. J Immunol 2005;174(6):3143-7.

575. Lim A, Tan D, Price P, Kamarulzaman A, Tan HY, James I, et al. Proportions of circulating T cells with a regulatory cell phenotype increase with HIV-associated immune activation and remain high on antiretroviral therapy. Aids 2007;21(12):1525-34.

576. Boasso A, Vaccari M, Hryniewicz A, Fuchs D, Nacsa J, Cecchinato V, et al. Regulatory T-cell markers, indoleamine 2,3-dioxygenase, and virus levels in spleen and gut during progressive simian immunodeficiency virus infection. J Virol 2007;81(21):11593-603.

577. Estes JD, Li Q, Reynolds MR, Wietgrefe S, Duan L, Schacker T, et al. Premature induction of an immunosuppressive regulatory T cell response during acute simian immunodeficiency virus infection. J Infect Dis 2006;193(5):703-12.

578. Nilsson J, Boasso A, Velilla PA, Zhang R, Vaccari M, Franchini G, et al. HIV-1-driven regulatory T-cell accumulation in lymphoid tissues is associated with disease progression in HIV/AIDS. Blood 2006;108(12):3808-17.

579. Oswald-Richter K, Grill SM, Shariat N, Leelawong M, Sundrud MS, Haas DW, et al. HIV infection of naturally occurring and genetically reprogrammed human regulatory T-cells. PLoS Biol 2004;2(7):E198.

580. Eggena MP, Barugahare B, Jones N, Okello M, Mutalya S, Kityo C, et al. Depletion of regulatory T cells in HIV infection is associated with immune activation. J Immunol 2005;174(7):4407-14.

581. Ndhlovu LC, Loo CP, Spotts G, Nixon DF, Hecht FM. FOXP3 expressing CD127lo CD4+ T cells inversely correlate with CD38+ CD8+ T cell activation levels in primary HIV-1 infection. J Leukoc Biol 2008;83(2):254-62.

582. Apoil PA, Puissant B, Roubinet F, Abbal M, Massip P, Blancher A. FOXP3 mRNA levels are decreased in peripheral blood CD4+

lymphocytes from HIV-positive patients. J Acquir Immune Defic Syndr 2005;39(4):381-5.

583. Deeks SG, Walker BD. Human immunodeficiency virus controllers: mechanisms of durable virus control in the absence of antiretroviral therapy. Immunity 2007;27(3):406-16.

584. Saez-Cirion A, Pancino G, Sinet M, Venet A, Lambotte O. HIV controllers: how do they tame the virus? Trends Immunol 2007;28(12):532-40.

585. Chase AJ, Yang HC, Zhang H, Blankson JN, Siliciano RF. Preservation of FoxP3+ Regulatory T Cells in the Peripheral Blood of HIV-1-infected Elite Suppressors Correlates with Low CD4+ T-cell Activation. J Virol 2008.

586. Tsunemi S, Iwasaki T, Imado T, Higasa S, Kakishita E, Shirasaka T, et al. Relationship of CD4+CD25+ regulatory T cells to immune status in HIV-infected patients. Aids 2005;19(9):879-86.

587. Antons AK, Wang R, Oswald-Richter K, Tseng M, Arendt CW, Kalams SA, et al. Naive precursors of human regulatory T cells require FoxP3 for suppression and are susceptible to HIV infection. J Immunol 2008;180(2):764-73.

588. Suffia IJ, Reckling SK, Piccirillo CA, Goldszmid RS, Belkaid Y. Infected site-restricted Foxp3+ natural regulatory T cells are specific for microbial antigens. J Exp Med 2006;203(3):777-88.

589. Epple HJ, Loddenkemper C, Kunkel D, Troger H, Maul J, Moos V, et al. Mucosal but not peripheral FOXP3+ regulatory T cells are highly increased in untreated HIV infection and normalize after suppressive HAART. Blood 2006;108(9):3072-8.

590. Mozos A, Garrido M, Carreras J, Plana M, Diaz A, Alos L, et al. Redistribution of FOXP3-positive regulatory T cells from lymphoid tissues to peripheral blood in HIV-infected patients. J Acquir Immune Defic Syndr 2007;46(5):529-37.

591. Qin S, Sui Y, Soloff AC, Junecko BA, Kirschner DE, Murphey-Corb MA, et al. Chemokine and cytokine mediated loss of regulatory T cells in lymph nodes during pathogenic simian immunodeficiency virus infection. J Immunol 2008;180(8):5530-6.

592. Chase AJ, Sedaghat AR, German JR, Gama L, Zink MC, Clements JE, et al. Severe depletion of CD4+ CD25+ regulatory T cells from the intestinal lamina propria but not peripheral blood or lymph nodes during acute simian immunodeficiency virus infection. J Virol 2007;81(23):12748-57.

593. Kinter AL, Horak R, Sion M, Riggin L, McNally J, Lin Y, et al. CD25+ regulatory T cells isolated from HIV-infected individuals suppress the cytolytic and nonlytic antiviral activity of HIV-specific CD8+ T cells in vitro. AIDS Res Hum Retroviruses 2007;23(3):438-50.

594. Kinter A, McNally J, Riggin L, Jackson R, Roby G, Fauci AS. Suppression of HIV-specific T cell activity by lymph node CD25+ regulatory T cells from HIV-infected individuals. Proc Natl Acad Sci U S A 2007;104(9):3390-5.

595. Lambotte O, Chaix ML, Gubler B, Nasreddine N, Wallon C, Goujard C, et al. The lymphocyte HIV reservoir in patients on long-term HAART is a memory of virus evolution. Aids 2004;18(8):1147-58.

596. O'Garra A, Vieira P. Regulatory T cells and mechanisms of immune system control. Nat Med 2004;10(8):801-5.

597. Cabrera R, Tu Z, Xu Y, Firpi RJ, Rosen HR, Liu C, et al. An immunomodulatory role for CD4(+)CD25(+) regulatory T lymphocytes in hepatitis C virus infection. Hepatology 2004;40(5):1062-71.

598. Pauza CD, Trivedi P, McKechnie TS, Richman DD, Graziano FM. 2-LTR circular viral DNA as a marker for human immunodeficiency virus type 1 infection in vivo. Virology 1994;205(2):470-8.

599. Sharkey ME, Stevenson M. Two long terminal repeat circles and persistent HIV-1 replication. Curr Opin Infect Dis 2001;14(1):5-11.

600. Morlese J, Teo IA, Choi JW, Gazzard B, Shaunak S. Identification of two mutually exclusive groups after long-term monitoring of HIV DNA 2-LTR circle copy number in patients on HAART. Aids 2003;17(5):679-83.

601. Sharkey M, Triques K, Kuritzkes DR, Stevenson M. In vivo evidence for instability of episomal human immunodeficiency virus type 1 cDNA. J Virol 2005;79(8):5203-10.

602. Lim HW, Hillsamer P, Banham AH, Kim CH. Cutting edge: direct suppression of B cells by CD4+ CD25+ regulatory T cells. J Immunol 2005;175(7):4180-3.

603. Hermankova M, Siliciano JD, Zhou Y, Monie D, Chadwick K, Margolick JB, et al. Analysis of human immunodeficiency virus type 1 gene expression in latently infected resting CD4+ T lymphocytes in vivo. J Virol 2003;77(13):7383-92.

604. Chun TW, Nickle DC, Justement JS, Large D, Semerjian A, Curlin ME, et al. HIV-infected individuals receiving effective antiviral therapy for extended periods of time continually replenish their viral reservoir. J Clin Invest 2005;115(11):3250-5.

605. Oswald-Richter K, Grill SM, Leelawong M, Unutmaz D. HIV infection of primary human T cells is determined by tunable thresholds of T cell activation. Eur J Immunol 2004;34(6):1705-14.

606. Pomerantz RJ. HIV: cross-talk and viral reservoirs. Nature 2003;424(6945):136-7.

607. Kretschmer K, Apostolou I, Hawiger D, Khazaie K, Nussenzweig MC, von Boehmer H. Inducing and expanding regulatory T cell populations by foreign antigen. Nat Immunol 2005;6(12):1219-27.

608. Donaghy H, Stebbing J, Patterson S. Antigen presentation and the role of dendritic cells in HIV. Curr Opin Infect Dis 2004;17(1):1-6.

609. Li L, Godfrey WR, Porter SB, Ge Y, June CH, Blazar BR, et al. CD4+CD25+ regulatory T-cell lines from human cord blood have functional and molecular properties of T-cell anergy. Blood 2005;106(9):3068-73.

610. von Boehmer H. Dynamics of suppressor T cells: in vivo veritas. J Exp Med 2003;198(6):845-9.

611. Younes SA, Yassine-Diab B, Dumont AR, Boulassel MR, Grossman Z, Routy JP, et al. HIV-1 viremia prevents the establishment of interleukin 2-producing HIV-specific memory CD4+ T cells endowed with proliferative capacity. J Exp Med 2003;198(12):1909-22.

612. Grant C, Oh U, Fugo K, Takenouchi N, Griffith C, Yao K, et al. Foxp3 represses retroviral transcription by targeting both NF-kappaB and CREB pathways. PLoS Pathog 2006;2(4):e33.

613. Ramratnam B, Ribeiro R, He T, Chung C, Simon V, Vanderhoeven J, et al. Intensification of antiretroviral therapy accelerates the decay of the HIV-1 latent reservoir and decreases, but

does not eliminate, ongoing virus replication. J Acquir Immune Defic Syndr 2004;35(1):33-7.

614. Geeraert L, Kraus G, Pomerantz RJ. Hide-and-Seek: The Challenge of Viral Persistence in HIV-1 Infection. Annu Rev Med 2008;59:487-501.

615. Ahmadzadeh M, Rosenberg SA. IL-2 administration increases CD4+ CD25(hi) Foxp3+ regulatory T cells in cancer patients. Blood 2006;107(6):2409-14.

616. Malek TR, Bayer AL. Tolerance, not immunity, crucially depends on IL-2. Nat Rev Immunol 2004;4(9):665-74.

617. Zhang H, Chua KS, Guimond M, Kapoor V, Brown MV, Fleisher TA, et al. Lymphopenia and interleukin-2 therapy alter homeostasis of CD4+CD25+ regulatory T cells. Nat Med 2005;11(11):1238-43.

618. Harnaha J, Machen J, Wright M, Lakomy R, Styche A, Trucco M, et al. Interleukin-7 is a survival factor for CD4+ CD25+ T-cells and is expressed by diabetes-suppressive dendritic cells. Diabetes 2006;55(1):158-70.

619. Martinez MA, Cabana M, Ibanez A, Clotet B, Arno A, Ruiz L. Human immunodeficiency virus type 1 genetic evolution in patients with prolonged suppression of plasma viremia. Virology 1999;256(2):180-7.

620. Luo X, Zhang Q, Liu V, Xia Z, Pothoven KL, Lee C. Cutting Edge: TGF-{beta}-Induced Expression of Foxp3 in T cells Is Mediated through Inactivation of ERK. J Immunol 2008;180(5):2757-61.

621. Maek ANW, Buranapraditkun S, Klaewsongkram J, Ruxrungtham K. Increased interleukin-17 production both in helper T cell subset Th17 and CD4-negative T cells in human immunodeficiency virus infection. Viral Immunol 2007;20(1):66-75.

622. Sato W, Aranami T, Yamamura T. Cutting edge: Human Th17 cells are identified as bearing CCR2+CCR5- phenotype. J Immunol 2007;178(12):7525-9.

623. Chun TW, Nickle DC, Justement JS, Meyers JH, Roby G, Hallahan CW, et al. Persistence of HIV in Gut-Associated Lymphoid Tissue despite Long-Term Antiretroviral Therapy. J Infect Dis 2008.

624. Shen L, Peterson S, Sedaghat AR, McMahon MA, Callender M, Zhang H, et al. Dose-response curve slope sets class-specific limits on inhibitory potential of anti-HIV drugs. Nat Med 2008;14(7):762-6.

625. Chavez HH, Tran TA, Dembele B, Nasreddine N, Lambotte O, Gubler B, et al. Lack of evidence for prolonged double-long terminal repeat episomal HIV DNA stability in vivo. J Acquir Immune Defic Syndr 2007;45(2):247-9.

ANNEXES

Annexes I : Tableaux et Figures

Tableau 1 : Antirétroviraux disponibles en 2008

1/ Inhibiteurs nucléosidiques de la transcriptase inverse (INTI)

Zidovudine (Retrovir®) [AZT]

Lamuvidine (Epivir®) [3TC]

Zidovudine + Lamuvidine (Combivir®) [AZT/3TC]

Zalcitabine (Hivid®) [ddC]

Didanosine (Videx®) [ddI]

Stavudine (Zerit®) [d4T]

Abacavir (Ziagen®) [ABC]

Emtricitabine (Emtriva®) [FTC]

2/ Inhibiteurs non-nucléosidiques de la transcriptase inverse (INNTI)

Névirapine (Viramune®) [NVP]

Efavirenz (Sustiva®) [EFV]

Delavirdine (Rescriptor®) [DLV]

Etravirine (Intelence®) [ETR]

3/ Inhibiteurs nucléotidiques de la transcriptase inverse

Ténofovir (Viread®) [TDF]

Combinaisons :

Abacavir + Zidovudine + Lamuvidine (Trizivir®) [ABC/AZT/3TC]

Lamivudine + Abacavir (Kivexa®) [3TC/ ABC]

Emtricitabine + Ténofovir (Truvada®) [FTC/ TDF]

4/ Inhibiteurs de la protéase virale   (IP)

Amprénavir (Agénérase®) [APV]

Atazanavir (Reyataz®) [AZV]

Darunavir (Presista®) [DRV]

Fosamprénavir (Telzir®) [FPV]

Indinavir (Crixivan®) [IDV]

Lopinavir/ritonavir (Kaletra®) [LPV/RTV]

Saquinavir-hgc (Invirase®) [SQV-hgc]

Nelfinavir (Viracept®) [NFV] - SUSPENDU depuis juin 2007

Saquinavir-hgc (Invirase®) [SQV-hgc]

D-sgc (Fortovase®) [SQV-sgc]

Tipranavir (Aptivus®) [TPV]

IP utilisé en booster

Ritonavir (Norvir®) [RTV]

5/ Inhibiteur de fusion

Enfuvirtide T20 (Fuzeon®) [ENF]

6/ Inhibiteur de l'intégrase

Isentress (Raltégravir®) [RGT]

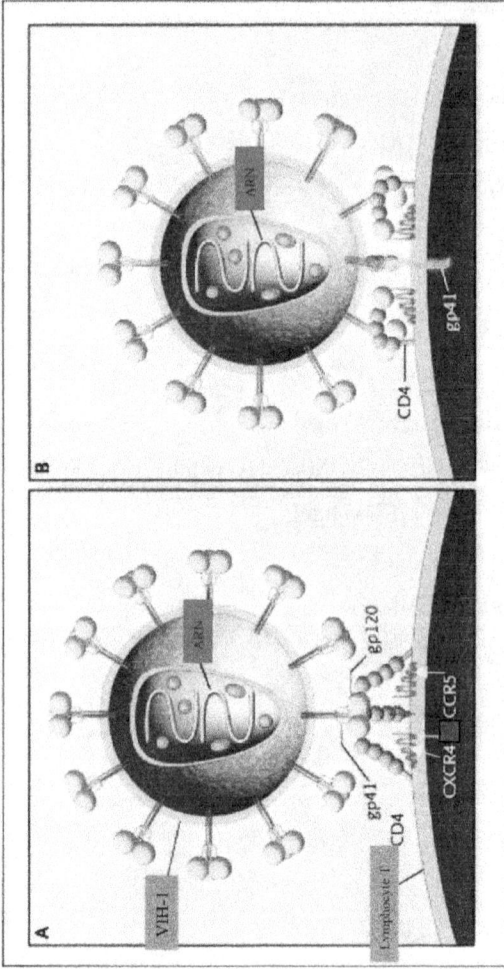

Figure 1. Mécanismes d'entrée du VIH dans une cellule cible *(d'après Kilby JM et al., NEJM, 2003; 2228-38)*

La molécule gp120 virale se lie dans un premier temps sur la molécule CD4 (Figure A). Cette liaison entraine un changement de conformation de la gp120 qui lui permet de se lier au co-récepteur (CCR5 ou CXCR4) cellulaire (Figure B). Cette liaison démasque la gp41 qui va se fixer sur sa partie hydrophobe dans la bicouche lipidique membranaire, étape initiale de la pénétration du virus dans la cellule

264

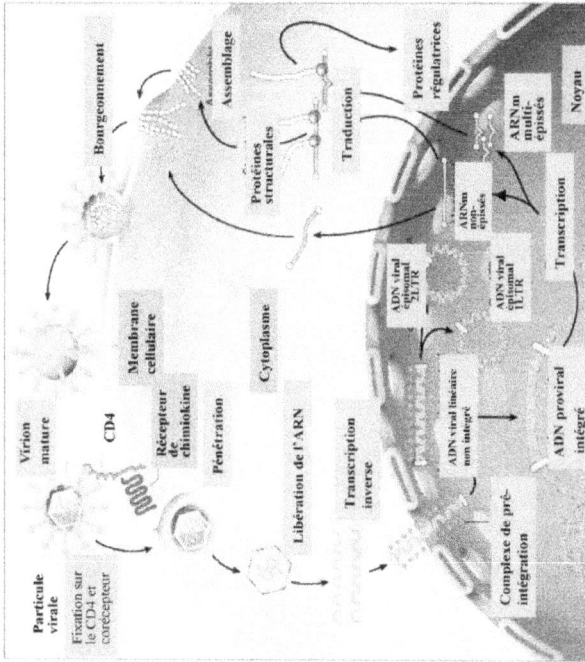

Figure 2. Cycle de réplication du VIH dans une cellule infectée (*d'après Furtado MR et al., NEJM, 1999; 1614-22*)

Le virion, une fois entré dans la cellule, libère son matériel génétique et la transcriptase inverse virale transforme l'ARN viral en ADN viral linéaire pour former un complexe de pré-intégration. Si la cellule est activée, le complexe de pré-intégration migre dans le noyau et l'ADN viral peut s'intégrer à l'ADN génomique. Des formes épisomales comprenant un ou deux LTR peuvent être produites en cas de recombinaisons aberrantes entre les LTR. L'ADN proviral intégré est ensuite transcrit en ARNm, épissés ou non, qui seront traduits par la machinerie cellulaire pour aboutir respectivement aux protéines virales régulatrices et structurales. Le virion est ensuite assemblé et peut quitter la cellule infectée

Particule virale
Fixation sur le CD4 et corécepteur
Virion mature
CD4
Récepteur de chimiokine
Membrane cellulaire
Pénétration
Cytoplasme
Libération de l'ARN
Transcription inverse
Complexe de pré-intégration
ADN proviral intégré
ADN viral linéaire non intégré
ADN viral épisomal 2LTR
ADN viral épisomal 1LTR
Transcription
ARNm multi-épissés
ARNm mono-épissés
Noyau
Traduction
Protéines régulatrices
Protéines structurales
Assemblage
Bourgeonnement

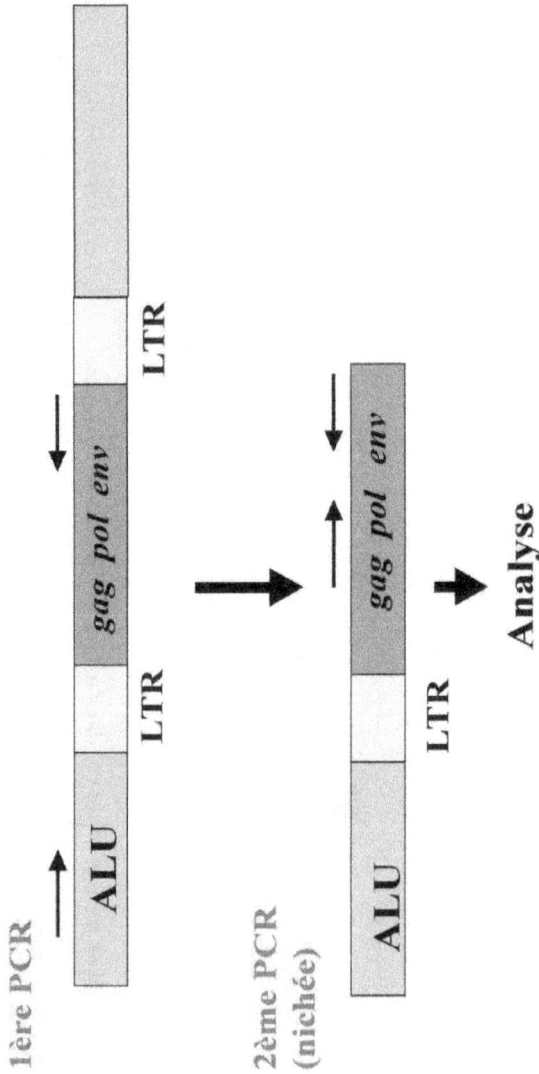

Figure 3A. Technique d'amplification de l'ADN intégré par PCR

Pour amplifier l'ADN proviral intégré, une première PCR utilise une amorce sur le génome viral et une amorce qui reconnaît une séquence Alu, séquence répétée ubiquitaire du génome humain. Sur l'ensemble des fragments ainsi amplifiés, de taille différente en raison du positionnement aléatoire des séquences Alu dans le génome, on fait une deuxième PCR nichée avec 2 amorces spécifiques du gène viral d'intérêt

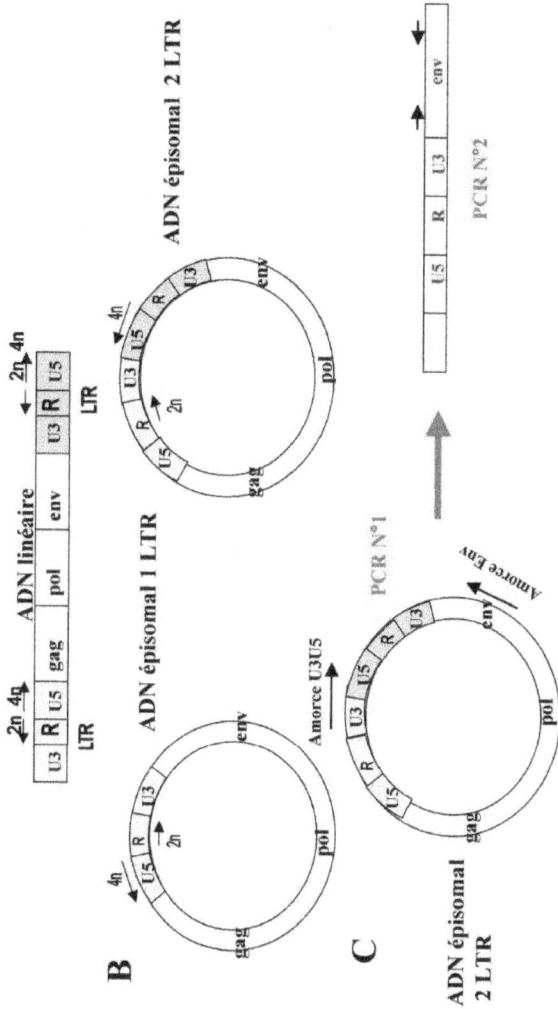

Figure 3B et 3C: stratégie d'amplification de l'ADN épisomal par PCR

3B. Dans le noyau, lors du processus d'intégration des formes linéaires d'ADN viral, il peut avoir formation des formes circulaires labiles d'ADN simple LTR ou double LTR. La combinaison des amorces 2n et 4n utilisées permet l'amplification des formes double LTR (région amplifiée: jonction U5-U3)

3C. Pour étudier le gène env du génome viral des formes épisomales pour le comparer avec les formes d'ADN viral intégrées dans le génome, une technique de PCR nichée est utilisée: la 1° PCR utilise une amorce U3U5 et une amorce U3U5 et une amorce sur le gène env, puis lors de la seconde PCR, on amplifie la région d'intérêt avec 2 amorces sur le gène env

267

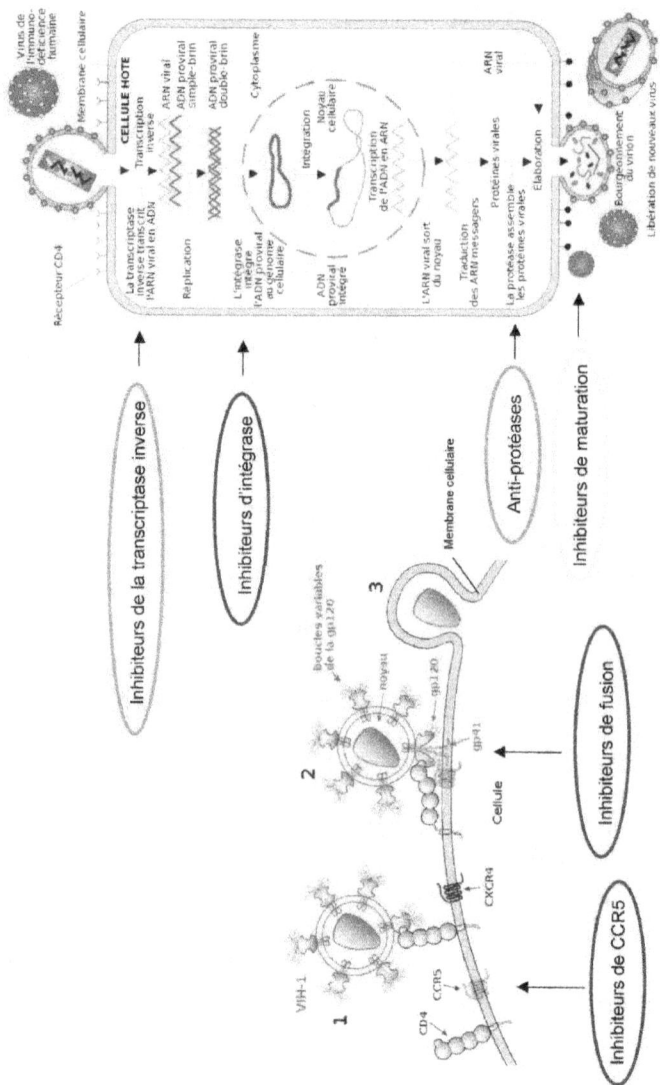

Figure 4. Cibles potentiels des antirétroviraux *(source: wikipédia VIH)*

charge virale plasmatique (copies d'ARN VIH/ml)

10^5

50

(seuil de détection)

première phase ($t_{1/2}$~jours)

deuxième phase ($t_{1/2}$~semaines)

"blips"

troisième phase ($t_{1/2}$~mois ou années)

Réplication résiduelle

Durée du traitement antirétroviral efficace

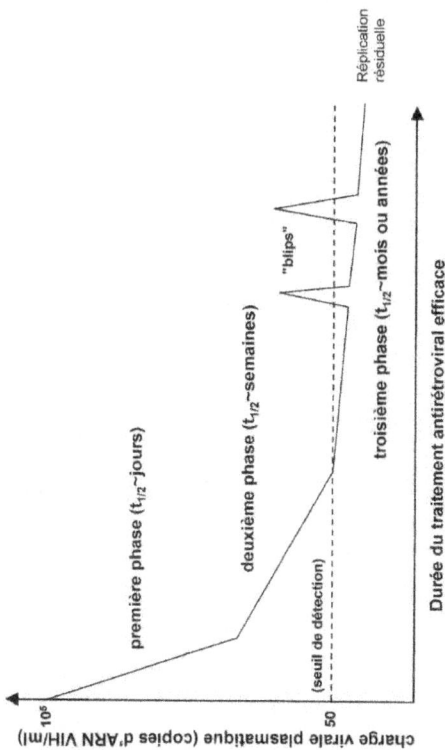

Figure 5. Dynamique virale et phases de décroissance de la charge virale plasmatique après mise sous traitement antirétroviral *(d'après Siliciano R, CROI, Chicago 2001)*

La 1e phase de décroissance représente la courte demi-vie du virus libre plasmatique et des lymphocytes CD4+ activés infectés de manière productive qui sont la principale source de virus plasmatique. La 2e phase de décroissance représente les demi-vies plus longues d'un deuxième compartiment de cellules produisant du virus (macrophages et cellules folliculaires dendritiques). Une fois ces sources virales contrôlées, la charge virale plasmatique devient indétectable par des techniques usuelles de détection. Cependant, une réplication virale résiduelle persiste, détectable occasionnellement. Dans le cas hypothétique où toute infection de novo serait inhibée par le traitement antirétroviral, la charge virale plasmatique serait réduite à un niveau minimal correspondant seulement à l'activation sporadique de cellules issues du réservoir lymphocytaire T CD4+ quiescents

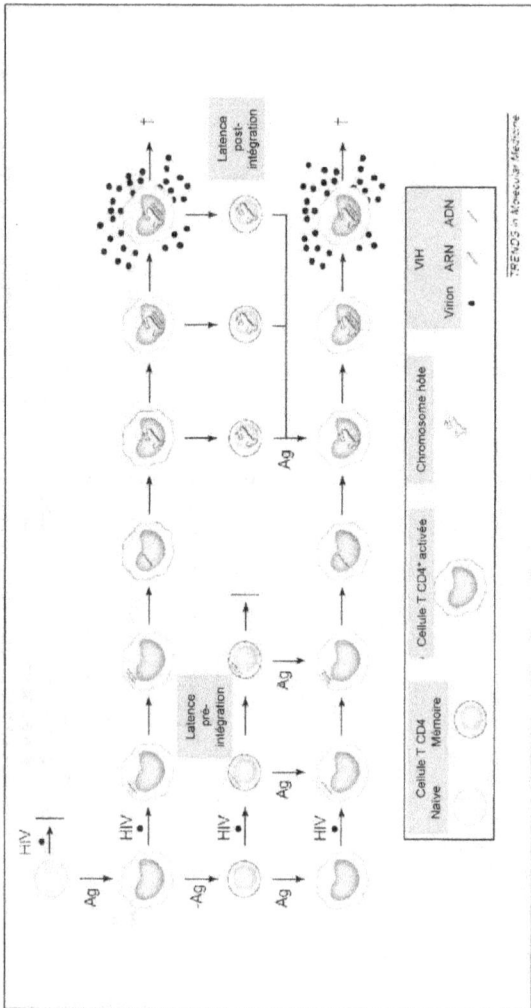

Figure 6: La formation des cellules infectées de manière latente par le VIH

(d'après Lassen K. Trends Mol Med. 2004 Nov; 10 (11): 525-31)

Les lymphocytes T CD4+ naïfs rencontrent l'Ag, s'activent et deviennent des cellules effectrices. Une partie de ces cellules survit et revient au stade de quiescence comme cellules mémoires. Les cellules naïves sont peu infectées par le VIH en raison de l'absence du co-récepteur CCR5. Dans les cellules T CD4+ activées, l'infection par le VIH progresse rapidement. Les cellules mémoires quiescentes sont susceptibles aux infections mais la transcription inverse y est lente et il y a blocage au niveau de l'importation nucléaire. L'ADN non intégré du VIH deviennent rapidement non fonctionnels dans ces cellules. Si une activation induite par contact antigénique survient, la production virale est possible.

Les cellules T CD4+ quiescentes avec l'ADN non intégré représentent donc un **réservoir pré-intégratif** inductible. Quelques cellules T CD4+ activées sont infectées par le VIH, survivent et reviennent à un stade mémoire. Ils constituent la **latence post-intégration**. Une nouvelle exposition aux antigènes conduit à l'expression du gène viral et la production du virus.

270

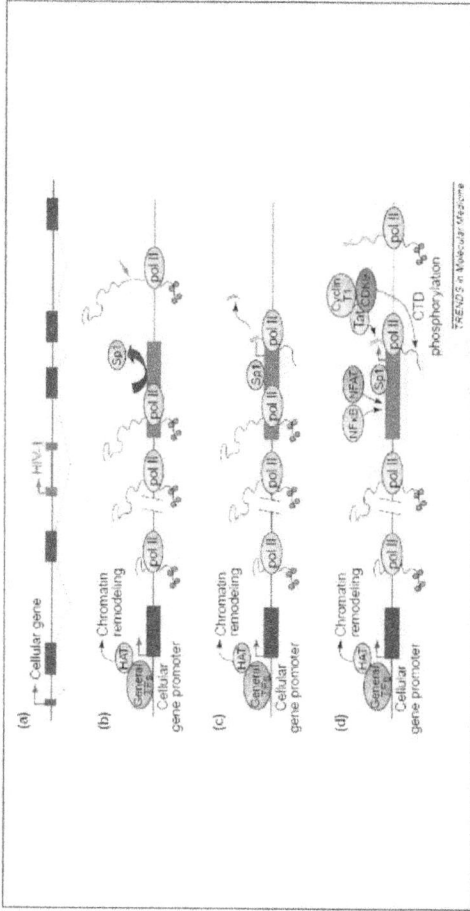

Figure 7: mécanismes moléculaires de la latence du VIH *(d'après Lassen K, Trends Mol Med. 2004 Nov;10 (11):525-31)*

a/ La plupart des génomes du VIH intégrés dans la cellule T CD4+ quiescente sont localisés à l'intérieur des introns des gènes hôtes transcriptionnellement actifs. Ils peuvent être dans la même orientation transcriptionnelle ou dans le sens opposé du gène hôte

b/ Interférence transcriptionnelle: les complexes pol II qui transcrivent les gène-hôtes vont lire à travers le génome du VIH

En l'absence des concentrations nucléaires adéquates de facteurs de transcription dépendants de l'activation de la cellule hôte, NFκB et NFAT, l'initiation au niveau du LTR-VIH n'est pas effective et le promoteur VIH peut être occlus par la lecture transcriptionnelle du gène-hôte.

La transcription du gène hôte peut être dépendante du remodelage chromatinien médié par l'histone acétyl transférase (HAT) et le génome intégré du VIH sera également sous l'influence de ces effets.

c/ La transcription du VIH se termine prématurément à cause du manque d'un niveau suffisant de Tat et/ou de facteurs de transcription de l'hôte qui sont nécessaires à la phosphorilation du domaine C terminal (CTD) de Pol II. Par conséquent, seuls quelques transcrits de taille normale sont produits

d/ Dans les cellules CD4+ activées, des concentrations nucléaires suffisantes de NFκB et NFAT sont présentes pour dépasser l'interférence transcriptionnelle et permettent l'initiation au niveau du promoteur du VIH. La boucle TAR au niveau de l'extrémité 5' du transcrit se lie au Tat permettant le recrutement de CDK9 et Cycline T1. La phosphorylation du CTD permet alors la transcription du VIH

271

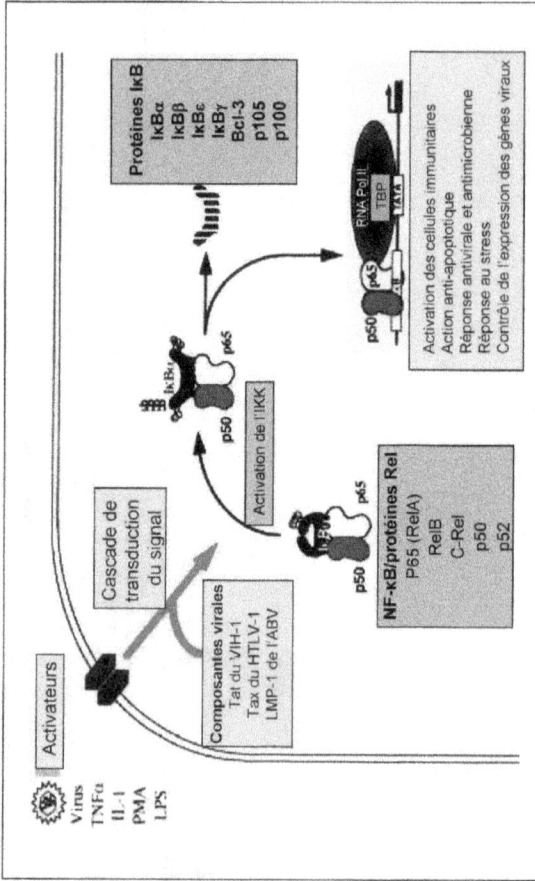

Figure 8: Cascade d'activation du NF-κB *(d'après Hiscott J et al, J. Clin. Invest. 2001 Jan;107(2):143-5)*

NF-κB est séquestré dans le cytoplasme par les protéines inhibitrices IκB. La stimulation par des pathogènes incluant des virus, cytokines et des agents induisant des stress conduit à l'activation des cascades de signalisations qui aboutissent à l'activation du complexe IKK et la phosphorilation de l'inhibiteur IκB. Les sous-unités de NF-κB liées à l'ADN sont libérées et transloquées dans le noyau où elles transactivent les gènes répondants à NF-κB. Les gènes cibles sont sélectivement régulés par le potentiel d'activation transcriptionnel des différentes combinaisons des sous-unités de NF-κB

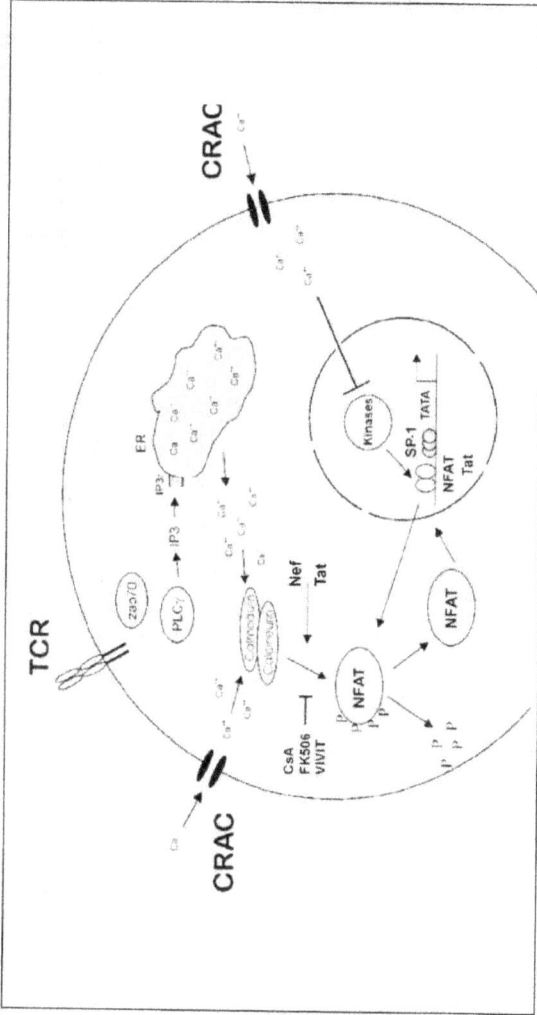

Figure 9: La régulation de NFAT dans les lymphocytes T *(d'après Pessler F. Genes and Immunity (2004) 5, 158-167)*

La stimulation du TCR active la Phospholipase C. Le largage du Ca²⁺ dans le cytoplasme génère de l'inositol triphosphate (IP3) et sa liaison aux récepteurs IP3r dans le réticulum endoplasmique. Après la déplétion du Ca²⁺ stocké dans le réticulum endoplasmique, l'augmentation du niveau de Ca²⁺ libre est soutenue par l'entrée du Ca²⁺ extra cellulaire à travers des canaux calciques (CRAC). Elle active la calcineurine phosphatase dépendante de la calmoduline-calcium. Ceci déphosphoryle le NFAT permettant leur translocation dans le noyau et la transcription des gènes dépendant de NFAT. Les peptides CsA, FK506 et VIVIT inhibent la calcineurine et l'activation de NFAT tandis que les protéines Tat et Nef du VIH les activent. Tat peut également interagir directement avec NFAT dans le noyau. En l'absence du signal calcique soutenue, il y a rephosphorylation de NFAT par des kinases qui le fait sortir dans le cytoplasme. Au contraire, un niveau élevé de Ca²⁺ intracellulaire inhibe ces kinases et s'oppose à la désactivation et migration de NFAT hors du noyau

273

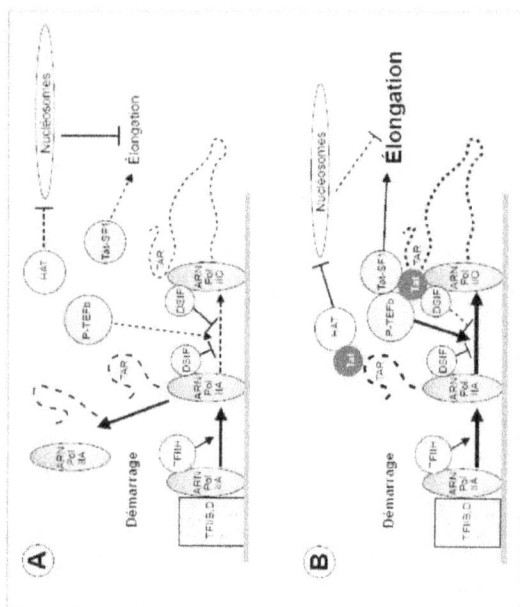

Figure 10: Mécanisme d'action de Tat *(d'après Bensaude O et al. Médecine/science 1999; 15:1173-6)*

La protéine Tat provoque la convergence de plusieurs transactivateurs de la transcription sur le promoteur du VIH.

A. En l'absence de Tat, le DSIF (DRB-sensitivity inducing factor) demeure associé à l'ARN-pol IIA, ce qui provoque le départ précoce de la polymérase hors de sa matrice ADN et la formation de transcrits « courts »

B. Tat facilite l'assemblage de nombreux facteurs généraux de la transcription sur sur le génome viral et reste associée à l'ARN polymérase pendant l'élongation de la transcription. Un complexe associant Tat à la cycline T1 du facteur P-TEFb se lie à l'ARN TAR. Cette reconnaissance hautement spécifique stimule la phosphorylation de la polymérase par le P-TEFb. Le P-TEFb phosphoryle aussi le Tat-SF1, un autre facteur activateur de l'élongation de la transcription. L'action de DSIF est neutralisée par la phosphorilation de l'ARN polymérase II en ARN Pol IIO par P-TEFb, ce qui permet la synthèse des transcrits viraux complets. Les Histones-acétyltransférases (HAT) atténuent le frein opposé par les nucléosomes à l'avancement de la polymérase

274

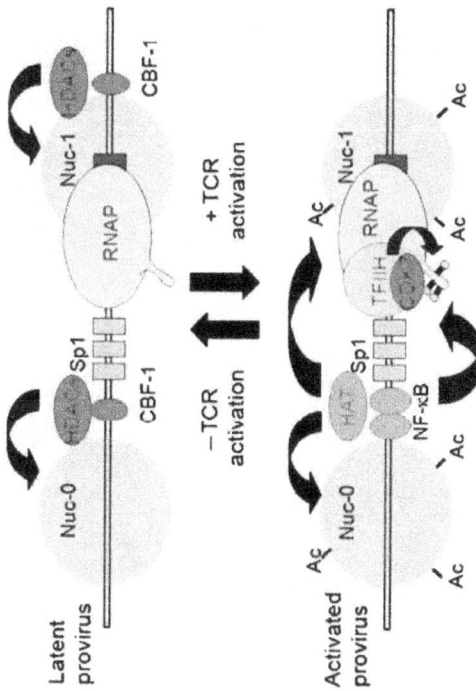

Figure 11: Régulation de la latence VIH par CBF-1 *(d'après Tyagi M et al. EMBO J 2007; 26:4985-95)*

Dans les cellules infectées de façon latente, la transcription est bloquée par une structure répressive pour la chromatine induite par la liaison entre le CBF-1 (C promoter binding factor-1) et le LTR du VIH. Le CBF-1 recrute directement les Histone déacétylases au niveau du promoteur qui inhibent la transcription
Les Histone méthylases et les protéines HP1 établissent des structures hétérochromatiques sur le LTR du VIH. L'activation du VIH par stimulation du NF-κB conduit au déplacement du CBF-1 au niveau du LTR, au recrutement des histone-acétyltransférases et des facteurs de remodelage de la chromatine aboutissant à la formation d'une unité active de transcription

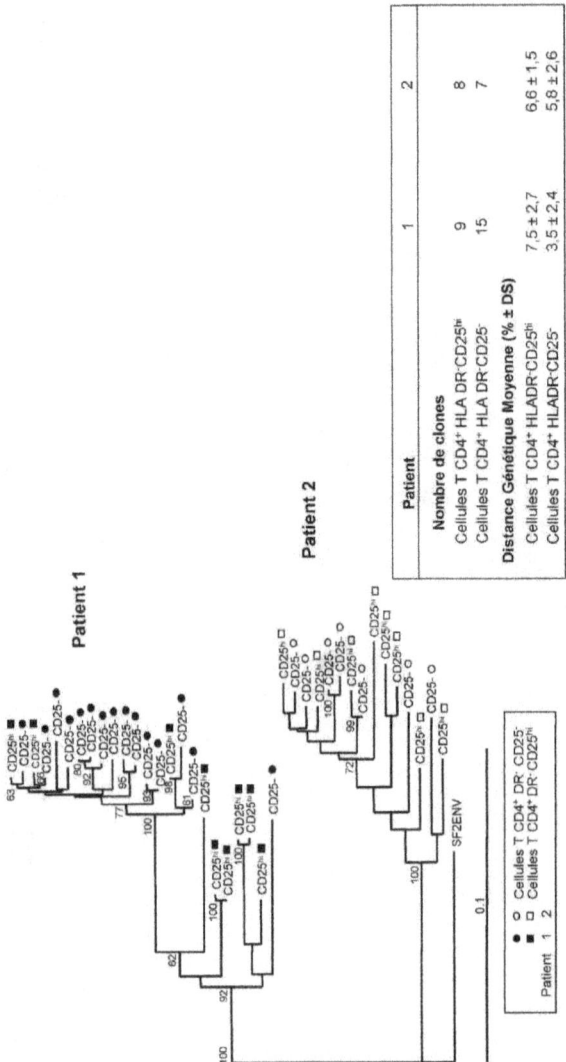

Patient	1	2
Nombre de clones		
Cellules T CD4⁺ HLA DR⁻CD25hi	9	8
Cellules T CD4⁺ HLA DR⁻CD25⁻	15	7
Distance Génétique Moyenne (% ± DS)		
Cellules T CD4⁺ HLADR⁻CD25hi	7,5 ± 2,7	6,6 ± 1,5
Cellules T CD4⁺ HLADR⁻CD25⁻	3,5 ± 2,4	5,8 ± 2,6

Figure 12. Analyse phylogénétique de la boucle V3 du VIH dans les Tregs et non-Tregs quiescents

La boucle V3 du VIH a été amplifiée à partir de l'ADN extrait des cellules Tregs et non-Tregs quiescentes obtenues chez 2 patients sous traitement antirétroviral efficace depuis 2 à 4 ans. Les produits de PCR ont ensuite été clonés dans un vecteur bactérien et séquencés. Une analyse phylogénétique compare les différentes séquences de virus. Sur l'arbre de phylogénie, chaque clone est accompagné du type cellulaire dont il est issu. Les nombres représentés au niveau des embranchements entre les clones indique le nombre de fois où les séquences sont classées à la même place sur l'arbre quand l'analyse est faite 100 fois. Seules les valeurs > 60% sont représentés sur la figure. Dans le tableau associé, la distance génétique entre les clones est déterminée pour chaque sous-type de cellules Tregs et non-Tregs. Plus cette distance est grande, plus les clones sont génétiquement éloignés

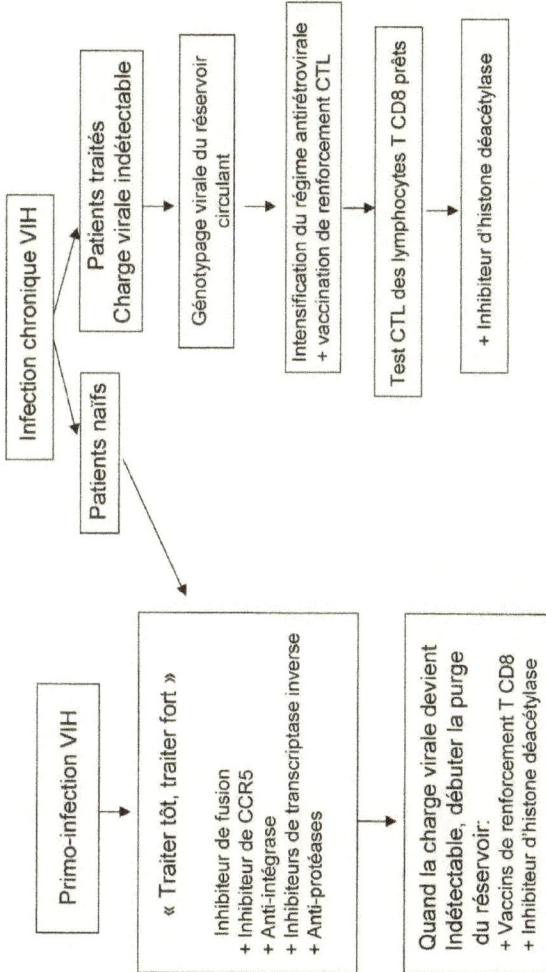

Infection chronique VIH

- Patients traités
  Charge virale indétectable
  - Génotypage virale du réservoir circulant
  - Intensification du régime antirétrovirale + vaccination de renforcement CTL
  - Test CTL des lymphocytes T CD8 prêts
  - + Inhibiteur d'histone déacétylase
- Patients naïfs

Primo-infection VIH

- « Traiter tôt, traiter fort »
  - Inhibiteur de fusion
  - + Inhibiteur de CCR5
  - + Anti-intégrase
  - + Inhibiteurs de transcriptase inverse
  - + Anti-protéases
- Quand la charge virale devient Indétectable, débuter la purge du réservoir:
  - + Vaccins de renforcement T CD8
  - + Inhibiteur d'histone déacétylase

Figure 13: Proposition de stratégie d'éradication du VIH

Annexe II : Article

PLoS one

Resting Regulatory CD4 T Cells: A Site of HIV Persistence in Patients on Long-Term Effective Antiretroviral Therapy

Tu-Anh Tran[1], Marie-Ghislaine de Goër de Hervé[1], Houria Hendel-Chavez[2], Bamory Dembele[1], Emilie Le Névot[2], Karim Abbed[2], Coralie Pallier[4], Cécile Goujard[1,3], Jacques Gasnault[1,3], Jean-François Delfraissy[1,3], Anne-Marie Balazuc[5], Yassine Taoufik[1,2]*

1 INSERM U802, Université Paris 11, Le Kremlin Bicêtre, France, 2 Unité d'Immunologie Biologique, Assistance Publique-Hôpitaux de Paris, Hôpital Bicêtre, Le Kremlin-Bicêtre, France, 3 Service de Médecine Interne, Assistance Publique-Hôpitaux de Paris, Hôpital Bicêtre, Le Kremlin-Bicêtre, France, 4 Laboratoire de Virologie, Assistance Publique-Hôpitaux de Paris, Hôpital Bicêtre, Le Kremlin-Bicêtre, France, 5 Institut Pasteur, Paris, France

Abstract

Background: In HIV-infected patients on long-term HAART, virus persistence in resting long-lived CD4 T cells is a major barrier to curing the infection. Cell quiescence, by favouring HIV latency, reduces the risk of recognition and cell destruction by cytotoxic lymphocytes. Several cell-activation-based approaches have been proposed to disrupt cell quiescence and then virus latency, but these approaches have not eradicated the virus. CD4$^+$CD25$^+$ regulatory T cells (Tregs) are a CD4$^+$ T-cell subset with particular activation properties. We investigated the role of these cells in virus persistence in patients on long-term HAART.

Methodology/Principal Findings: We found evidence of infection of resting Tregs (HLADR$^-$CD69$^-$CD25^{hi}FoxP3$^+$CD4$^+$ T cells) purified from patients on prolonged HAART. HIV DNA harbouring cells appear more abundant in the Treg subset than in non-Tregs. The half-life of the Treg reservoir was estimated at 20 months. Since Tregs from patients on prolonged HAART showed hyporesponsiveness to cell activation and inhibition of HIV-specific cytotoxic T lymphocyte-related functions upon activation, therapeutics targeting cell quiescence to induce virus expression may not be appropriate for purging the Treg reservoir.

Conclusions: Our results identify Tregs as a particular compartment within the latent reservoir that may require a specific approach for its purging.

Citation: Tran T-A, de Goër de Hervé M-G, Hendel-Chavez H, Dembele B, Le Névot E, et al. (2008) Resting Regulatory CD4 T Cells: A Site of HIV Persistence in Patients on Long-Term Effective Antiretroviral Therapy. PLoS ONE 3(10): e3305. doi:10.1371/journal.pone.0003305

Editor: Peter Sommer, Institut Pasteur Korea, Republic of Korea

Received March 25, 2008; **Accepted** August 27, 2008; **Published** October 1, 2008

Funding: The work was supported by grants from INSERM, ANRS, SIDACTION and Université Paris 11.

Competing Interests: The authors have declared that no competing interests exist.

* E-mail: yacine.taoufik@bct.aphp.fr

Introduction

Although highly active antiretroviral therapy (HAART) generally suppresses HIV replication to undetectable plasma levels for prolonged periods of time, it fails to eradicate the virus. Interruption of HAART almost invariably leads to rebound viral replication. This raises the question of how non resistant, non defective HIV can persist during long-term HAART. This issue was resolved in part by the identification of a small, stable pool of resting CD4$^+$ T cells latently infected by replication-competent HIV [1–3]. This reservoir is mainly composed of cells with a memory phenotype [2,4,5], of which a significant proportion are HIV-specific [6,7]. Cell quiescence, by favouring HIV latency, reduces the risk of recognition by cytotoxic CD8$^+$ T cells and the risk of host cell destruction by direct viral cytopathic effects. CD4$^+$CD25$^+$ regulatory T cells (Tregs) are a CD4$^+$ T-cell subset with particular activation properties [8,9]. Forkhead transcription factor (FoxP3) gene expression is required for their development and function [10]. In vitro, these cells are unresponsive to conventional T-cell stimuli such as anti-CD3, but co-stimulation by CD28 cross-linking or with interleukin 2 (IL-2) may overcome

this anergy at least in part [11,12]. In humans and mice, these cells constitutively express CD25 and have suppressive effects on T and B cells [8,13]. Multiorgan autoimmune disorders result when this population is removed in normal mice and when *FoxP3* is mutated in both humans and mice [10]. Tregs also inhibit CD4 and CD8 T cell immune responses to several pathogens, including *Leishmania*, hepatitis C virus, and HIV [14–21]. During SIV infection, they could be depleted from the intestinal lamina propria [22]. Human Treg cells can be infected by HIV and permit its replication [18,23]. We investigated the role of these cells in HIV persistence in patients on long-term HAART.

Results

Highly purified CD25^{hi}HLADR$^-$CD4$^+$ small size T cells were obtained by cell sorting. For each patient tested, the CD25^{hi} sorting gate in HLADR$^-$CD4$^+$ small size lymphocytes was predefined on the basis of intracellular Foxp3 expression (>99% Foxp3$^+$) (see Fig. 1A and methods). Expression of FoxP3 was confirmed by RT-PCR analysis (Fig. 1B). Expression of the activation markers CD30, intracellular CD40 ligand and CD69 in

279

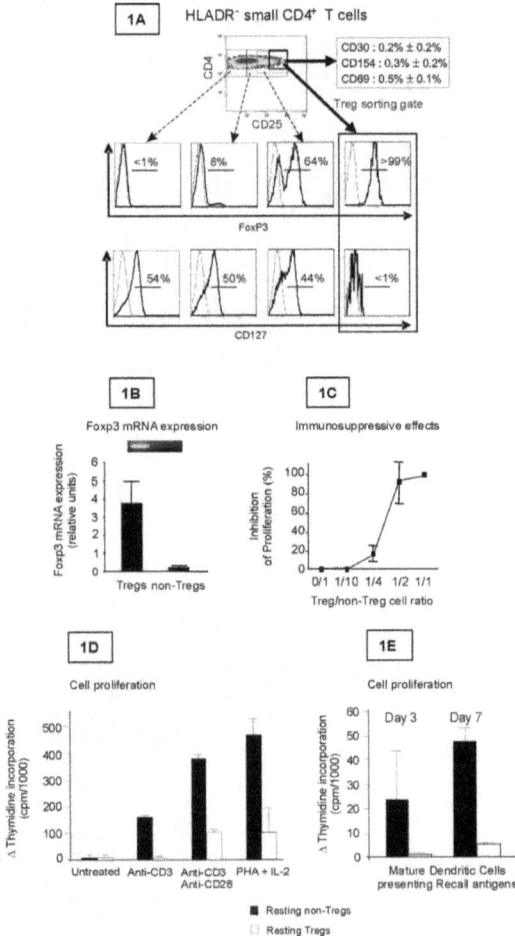

Figure 1. Definition of the resting Treg and non-Treg working cell populations. Fig. 1A: FoxP3 expression was examined by flow cytometry following cell permeabilization of PBMCs isolated from HIV-infected patients on long-term HAART (see Methods). FoxP3, CD25 and CD127 expression was analyzed in the HLADR⁻ CD4⁺ small lymphocyte gate. In **Fig. 1B**, mRNA was extracted from resting Tregs (CD25ʰⁱHLADR⁻

CD69⁻CD4⁺ small size T cells) and non-Tregs (CD25⁻HLADR⁻CD4⁺ small size T cells). Quantitative RT-PCR was then used to quantify FoxP3 and GAPDH cDNA. Results are expressed as relative units: FoxP3/GAPDH cDNA ratios (atograms/femtograms) and correspond to the mean ± SEM of values obtained in 3 donors. **Fig. 1C:** Sorted resting non-Tregs (CD25⁻HLADR⁻CD4⁺small size T cells) were activated with plate-bound anti-CD3 mAb in the absence or presence of resting Tregs (CD25ʰⁱHLADR⁻CD4⁺ small size T cells) (>99% FoxP3⁺) at ratios ranging from 1/10 to 1/1. Cell proliferation was measured. Results (mean ± SEM, n = 2) were expressed as the percentage inhibition of proliferation compared to control cultures (without resting Tregs). **Fig. 1D:** 100 000 sorted CD25⁻HLADR⁻CD4⁺ T cells (black columns) or CD25ʰⁱHLADR⁻CD4⁺T cells (white columns) (obtained as described in Methods) were cultured with plate-bound anti-CD3 mAb ± soluble anti-CD28 mAb or with PHA+IL-2. Controls were untreated cells. In **Fig. 1E**, 100 000 freshly purified CD25⁻HLADR⁻CD4⁺ T cells (black columns) or CD25ʰⁱHLADR⁻CD4⁺ (white columns) T cells (see methods) were also co-cultured with 20 000 mature monocyte-derived DCs loaded in the immature state with a mix of recall antigens (Cytomegalovirus CMV, Purified Protein Derivative PPD, Tetanus toxoid TT and HIV p24). Controls were co-cultures of non-antigen-loaded mature DCs and T cells. Proliferation was evaluated on day 3 for anti-CD3 + anti-CD28 activation and on days 3 and 7 for co-culture with mature DCs by measuring thymidine incorporation. Results are expressed as the difference between activated wells and control wells. The results are means ± SEM for 4 patients.
doi:10.1371/journal.pone.0003305.g001

selected cells ranged from less than 0.1% to 0.6%. Cells were mainly CD127ˡᵒʷ (Fig. 1A) as previously reported [24,25] and suppressed conventional CD4 T-cell proliferation following polyclonal activation with anti-CD3 (Fig. 1C). Tregs also showed hyporesponsiveness following polyclonal activation or specific activation with recall antigens presented by mature dendritic cells (Fig. 1D and 1E). In subsequent virological studies, in addition to the markers described above, quiescent Tregs cells were also sorted on the basis of negative CD69 expression.

Presence of an HIV reservoir in Tregs in patients on prolonged HAART

We selected patients who were highly adherent to HAART and in whom plasma virus had been undetectable for 2 to 8 years with no reported plasma viral blips (Table 1). Within a pool of rigorously purified resting Tregs (CD25ʰⁱHLADR⁻CD69⁻CD4⁺ small size T cells) (>99% FoxP3⁺), we found the presence of infected cells at the cell number level (Fig. 2A). We next examined the level of infection in Tregs, as compared to CD25⁻HLADR⁻CD69⁻CD4⁺ small size T cells (quiescent non Tregs). We used real-time PCR to quantify HIV proviral DNA (see Methods). Resting Tregs showed a higher level of infection (p = 0.02) (Fig. 2B). We then assessed the frequency of infected cells in a series of 12 patients (Fig. 2C). We used a limiting cell-dilution PCR procedure (see Methods). In the Treg reservoir, the frequency of infected cells ranged from 1/1000 to 1/15000 cell equivalents (median 1/10000) but was significantly lower in the non-Treg reservoir, ranging from 1/5000 to 1/40000 (median 1/25000) (p = 0.002)(Fig. 2C). The frequency of HIV DNA harbouring cells in the Treg compartment ranged from 1.5- to 8-fold that of infected cells in the non-Treg subset. We determined the proportion of FoxP3⁺, CD25⁺FoxP3⁺ and CD25ʰⁱFoxP3⁺ cells in HLADR⁻CD4⁺ lymphocytes in a series of 49 patients including those tested for HIV DNA (Table 1). We can approximate that the

CD25ʰⁱFoxP3⁺ reservoir is potentially ranging from 1.6% to 17% of the total resting CD4⁺ T cell reservoir. If one assumes that all FoxP3⁺ cells, regardless of CD25 expression, have the same frequency of infection as CD25ʰⁱFoxP3⁺ CD4⁺ T cells, one can estimate the relative size of the Treg reservoir as potentially ranging from 3.1 to 38.6% of the total resting CD4⁺ T cell reservoir.

In both Treg and non-Treg subsets, the frequency of infected cells decreased according to time on HAART (R = −0.692 and −0.602, respectively, p<0.05, Spearman Test). Whatever the time on HAART, the frequency of HIV DNA-harbouring cells was higher in the Treg subset than in non-Tregs (Fig. 2C, 2D). We next examined a possible difference in the kinetics of decay of the Treg and non-Treg latent reservoirs. The estimated half-life of the Treg and non-Treg reservoirs was similar, at 20 and 23 months respectively (Fig. 2D). Taken together, our results show that 1- in patients on prolonged HAART , the Treg subset contains HIV-infected cells 2- HIV DNA harbouring cells appear more abundant in the Treg subset than in non-Tregs but both virus reservoirs have a similar half-life.

Infected Tregs could release virus in activation conditions that disrupt their quiescence

We next examined whether virus contained in resting Tregs could be recovered following appropriate cell activation. Previous studies have shown that following strong in vitro cell activation (PHA+IL-2+coculture with allogeneic CD8-depleted PBMC) only 1% of the HIV-1 DNA-containing resting CD4⁺ T cells could be induced to transcribe HIV-1 and likely less are capable to release virus [26–28]. The median frequency of HIV DNA-harbouring cells in Tregs was 1/10000. However, we were able to purify only 300 000 to 400 000 resting Tregs from 30 ml blood samples, as resting Tregs represented from 2 to 7% of the HLADR⁻ CD4⁺ T cell subset (see above). Cells were treated with

Table 1. Immunovirological profiles of the study patients.

Number of patients	Time with undetectable plasma virus load (years)[1]	CD4+ T cell count at the time of study (cells/mm³)	FoxP3+ cells in HLADR-CD4+ T cells (%)	FoxP3+ CD25-cells in HLADR- CD4+ T cells (%)	FoxP3+ CD25hi cells in HLADR-CD4+ 3 T cells (%)
49	5 [3–5.75] [2] [2–8]	416 [328–556] (260–1300)	4.6 [3.2–5] (2.1–7.3)	3.3 (1.9–4.7) (2.6–3.5)	1.6 [1.1–2.5] (1.4–1.9)

Table 1 reports immunovirological features of patients tested in virus detection and quantification experiments (experiments shown in Fig. 2A, 2B, 2C, 2D, Table 2 and supplementary Figure S1). Patients were on triple drug regimens which included 2 nucleoside analogues (Zidovudine, Lamuvidine, Stavudine , Didanosine, Abacavir, Emtricitabine or Tenofovir) in addition to one non- nucleoside reverse transcriptase inhibitor (Efavirenz or Nevirapine) or one protease inhibitor (Atazanavir, Lopinavir/ritonavir, Nelfinavir, Ritonavir or Saquinavir).
[1]Limit of detection: 20 copies/ml.
[2]Data are expressed as median(quartiles) and (range).
[3]Working cell population for virological analysis.
doi:10.1371/journal.pone.0003305.t001

281

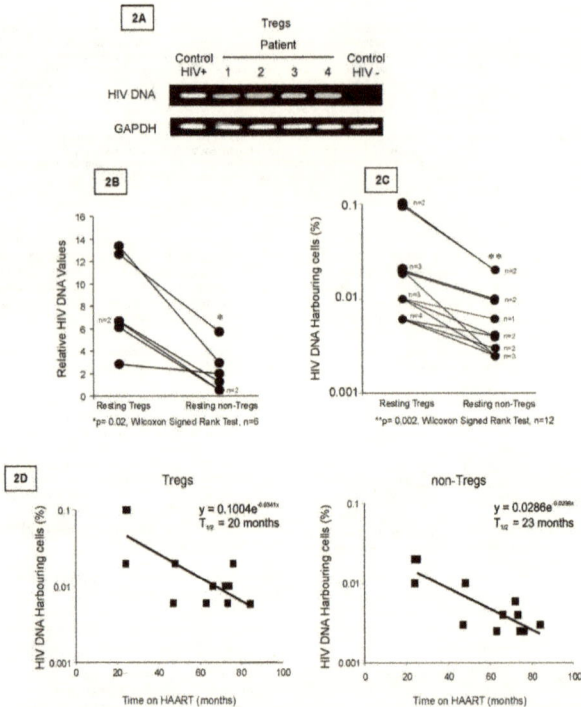

Figure 2. Presence of an HIV reservoir in resting Tregs in patients on prolonged HAART. Fig. 2A: DNA was extracted and analysed by PCR for HIV Env and GAPDH expression from resting Tregs (CD25^{hi}HLADR$^-$ CD69$^-$CD4$^+$ small size T cells) (>99% FoxP3$^+$). Positive and negative controls were total CD4$^+$ T cells from HIV$^+$ and HIV$^-$ individuals, respectively. Similar results were obtained in 4 other patients tested. **Fig. 2B:** quantitation of HIV DNA by real-time PCR as described in Methods, in resting Tregs and non-Tregs (CD25$^-$HLADR$^-$ CD69$^-$CD4$^+$ small size T cells). Results are expressed as atograms of HIV DNA per 100 fentograms of GAPDH. Results correspond to the mean±SEM of values obtained in 6 patients. Statistical comparison involved the Wilcoxon Signed Rank Test. **Fig. 2C:** frequencies of HIV DNA harbouring cells assessed by a limiting cell dilution procedure (see Methods) in resting Tregs and non-Tregs from 12 patients. Statistical comparison involved the Wilcoxon Signed Rank Test. **Fig. 2D:** values of the percentages of HIV DNA harbouring cells in resting Tregs and resting non-Tregs (log$_{10}$ scale) plotted against time under HAART. The equations of the tendency curves Y = Ae^{-2t} are indicated. The half life of latent Treg and non T reg reservoirs T$_{1/2}$ (months) was determined as follows: ln2/λ.
doi:10.1371/journal.pone.0003305.g002

PHA+IL-2, a condition that permitted detectable Treg proliferation (Fig. 1D). We used 150 000 to 200 000 cells in both the untreated control well and the PHA+IL-2 activated well. Direct coculture of Tregs with allogeneic CD8-depleted HIV negative PBMC was not used, due to the suppressive effects of Tregs on

proliferation of conventional CD4 T cells (Fig. 1C). As shown in Table 2, no spontaneous virus release was detected in resting Tregs, despite the use of a sensitive RT-PCR (limit of detection of 20 copies/ml). This control indicated the non-productive state of cell infection in resting Tregs. Following 3 weeks cell activation,

282

Table 2. Infected Tregs could release virus in activation conditions that disrupt their quiescence.

200 000 purified cells	Untreated resting Tregs	Resting Tregs PHA+IL-2	Untreated resting non-Tregs	Resting non-Tregs PHA+IL-2
Patients with virus producing cells (limit of detection = 20 copies/ml)	0/21	7/21	0/23	3/23
HIV RNA (log$_{10}$copies/ml) in positive supernatants (mean ± sem)	-	3.27 ± 1.48	-	2.70 ± 0.52

150 000 to 200 000 resting Tregs (CD25^{hi}HLADR$^-$ CD69$^-$ CD4$^+$ small size T cells) (>99% FoxP3$^+$) were activated with PHA+IL-2 or left untreated (controls). Resting non-Tregs (CD25$^-$ HLADR$^-$ CD69$^-$ CD4$^+$ small size T cells) were tested at the exact cell number of 200 000/well. At day 21 of culture, supernatants were assayed for HIV RNA by quantitative RT-PCR (limit of detection of 20 copies/ml).
doi:10.1371/journal.pone.0003305.t002

HIV RNA production was found in cell culture supernatants in 7 out of 21 patients tested (33%) (Table 2).

We could re-obtain blood samples in 4 patients in whom HIV RNA production could be detected from 200 000 Tregs. Cells were activated as above but supernatants instead of RT-PCR testing were used to infect PHA+IL-2 activated allogeneic CD8-depleted PBMC from HIV seronegative subjects (see methods). High amounts of HIV P24 were found in supernatants (>400 pg/ml) for patients tested, indicating effective virus amplification on allogeneic PBMC. As controls, we also tested in the same conditions of cell number (200 000 cells) and cell activation, resting non-Tregs. Viral RNA production was detected following PHA+IL-2 activation of 200 000 resting non-Tregs in few patients (3 out of 23 patients) (Table 2). Viral amplification following addition of supernatants on PHA+IL-2 activated allogeneic CD8-depleted HIV negative PBMC could be obtained in 2 out of 3 patients (HIV P24>400 pg/ml). One patient was negative despite detectable HIV RNA in initial cell culture supernatant. Overall these results suggest that infected Tregs could release virus in activation conditions that disrupt their quiescence and anergy.

Of interest, recent reports suggested that histone deacetylase inhibitors could lead to virus expression without full cell activation [29]. We tested the effect of valproic acid on 150 000 to 200 000 quiescent Tregs from patients under long-term HAART. Cells were activated for a period of 7 days. No viral RNA was detected in untreated wells (not shown). No significant expression of the activation marker HLADR was found following cell treatment with valproic acid for 7 days (not shown). In the patients tested, valproic acid led to very low but detectable virus production (see methods) in a sensitive quantitative RT-PCR (detection limit, 20 viral RNA copies/ml) in 5 of 10 patients tested (log$_{10}$ copies/ml in HIV RNA positive supernatant: 1.46±0.16, mean±sem) and without detectable cell proliferation (not shown). The low level of viral RNA in supernatants, likely, was related to the limited amplification of virus produced by the rare in vivo infected cells, due to the limited effects of valproic acid on activation of uninfected cells. However, the keypoint is that valproic acid can potentially lead to virus expression in latently infected Tregs, therefore making them visible for cytotoxic CD8 T cells, through formation of MHC class I-virus peptide complexes.

Targeting the Treg reservoir: specific constraints

Approaches based on cell activation have been proposed to diminish or eliminate the HIV lymphocyte reservoir in patients on prolonged HAART. However, in addition to the hyporesponsiveness of Tregs, which may limit cell activation and virus expression, activated Tregs exert suppressive effects on both CD4$^+$ and CD8$^+$ T cells [20,21,30,31]. Granzyme B is directly involved in CTL-mediated killing, and we found that CD25$^+$CD4$^+$ T-cell depletion strongly increased granzyme B release by CD8$^+$ T cells following

nonspecific activation with PMA+ionomycin (Fig. 3A). Depletion of CD25$^+$CD4$^+$ T cells also significantly increased granzyme B secretion in response to 15-mer overlapping HIV peptide pools corresponding to the RT, P24, and Nef gene products (Fig. 3B). These peptides could have activated specific Tregs, which then exerted their suppressive effects. Alternatively, this suppressive effect may be related to the existence, among untreated peripheral blood mononuclear cells (PBMCs), of already activated Tregs that could be continuously stimulated through interaction with self peptides. This latter possibility may explain the high proportion of HLADR$^+$ cells among Tregs shown by ex vivo flow cytometry

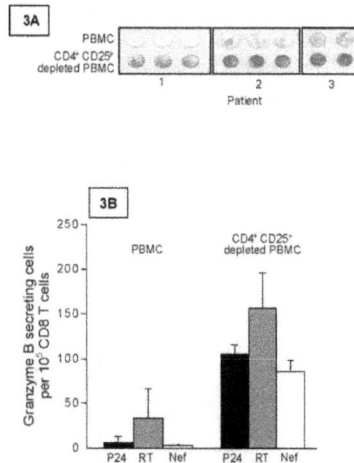

Figure 3. Activated Tregs inhibit granzyme B secretion by CD8 T cells. PBMC and CD4$^+$ CD25$^+$ cell-depleted PBMCs were assayed in three patients by ELISPOT for granzyme B secretion, following activation with PMA-ionomycin (**Fig. 3A**) or with overlapping HIV peptide pools corresponding to the p24, reverse transcriptase and Nef regions (**Fig. 3B**). Results shown in **Fig. 3B** are numbers of spots per 100 000 CD8$^+$ T cells. Results correspond to the mean±SEM of results obtained in 4 patients.
doi:10.1371/journal.pone.0003305.g003

283

analysis (the median percentage of HLADR⁺ cells among CD25^hiFoxP3⁺ CD4⁺ T cells was 51%, quartiles [46 59%], n = 15 patients on HAART for at least 2 years) (not shown). Activated Tregs might therefore create an environment in which CD8⁺ T cells are unable to fully exert their cytotoxic functions. In contrast, resting Tregs (HLADR⁻ Tregs without exogenous activation) have no significant inhibitory effects on granzyme B secretion by activated CD8⁺ T cells (Fig. 4A). Histone deacetylase inhibitors could lead to virus expression without full cell activation [29] (see above). This could be an approach of potential interest for reducing the resting Treg reservoir. We next examined whether resting Tregs but expressing HIV peptides were susceptible to CD8⁺ T-cell cytolysis. Owing to the low frequency of infected cells and specific CD8⁺ T cells, we used the following strategy. CD4⁺-depleted PBMCs were first screened for reactivity to several pools of overlapping peptides corresponding to the Gag, Pol, and Nef sequences (see Methods). The most reactive overlapping peptide pool was then used to amplify specific CTL for testing against peptide-loaded autologous resting Tregs and resting non-Tregs (see methods). As shown in Fig. 4B, similar levels of apoptosis were found in the Treg and non-Treg subsets. This suggested that resting Tregs expressing HIV peptides may be as susceptible as non-Tregs to CD8⁺ T-cell cytotoxicity.

Discussion

In this study we identified a virus reservoir among resting regulatory CD4⁺ T cells in patients on long-term effective HAART. The frequency of HIV DNA harbouring cells was higher in the resting Treg subset as compared to the resting non Treg subset. HIV productive cycle occurs preferentially in activated cells. In vitro, Tregs are anergic or hyporesponsive as compared with conventional CD4⁺ T cells, Tregs share several biochemical features with anergic cells [32]. However, several studies in mouse models suggest that, in vivo, at least some Tregs can be activated to proliferate as strongly as conventional CD4⁺ T cells [33], possibly because the higher levels of IL-2 available in vivo are able to reverse the previously mentioned biochemical defects [32]. However, impaired IL-2 production during active HIV infection [34,35] could cause Tregs to behave in vivo as in vitro. Such Treg hyporesponsiveness may potentially favour blockades in the viral cycle at the integration phase, leading to post-integration viral latency (see supplementary Figure S1). Moreover, FoxP3 which is expressed in Tregs could inhibit HIV-1 LTR activation by targeting the NFkB pathway [36]. We also found that resting Tregs were intrinsically sensitive to specific CD8⁺ T cell-mediated cytotoxicity. However, upon activation, these cells inhibited CD8⁺ T-cell cytotoxic-associated functions such as granzyme B secretion. By helping Tregs escape from CTLs, this process could favour the survival of productively infected activated Tregs, allowing them to return to a quiescent state. HAART may promote the persistence of HIV or opportunistic agent-specific Tregs in the resting state, as the likelihood of re-encountering their specific antigens becomes very low.

The decrease in the size of the Treg reservoir in patients on HAART was similar to that of non-Tregs. This suggested that the factors leading to a higher level of infection in the Treg reservoir as compared with non-Tregs mainly act by favouring Treg reservoir formation, instead of slowing its decay. However, the process could be more complex. As recently shown to inhibit HIV-1 the Treg and non-Treg reservoirs could be the result of additive, distinct and even antagonistic phenomena, including infected-cell decay in the two subsets, as well as virus replenishment through residual replication [37,38]. Ramratnam et al. recently reported a shorter

half-life of the latent reservoir in patients on intensified HAART (which may reduce residual viral replication) than in patients on standard HAART [38].

It has been shown in patients on long-term HAART that activated CD4⁺ T cells harbour actively replicating virus and, ex vivo, release virus spontaneously. Such ongoing virus replication, despite HAART, may continuously replenish the latent reservoir [28].

The half-life of the latent Treg and non-Treg reservoirs was estimated at approximately 20 and 23 months, respectively. This half-life was shorter than the approximately 44 months for the whole latent reservoir previously reported [39], although it is of the same order of magnitude, indicating that eradication of this reservoir in patients on continuous and effective HAART would take several decades.

The time of HAART initiation during the course of infection could be of importance, as a recent study [40] showed a shorter half-life of the latent lymphocyte reservoir in patients who were placed on HAART very rapidly (less than 5 months after seroconversion) following the onset of symptoms of primary HIV infection. This was not the case of the patients in our study, who started HAART from approximatively 2 years following the diagnosis of infection.

In vitro activation conditions that partly overcome Treg anergy led to detectable production of virus from 200 000 cells in a significant proportion of patients tested, which suggests that Tregs could potentially release virus in vivo and contribute to the viral rebound observed upon HAART withdrawal. The question of how to purge this reservoir, should therefore be addressed. Specific constraints related to the biology of Tregs may limit the therapeutic options. Cell-activation-based approaches, with IL-2 or anti-CD3, have been proposed to purge the latent reservoir. Despite some early encouraging results, these approaches have not eradicated the virus [41]. The rationale was that cell activation may induce expression of the virus in latently infected cells, whereas HAART would avoid de novo cell infection. Thus, unveiled, latently infected cells could be targeted by cytotoxic T lymphocytes or destroyed by direct cytopathic effects [41,42]. Whether IL-2 can directly activate Tregs in vivo remains to be determined. In vitro, in contrast to the combination of PHA+IL-2, IL-2 alone did not lead to detectable virus production by Tregs (not shown) or to significant proliferation. In cancer patients, IL-2 immunotherapy led to expansion of Tregs with potent suppressive activity in vitro [43]. Such an effect could be related to increased generation of Tregs in the thymus [44]. In the peripheral compartment, exogenous IL-2 may help to break virus latency only in Tregs that undergo physiological antigen stimulation, by favouring their proliferation. This effect may represent only a small fraction of latently infected resting Tregs. Moreover, activated Tregs may inhibit specific CD8⁺ T-cell cytotoxic functions. The addition of activating anti-CD3 to IL-2 might increase the activation of the latent Treg reservoir. However, in addition to adverse effects related to non-specific generalized immune activation, this approach would not overcome the inhibition of CD8⁺ T cell-mediated cytotoxicity by activated Tregs. The effect of IL-7 on virus reactivation in the latent Treg reservoir remains to be determined. In patients on HAART, this cytokine was effective at triggering HIV-1 reactivation in CD8-depleted PBMCs and CD25⁻ HLADR⁻ resting CD4⁺ T lymphocytes [45]. Partial cell activation and proliferation could be one of the mechanisms by which IL-7 acts on virus latency [45]. Recent data show that IL-7 increases the survival of murine Tregs by inhibiting apoptosis but has no effect on their proliferation [46]. Moreover, in human Tregs, IL-7 receptor (CD127) is downregulated [24,25] (see also Fig. 1A).

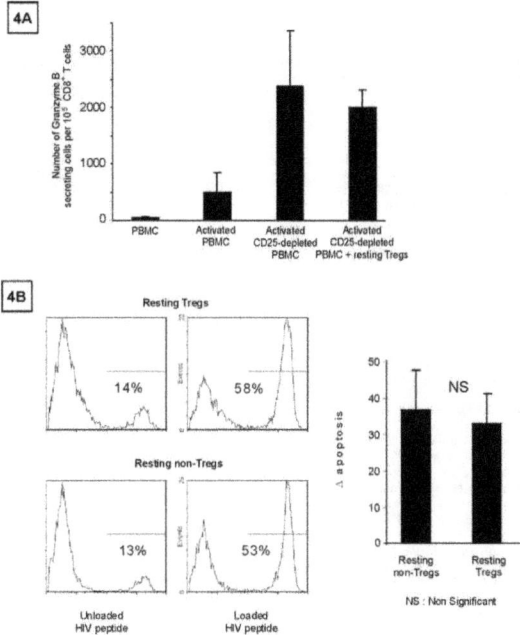

Figure 4. Quiescent Tregs are sensitive to specific CD8⁻ T cell cytotoxicity. Fig. 4A: CD25⁺ cell-depleted PBMCs were activated with PMA-inonomycin then extensively washed. Untreated HLADR⁻CD25⁻CD4⁻ T cells were then added at a physiological ratio. Cells were assayed by ELISPOT for granzyme B. Results correspond to the mean±SEM of results obtained in 2 patients. In **Fig. 4B,** HIV-specific CTL were co-cultured with CD25⁺HLADR⁻CD4⁺ and CD25⁻HLADR⁻CD4⁺ T cells loaded with HIV peptides. Controls were co-cultures of CD4⁺ T-cell subsets without peptides. Apoptosis was analyzed following annexin V staining on CD25ʰⁱHLADR⁻CD4⁺ and CD25⁻HLADR⁻CD4⁺ T cells. Results are expressed as the difference in the percentage of annexin V-positive cells in the presence and absence of HIV peptides. Results correspond to the mean±SEM of results obtained for 7 patients. Statistical comparison involved the Wilcoxon Signed Rank Test.
doi:10.1371/journal.pone.0003305.g004

Histone deacetylase inhibitors such as valproic acid were recently shown to trigger virus expression in vitro in resting CD4⁺ T cells, without full cell activation [47], and to reduce the latent reservoir in vivo [29]. However, the hopes raised by this finding were recently tempered by the results of other studies showing no clear effect of valproic acid on the size of the latent reservoir in vivo [48,49]. Further studies are needed to clarify the real impact of valproic acid. Nonetheless, such therapeutics directly targeting virus quiescence, instead of conventional approaches that aim to disrupt cell quiescence, appear, at least in theory, more appropriate to purge the Treg latent reservoir, because they could potentially bypass the barriers that protect HIV within this compartment (i.e., hyporesponsiveness and inhibition of CD8⁺ T cell functions upon activation). Indeed, quiescent Tregs expressing HIV peptides were as sensitive to

CD8⁺ T-cell cytotoxicity as non-Tregs. We also found that valproic acid was able to induce detectable virus production by latently infected Tregs in vitro, warranting further investigations of the potential impact of histone deacetylase inhibitors on the latent Treg reservoir in vivo.

Together, these results identify Tregs as a particular compartment within the virus reservoir that may require a specific approach for its purging.

Methods

Patients and healthy donors

Patients with chronic HIV-1 infection were recruited on the basis of plasma viral load values <20 copies/ml (Amplicor Ultrasensible, Roche Diagnostics, Meylan, France) for at least 2

285

years without reported viral blips. All the subjects gave their written informed consent, and the study was approved by the local bioethics committee (CPP Bicêtre hospital).

Treg isolation

PBMCs were isolated by use of Ficoll. Purified CD4+ T cells were obtained by negative selection with the CD4 T-cell isolation kit II (Miltenyi Biotec, Bergisch Gladbach, Germany). Highly purified (>99%) CD25⁻HLADR⁻ or CD25⁻HLADR⁻CD69⁻ CD4 T cells and CD25hiHLADR⁻ or CD25hiHLADR⁻CD69⁻ CD4 small size T-cells were obtained by cell sorting (FacsAria, Beckton Dickinson, CA) or (MoFlo, DakoCytomation, Carpinteria, CA). For each patient, the CD25hi sorting gate in HLADR⁻ CD4+ small lymphocytes was pre-defined on the basis of Foxp3 expression. Briefly, a 4 color flow cytometry analysis of cell surface CD4, HLADR, and CD25 and intracellular FoxP3 was performed. This allowed to define a CD25hi sorting gate in which CD4+HLADR⁻ small size lymphocytes are >99% FoxP3+ (1.1 to 2.5% of CD4+HLADR⁻ small size lymphocytes. Resting Tregs CD4+HLADR⁻(CD69⁻)CD25hi were then sorted on this basis (see Fig. 1A). FoxP3 expression was checked again following cell sorting.

In the case of sorting with the MoFlo cell sorter, prior to cell sorting and in keeping with the biosafety guidelines, CD4+ T cells were fixed with 1% PFA (experiments shown in Fig. 2A). FacsAria sorting was carried out in a laminar flow hood, which allowed the sorting of live cells from HIV-infected cells. In the cell-proliferation experiments (Fig. 1D and 1E), that do not require a very high level of purity, we used a magnetic bead-based procedure to isolate Tregs: the Regulatory T Cell Isolation kit (Miltenyi Biotec) or the combination of a human CD4 T cell enrichment cocktail and a human CD25 selection kit (StemCell Technologies, Vancouver, Canada). Both procedures were modified by the addition of anti-HLADR-coated magnetic beads (HLA-DR microbeads, Miltenyi Biotec) to deplete HLADR+ cells. The isolation procedure was optimized to select high CD25-expressing cells, by reducing the usual concentration of anti-CD25 and magnetic beads by half. Purity of CD25+CD4+ T cells ranged from 85% to 93% (80-90% FoxP3 expression).

Antibodies and flow cytometry

FoxP3 expression in CD25+CD4+ lymphocytes was analyzed by flow cytometry after cell-surface staining of Ficoll-isolated peripheral blood mononuclear cells (PBMCs) with anti-CD4-PC5 (Beckman Coulter, Villepinte, France), anti-CD25-PE (Miltenyi Biotec), and anti-HLADR-ECD (Beckman Coulter), followed by cell permeabilization (eBioscience FoxP3 Staining Buffer Set, San Diego, CA) and intracellular staining with anti-FoxP3-FITC (clone PCH 101; FITC anti-human FoxP3 Staining Set, eBioscience).

The following antibodies were used in 4-colour combinations for flow cytometric analysis and/or on subsets of Tregs: anti-CD69-FITC (BD Pharmingen, San Diego, CA) or anti-CD69-APC (BD Pharmingen), anti-CD30-PE (Miltenyi Biotec), anti-CD127-PE (BD Pharmingen), anti-CD4-PC5 (Beckman Coulter) or anti-CD4-perCP (BD Pharmingen), anti-HLADR-ECD (Beckman Coulter) or anti-HLADR-FITC (BD Pharmingen), anti-CD25-PE (Miltenyi Biotec) or anti-CD25-APC (BD Pharmingen). Expression of CD154 (CD40 ligand) was examined intracellularly, to increase the sensitivity of detection, by staining with anti-CD154-APC (Miltenyi Biotec) after cell permeabilization (eBioscience).

FoxP3 quantitative PCR

RNA was extracted with the Chomoczinsky method as modified in the RNABle® kit (Eurobio, Courtaboeuf, France), then reverse

transcribed (1st Strand cDNA Synthesis kit for RT-PCR, Roche Diagnostics). FoxP3 and GAPDH mRNA expression was quantified with a Light Cycler-based quantitative kinetic PCR (Roche). An external scale was used to quantify GAPDH and FoxP3 cDNA. To correct for variations in RNA recovery and reverse transcription yield, FoxP3 cDNA values were normalized to GAPDH cDNA values. The following primers were used: for FoxP3, 5'-agaggacttctcaagca-3' and 5'-gctgcaagcagctacgatg-3' and for GAPDH, 5'-ggtgaaggtcggagtcaacgga-3' and 5'-gaggatctcgctcctggaaga-3' (Proligo, Boulder, CO, USA). Gel and melting curve analysis of PCR products showed no primer dimers or non-specific PCR products that might interfere with quantitation. Controls containing no RNA and controls containing RNA but no reverse transcriptase were always used and were negative.

Treg suppressive functions

To evaluate the suppressive properties of Tregs, sorted cells were activated for 5 days with plate-bound anti-CD3 mAb (100 µl of 5 µg/ml solution) (Immunotech, Marseille, France) in the absence or presence of non-Tregs at ratios ranging from 1/10 to 1/1. Cell subsets were sorted as described above. Cell proliferation was evaluated on day 5 by measuring thymidine incorporation. Fifty microliters of 1/50 [H³]thymidine solution (1 mCi/ml) (Amersham Pharmacia, Uppsala, Sweden) per well was added for the last 8 hours of culture. [H³]Thymidine incorporation was measured in a Micro Beta liquid scintillation counter (Micro Beta Counter Plus, Wallac, Turku, Finland), and results were expressed as the mean cpm of triplicate wells.

HIV DNA analysis

To assess the frequency of infected cells among resting Tregs and non-Tregs, we used a limiting dilution PCR procedure. DNA was extracted from the same number of sorted quiescent Tregs and non-Tregs (100 000 to 200 000 cells) with the QIAamp®DNA Blood Mini Kit (Qiagen, Hilden, Germany) and recovered in 200 µl of sterile PCR-grade water. In all patients, to check that similar amounts of DNA were effectively recovered from the two cell subsets, GAPDH quantitative PCR was carried out on 2 µl of DNA extracted from both subsets by use of a Light Cycler procedure. If necessary, DNA concentrations were adjusted, then GAPDH quantitative PCR was performed again. DNA serial dilutions corresponding to 40 000 to 1 000 cell equivalents were then used per PCR. HIV PCR was performed in a 50 µl volume under the following conditions: 0.25 pM/µl of each primer, 2.5 mM MgCl2, 0.2 mM dNTPs, 1.5 U Taq Platinum, and buffer (Invitrogen, Carlsbad, CA). The following primers targeting the HIV V3 loop between the C2 and V4 regions of gp120 were used: 5'-acacatggaattaggccagt-3' and 5'-ctgcacatgttataattg-3' (MWG-Biotech AG, Ebersberg, Germany). The sensitivity of the PCR ranged from 1 to 5 attograms of purified specific PCR product, which suggested a sensitivity from 2 to 8 copies.

HIV DNA was quantified in sorted resting Tregs and non-Tregs by a real-time PCR procedure [56]. Results were expressed as normalized values (attograms of HIV DNA per 100 femtograms of GAPDH). In most cases, we obtained a significant amplification curve for the 1 attogram point of the external scale (made of serially diluted purified specific PCR product), which, according to the size of the PCR product, suggested a PCR sensitivity of at least 7 copies.

Cell activation, virus production, and cytotoxicity

To assess the proliferative capacity of Tregs as compared to non-Tregs in response to stimuli, 100 000 cells from each subset were cultured with 1) plate-bound anti-CD3 mAb (100 µl of 5 µg/ml solution; Immunotech), 2) plate-bound anti-CD3 mAb+1 µg/ml soluble anti-CD28 mAb (Immunotech), 3) phytohemagglutinin (PHA 0.5 µg/ml; Sigma, St Louis, MO) and interleukin 2 (IL-2; 25 ng/ml, Roche) or 4) recall antigen- (CMV, PPD, TT) and HIV P24-loaded dendritic cells (see below). On days 3 and 7, cell proliferation was measured as described above. Results were expressed as the mean cpm of triplicate wells. Treg activation by antigen-presenting dendritic cells (DCs) was assessed as follows: monocytes were obtained from PBMCs by positive selection in MACS columns with microbeads conjugated to anti-CD14 antibodies (Miltenyi Biotec). Monocyte-derived DCs were obtained after 7 days of culture with GM-CSF (100 ng/ml) and IL-4 (100 ng/ml) (Peprotec, Rocky Hill, NJ). On day 7, the following recall antigens were added to the cultures for 1 day: tetanus toxoid (1 µg/ml, Statens Serum Institute, Copenhagen, Denmark), Purified Protein Derivative PPD (1 µg/ml, Pasteur-Mérieux), HIV P24 (5 µg/ml, Protein Science, Meriden, CT) and purified Cytomegalovirus CMV lysate (1 µg/ml, Biowittaker, Walkersville, MA). DCs were then matured with lipopolysaccharide (LPS; 1 µg/ml, Sigma) for 1 day before co-culture with CD25+HLADR−CD4+ and CD25−HLADR−CD4+ T lymphocytes for 7 days. On days 3 and 7, cell proliferation was assessed by measuring thymidine incorporation as described above.

For virus production, 150 000 to 200 000 resting Tregs and non-Tregs were left untreated or activated with PHA+IL-2 then cultured for 21 days. For virus production in the presence of valproic acid, 150 000 to 200 000 resting Tregs were cultured for 7 days with valproic acid (Sigma-Aldrich) at a final concentration of 1 mM. Supernatants were tested for HIV with the Amplicor Monitor assay (mean quantitation limit 20 copies/ml, Roche Diagnostics). In the case of cells activated with VA, the absolute number of HIV RNA in supernatants was very low from 1.34 to 1.7 log₁₀ copies/ml. However, regardless of the absolute number of RNA copies (which depends on the OD values obtained with an internal standard), the presence of HIV RNA was considered positive or negative if the OD obtained for the HIV PCR product (following specific probe hybridization and the colorimetric procedure) was over or under 0.15, according to the manufacturer's instructions. The ODs obtained for cell samples treated with VA ranged from 0.3 to 0.8. The ODs of untreated samples were under 0.15.

To assess the infectivity of the virus produced by latently infected Tregs, supernatants obtained from resting Tregs or non-Tregs activated with PHA+IL-2 as described above were used to inoculate 10⁶ CD8 T cell-depleted PBMCs obtained from HIV-seronegative patients. CD8-depleted PBMC pre-activated with PHA+IL-2 for 48 hours were inoculated with infectious supernatants by centrifugation at 2500 rpm for 1 hour. Cells were then cultured for 21 days in 10% fetal bovine serum-RPMI medium in the presence of IL-2 (25 ng/ml, Roche). Supernatants were then assayed for HIV P24 antigen by using two distinct ELISA tests (Vidas HIV P24 II, Biomerieux, Marcy l'étoile, France; and Innotest HIV antigen mAb, Innogenetics, Courtaboeuf, France), which gave similar results. All positive supernatants were >400 pg/ml (upper limit of linearity).

To assess granzyme B secretion by CD8+ T cells, we used the BD Elispot Human Granzyme B set (BD Bioscience) according to the manufacturer's instructions. Total PBMCs or PBMCs depleted of CD25+CD4+ cells (100 000 cells/well) were activated with PMA and ionomycin (final concentrations 50 and 500 ng/ml, respectively) or pooled HIV peptides (RT, Nef, Pol, Env, P17 and P24; final concentration, 2 µg/ml). In some experiments, CD25-depleted PBMCs were activated with PMA-ionomycin for

2 hours, washed extensively, and untreated HLADR−CD25+CD4+ cells, obtained by cell sorter, were added at physiological ratio (pre-determined by flow cytometry before cell separation). Spots were then counted with a Zeiss analyzer (Carl Zeiss Vision, Jena, Germany).

To examine Treg susceptibility to CTL, PBMCs were isolated from patients on prolonged HAART, 50×10⁶ PBMCs were frozen at −80°C, and 10×10⁶ fresh PBMCs were depleted of CD4 cells (CD4 Microbeads, Miltenyi). CD4-depleted PBMCs were subjected to IFN-γ ELISPOT by use of several pools of overlapping MHC class-I HIV peptides covering the regions Gag (11 pools of 11–15 peptides) (Protein Science), Pol and Nef (10 pools of 5–10 peptides) (Intracell, London, UK). Plates (Millipore, Billerica, MA) were coated overnight with an IFN-γ-specific capture antibody (mouse anti-human IFN-γ, clone 1-D1K, Mabtech, Nacka Strand, Sweden) at 1 µg/ml. HIV peptide pools were added (final concentration 2 µg/ml for each peptide) to CD4-depleted PBMCs (100 000 PBMC/well) and incubated at 37°C overnight. Mouse anti-human IFN-γ biotin (final concentration 1 µg/ml, clone 7-B6-1 biotin, Mabtech) was then added. After overnight incubation at 4°C, the plates were incubated with Streptavidin-PAL (Extravidin-Alkaline Phosphatase, Sigma-Aldrich) and revealed with use of BCIP/NBT phosphatase substrate (Eurobio). Spots were counted as described above.

CD8+ T lymphocytes were then stimulated for 10 days with the most responsive peptide pool to obtain specific CTL. On day 10, the frozen PBMCs were thawed, and magnetic bead -purified CD25+HLADR−CD4+ and CD25−HLADR−CD4+ T cells were obtained as described above (Miltenyi Biotec). A total of 200 000 cells were then loaded overnight with the same HIV peptide pool used to obtain CTL and cocultured overnight with CTL (target/effector ratio 1/1). Apoptosis was then analyzed by flow cytometry (Beckman Coulter) after labelling with CD4-PC5 (Beckman Coulter), CD25-PE (Miltenyi Biotec), and Annexin V-FITC (BD Pharmingen). Annexin-V expression was analyzed on CD25ʰⁱHLADR−CD4+ and CD25−HLADR−CD4+ T cells.

Statistical analysis

Statistical comparisons were based on the Wilcoxon signed rank test. Correlations between the frequencies of infected cells and the time on HAART were tested with Spearman's rank correlation test.

Supporting Information

Figure S1 Detection of integrated virus in Tregs: To examine HIV integration, an Alu/LTR real-time nested PCR method [51] was applied to DNA extracted from resting Tregs (CD25ʰⁱ HLADR⁻ CD69⁻ CD4⁺ small size T cells) (>99% FoxP3+) and non-Tregs (CD25⁻ HLADR⁻ CD69⁻ CD4⁺ small size T cells). Five µl of DNA extract, corresponding to 50 000 highly purified resting Tregs was used. During the first round of PCR, the LTR primer can initiate the formation of a single-stranded DNA from both integrated and unintegrated HIV-1 DNA. To control for this asymmetric PCR, we performed nested PCR without Alu primers during the first-round PCR. In all patients tested, controls without Alu primers led to detectable PCR amplification. This prevented us for accurate quantification of integrated virus. PCR amplification with Alu primers yielded a stronger signal than that obtained without Alu primers, which qualitatively indicated the presence of integrated virus. Similar results for the presence of integrated HIV in Tregs were obtained in 3 other patients.

Found at: doi:10.1371/journal.pone.0003305.s001 (4.04 MB TIF)

Acknowledgments

We thank MT Rannou, M Mole and all the nurses at the HIV/AIDS Daycare Unit of the Department of Internal Medicine, Bicetre Hospital; H Kieffer (Cell sorting platform, Pasteur Institute); N Idri (Virology Laboratory, Bicetre Hospital); L Meyer, Dr R Cheng (Epidemiology and Public Health Service, Bicetre hospital); P Sonigo and C Ladroux (ICGM, Cochin Hospital) for their help. We are indebted to the patients who consented to participate in the study.

Author Contributions

Conceived and designed the experiments: TAT DGMG HC BD ELN KA JFD AMB YT. Performed the experiments: TAT DGMG HC BD ELN KA CP JG AMB. Analyzed the data: TAT DGMG HC BD ELN KA CP CG JFD JG AMB YT. Contributed reagents/materials/analysis tools: CG. Wrote the paper: TAT DGMG YT.

References

1. Finzi D, Hermankova M, Pierson T, Carruth LM, Buck C, et al. (1997) Identification of a reservoir for HIV-1 in patients on highly active antiretroviral therapy. Science 278: 1295–1300.
2. Chun TW, Carruth L, Finzi D, Shen X, DiGiuseppe JA, et al. (1997) Quantification of latent tissue reservoirs and total body viral load in HIV-1 infection. Nature 387: 183–188.
3. Wong JK, Hezareh M, Gunthard HF, Havlir DV, Ignacio CC, et al. (1997) Recovery of replication-competent HIV despite prolonged suppression of plasma viremia. Science 278: 1291–1295.
4. Lambotte O, Demoustier A, de Goer MG, Wallon C, Gasnault J, et al. (2002) Persistence of replication-competent HIV in both memory and naive CD4 T cell subsets in patients on prolonged and effective HAART. Aids 16: 2151–2157.
5. Pierson T, McArthur J, Siliciano RF (2000) Reservoirs for HIV-1: mechanisms for viral persistence in the presence of antiviral immune responses and antiretroviral therapy. Annu Rev Immunol 18: 665–708.
6. Demoustier A, Gubler B, Lambotte O, de Goer MG, Wallon C, et al. (2002) In patients on prolonged HAART, a significant pool of HIV infected CD4 T cells are HIV-specific. Aids 16: 1749–1754.
7. Douek DC, Brenchley JM, Betts MR, Ambrozak DR, Hill BJ, et al. (2002) HIV preferentially infects HIV-specific CD4+ T cells. Nature 417: 95–98.
8. Sakaguchi S (2004) Naturally arising CD4+ regulatory T cells for immunologic self-tolerance and negative control of immune responses. Annu Rev Immunol 22: 531–562.
9. O'Garra A, Vieira P (2004) Regulatory T cells and mechanisms of immune system control. Nat Med 10: 801–805.
10. Ziegler SF (2006) FOXP3: Of Mice and Men. Annu Rev Immunol 24: 209–226.
11. Baecher-Allan C, Brown JA, Freeman GJ, Hafler DA (2001) CD4+CD25high regulatory cells in human peripheral blood. J Immunol 167: 1245–1253.
12. Takahashi T, Kuniyasu Y, Toda M, Sakaguchi N, Itoh M, et al. (1998) Immunologic self-tolerance maintained by CD25+CD4+ naturally anergic and suppressive T cells: induction of autoimmune disease by breaking their anergic/suppressive state. Int Immunol 10: 1969–1980.
13. Lim HW, Hillsamer P, Banham AH, Kim CH (2005) Cutting edge: direct suppression of B cells by CD4+ CD25+ regulatory T cells. J Immunol 175: 4180–4183.
14. Belkaid Y, Piccirillo CA, Mendez S, Shevach EM, Sacks DL (2002) CD4+CD25+ regulatory T cells control Leishmania major persistence and immunity. Nature 420: 502–507.
15. Cabrera R, Tu Z, Xu Y, Firpi RJ, Rosen HR, et al. (2004) An immunomodulatory role for CD4(+)CD25(+) regulatory T lymphocytes in hepatitis C virus infection. Hepatology 40: 1062–1071.
16. Weiss L, Donkova-Petrini V, Caccavelli L, Balbo M, Carbonneil C, et al. (2004) Human immunodeficiency virus-driven expansion of CD4+CD25+ regulatory T cells, which suppress HIV-specific CD4 T-cell responses in HIV-infected patients. Blood 104: 3249–3256.
17. Aandahl EM, Michaelsson J, Moretto WJ, Hecht FM, Nixon DF (2004) Human CD4+ CD25+ regulatory T cells control T-cell responses to human immunodeficiency virus and cytomegalovirus antigens. J Virol 78: 2454–2459.
18. Kinter AL, Hennessey M, Bell A, Kern S, Lin Y, et al. (2004) CD25(+)CD4(+) regulatory T cells from the peripheral blood of asymptomatic HIV-infected individuals regulate CD4(+) and CD8(+) HIV-specific T cell immune responses in vitro and are associated with favorable clinical markers of disease status. J Exp Med 200: 331–343.
19. Rouse BT, Sarangi PP, Suvas S (2006) Regulatory T cells in virus infections. Immunol Rev 212: 272–286.
20. Kinter A, McNally J, Riggin L, Jackson R, Roby G, et al. (2007) Suppression of HIV-specific T cell activity by lymph node CD25+ regulatory T cells from HIV-infected individuals. Proc Natl Acad Sci U S A 104: 3390–3395.
21. Kinter AL, Horak R, Sion M, Riggin L, McNally J, et al. (2007) CD25+ regulatory T cells isolated from HIV-infected individuals suppress the cytolytic and noncytolytic antiviral activity of HIV-specific CD8+ T cells in vitro. AIDS Res Hum Retroviruses 23: 438–450.
22. Chase AJ, Sedaghat AR, German JR, Gama L, Zink MC, et al. (2007) Severe depletion of CD4+ CD25+ regulatory T cells from the intestinal lamina propria but not peripheral blood or lymph nodes during acute simian immunodeficiency virus infection. J Virol 81: 12748–12757.
23. Oswald-Richter K, Grill SM, Shariat N, Leelawong M, Sundrud MS, et al. (2004) HIV infection of naturally occurring and genetically reprogrammed human regulatory T-cells. PLoS Biol 2: E198.
24. Seddiki N, Santner-Nanan B, Martinson J, Zaunders J, Sasson S, et al. (2006) Expression of interleukin (IL)-2 and IL-7 receptors discriminates between human regulatory and activated T cells. J Exp Med 203: 1693–1700.
25. Liu W, Putnam AL, Xu-Yu Z, Szot GL, Lee MR, et al. (2006) CD127 expression inversely correlates with FoxP3 and suppressive function of human CD4+ T reg cells. J Exp Med 203: 1701–1711.
26. Hermankova M, Siliciano JD, Zhou Y, Monie D, Chadwick K, et al. (2003) Analysis of human immunodeficiency virus type 1 gene expression in latently infected resting CD4+ T lymphocytes in vivo. J Virol 77: 7383–7392.
27. Finzi D, Blankson J, Siliciano JD, Margolick JB, Chadwick K, et al. (1999) Latent infection of CD4+ T cells provides a mechanism for lifelong persistence of HIV-1, even in patients on effective combination therapy. Nat Med 5: 512–517.
28. Chun TW, Nickle DC, Justement JS, Large D, Semerjian A, et al. (2005) HIV-infected individuals receiving effective antiviral therapy for extended periods of time continually replenish their viral reservoir. J Clin Invest 115: 3250–3255.
29. Lehrman G, Hogue IB, Palmer S, Jennings C, Spina CA, et al. (2005) Depletion of latent HIV-1 infection in vivo: a proof-of-concept study. Lancet 366: 549–555.
30. Camara NO, Sebille F, Lechler RI (2003) Human CD4+CD25+ regulatory cells have marked and sustained effects on CD8+ T cell activation. Eur J Immunol 33: 3473–3483.
31. Piccirillo CA, Shevach EM (2001) Cutting edge: control of CD8+ T cell activation by CD4+CD25+ immunoregulatory cells. J Immunol 167: 1137–1140.
32. Li L, Godfrey WR, Porter SB, Ge Y, June CH, et al. (2005) CD4+CD25+ regulatory T-cell lines from human cord blood have functional and molecular properties of T-cell anergy. Blood 106: 3068–3073.
33. von Boehmer H (2005) Dynamics of suppressor T cells: in vivo veritas. J Exp Med 198: 845–849.
34. Younes SA, Yassine-Diab B, Dumont AR, Boulassel MR, Grossman Z, et al. (2003) HIV-1 viremia prevents the establishment of interleukin 2-producing HIV-specific memory CD4+ T cells endowed with proliferative capacity. J Exp Med 198: 1909–1922.
35. Iyasere C, Tilton JC, Johnson AJ, Younes S, Yassine-Diab B, et al. (2003) Diminished proliferation of human immunodeficiency virus-specific CD4+ T cells is associated with diminished interleukin-2 (IL-2) production and is recovered by exogenous IL-2. J Virol 77: 10900–10909.
36. Grant C, Oh U, Fugo K, Takenouchi N, Griffith C, et al. (2006) Foxp3 represses retroviral transcription by targeting both NF-kappaB and CREB pathways. PLoS Pathog 2: e33.
37. Ramratnam B, Mittler JE, Zhang L, Boden D, Hurley A, et al. (2000) The decay of the latent reservoir of replication-competent HIV-1 is inversely correlated with the extent of residual viral replication during prolonged anti-retroviral therapy. Nat Med 6: 82–85.
38. Ramratnam B, Ribeiro R, He T, Chung C, Simon V, et al. (2004) Intensification of antiretroviral therapy accelerates the decay of the HIV-1 latent reservoir and decreases, but does not eliminate, ongoing virus replication. J Acquir Immune Defic Syndr 35: 33–37.
39. Siliciano JD, Kajdas J, Finzi D, Quinn TC, Chadwick K, et al. (2003) Long-term follow-up studies confirm the stability of the latent reservoir for HIV-1 in resting CD4+ T cells. Nat Med 9: 727–728.
40. Chun TW, Justement JS, Moir S, Hallahan CW, Maenza J, et al. (2007) Decay of the HIV reservoir in patients receiving antiretroviral therapy for extended periods: implications for eradication of virus. J Infect Dis 195: 1762–1764.
41. Yang QE (2004) Eradication of HIV in infected patients: some potential methods. Med Sci Monit 10: RA155–165.
42. Geeraert L, Kraus G, Pomerantz RJ (2007) Hide-and-Seek: The Challenge of Viral Persistence in HIV-1 Infection. Annu Rev Med.
43. Ahmadzadeh M, Rosenberg SA (2006) IL-2 administration increases CD4+ CD25(hi) Foxp3+ regulatory T cells in cancer patients. Blood 107: 2409–2414.
44. Malek TR, Bayer AL (2004) Tolerance, not immunity, crucially depends on IL-2. Nat Rev Immunol 4: 665–674.
45. Wang FX, Xu Y, Sullivan J, Souder E, Argyris EG, et al. (2005) IL-7 is a potent and proximal stimulator of latent HIV-1 in a primary CD4 T cell model of virus latency. J Clin Invest 115: 128–137.
46. Harnaha J, Machen J, Wright M, Lakomy R, Styche A, et al. (2006) Interleukin-7 is a survival factor for CD4+ CD25+ T-cells and is expressed by diabetes-suppressive dendritic cells. Diabetes 55: 158–170.

17. Ylisastigui L, Archin NM, Lehrman G, Bosch RJ, Margolis DM (2004) Coaxing HIV-1 from resting CD4 T cells: histone deacetylase inhibition allows latent viral expression. Aids 18: 1101–1108.

48. Siliciano JD, Lai J, Callender M, Pitt E, Zhang H, et al. (2007) Stability of the latent reservoir for HIV-1 in patients receiving valproic acid. J Infect Dis 195: 833–836.

49. Sagot-Lerolle N, Lamine A, Chaix ML, Boufassa F, Aboulker JP, et al. (2008) Prolonged valproic acid treatment does not reduce the size of latent HIV reservoir. Aids 22: 1125–1129.

50. Lambotte O, Taoufik Y, de Goer MG, Wallon C, Goujard C, et al. (2000) Detection of infectious HIV in circulating monocytes from patients on prolonged highly active antiretroviral therapy. J Acquir Immune Defic Syndr 23: 114–119.

51. Brussel A, Sonigo P (2003) Analysis of early human immunodeficiency virus type 1 DNA synthesis by use of a new sensitive assay for quantifying integrated provirus. J Virol 77: 10119–10124.

289

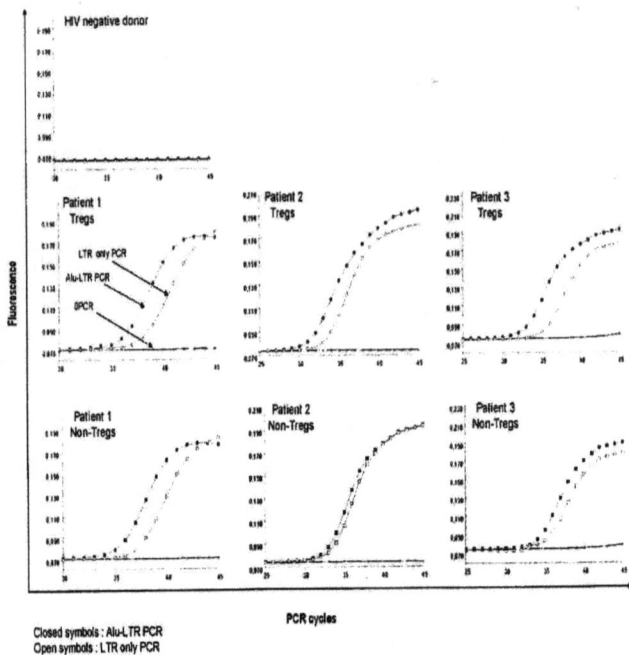

Figure S1

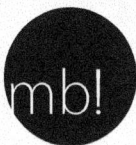

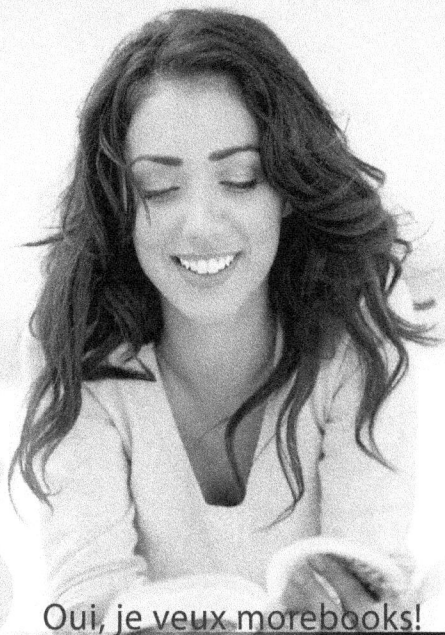

www.ingramcontent.com/pod-product-compliance
Lightning Source LLC
Chambersburg PA
CBHW021031210326
41598CB00016B/983